急诊护理 常用仪器设备 临床应用及管理

JIZHEN HULI CHANGYONG YIQI SHEBEI
LINCHUANG YINGYONG JI GUANLI

主　编　邹利群　李红　陈晓莉
副主编　李宁香　佟乐　余晓敏

四川科学技术出版社
·成都·

图书在版编目（CIP）数据

急诊护理常用仪器设备临床应用及管理 / 邹利群，李红，陈晓莉主编 . -- 成都：四川科学技术出版社，2022.7

ISBN 978-7-5727-0643-1

Ⅰ.①急… Ⅱ.①邹… ②李… ③陈… Ⅲ.①急诊—护理—医疗器械—使用 Ⅳ.①R472.5

中国版本图书馆CIP数据核字（2022）第124322号

急诊护理常用仪器设备临床应用及管理

主　　编　邹利群　李　红　陈晓莉

出 品 人　程佳月
责任编辑　兰　银
助理编辑　王星懿
封面设计　陈　柯
责任出版　欧晓春
出版发行　四川科学技术出版社
　　　　　　成都市锦江区三色路238号　邮政编码 610023
　　　　　　官方微博 http://weibo.com/sckjcbs
　　　　　　官方微信公众号 sckjcbs
　　　　　　传真 028-86361756
成　　品　185mm×260mm
印　　张　27　字数 540千
印　　刷　四川华龙印务有限公司
版　　次　2022年7月第1版
印　　次　2022年7月第1次印刷
定　　价　98.00元

ISBN 978-7-5727-0643-1

邮　　购：成都市锦江区三色路238号新华之星A座25层　邮政编码：610023
电　　话：028-86361770

本书编委会

主　编　邹利群　李　红　陈晓莉

副主编　李宁香　佟　乐　余晓敏

编　者　高轶诸　江　露　李林珊　刘鱼萍

　　　　　刘化雯　廖景燕　王　燕　杨　丹

　　　　　周美池　张潇予

秘　书　李林珊　周美池

▌目 录▌

第一篇 基础护理仪器设备

第二篇　重症监护仪器设备

第一篇

基础护理仪器设备

第一篇

第一章

生命体征监测

第一节　心电监护仪

一、基本简介

心电监护仪能够持续监测患者的心电（包括 ST、心律失常、12 导联心电静息分析等）、体温、呼吸、脉率、无创血压、脉搏血氧饱和度等各种生理参数，直接反映患者重要生命体征的变化情况，提示患者病情变化。它可以有效地帮助医护人员观察病情、实施治疗/护理等工作，对保证患者的生命安全有着重要的作用。因此，心电监护仪作为一种最常见的、最重要的医疗监护设备广泛应用在临床急诊室、急救车、普通病房、手术室、重症监护室。

心电监护的发展历史悠久，经过最初仅能监测心电信号一个参数发展到数十种参数监测、从单导联到多导联的变化，心电监护为医护人员对患者的病情监护与治疗/护理工作提供了很好的服务。

18 世纪意大利动物学家 Luigi Galvani 发现青蛙肌肉被电刺激后会发生痉挛，揭开了生物电研究的序幕。19 世纪中期有学者发现心脏在跳动时可产生生物电。19 世纪末至 20 世纪初荷兰生理学家 Willem Einthoven 发明了人类历史上第一台心电图检测仪，并荣获 1924 年的诺贝尔生理学或医学奖。1933 年 Hooker 发现在复苏实验时可以通过心脏跳动频率等数值判断抢救效果。1943 年 Claude Beek 成功在手术室使用电除颤仪，标志着心电监护仪临床应用的开始。19 世纪中期美国物理学家 Holter 发明动态心电监护仪并命名为 Holter ECG，设备经过改进、小型化后在 1960 年正式在临床开始应用，持续监护患者的心电状况。20 世纪末期至今，随着医学检测技术的成熟与电子技术的发展，心电监护设备更加精准与便携，并向着多通道化、数字智能化、网络共享化等方向发展。

目前，心电监护仪根据监护对象和使用环境的不同，分为床旁监护仪、中央监护站、便携式监护仪、遥测监护仪等，随着监护仪技术的发展与成熟，不同类型的心电监护仪之间的技术差异逐渐变小，各类型的监护仪之间基本可以实现交叉使用。随着目前国际、国内医疗器械制造业的发展，心电监护仪的准确性、便携性得到有效保证。心电监护仪已经成为临床工作中最重要的设备之一，它能够有效地监测患者的多项生理指标，对于患者的治疗和护理有重要的影响。心电监护仪规格见表1-1-1。

表1-1-1 心电监护仪规格(以迈瑞ePM 10M为例)

产品规格	分 类	心电监护仪
安全规格	防电击类型	主机：I类，带内部电源设备；移动监护：带内部电源设备；充电器：I类设备
	防电击程度	防除颤CF型应用部分：ECG、RESP、SpO_2、NIBP、TEMP等；防除颤BF型应用部分：CO_2、AG
	进液防护程度	主机：IPX1（防止垂直方向滴水）；ECG移动模块：IPX4（防溅水）；NIBP移动模块：IPX2（防止当外壳在15°范围内倾斜时垂直方向滴水）
	跌落要求	移动模块：1.5 m跌落不损坏
	运行模式	连续运行
电源规格	主机外部电源	输入电压：100~240 V（±10%）；输入电流：0.9~2.0 A；频率：50~60 Hz（±3Hz）
	电池	关机延迟：至少15 min（自第一次低电量报警后）；电池类型、数量、工作时间及充电时间根据具体型号不同
物理规格	主机重量	≤5.5 kg（不含选配模块、电池和附件）
	尺寸	≤310 mm×289 mm×169 mm
硬件规格	显示器类型	彩色触摸屏（电容屏）
数据存储	主机趋势数据	标准容量储存卡：120 h、1 200 h

二、工作原理

1. 心电监护仪的结构

心电监护仪多由主机、模块、电池以及附件组成，通过传感器电路信号采集、信号处理模块、控制模块、信息显示输出模块四个主要结构完成监护过程。

2. 心电监护仪的工作原理

心电监护仪主要通过传感器（例如用于监测心电图的体表电极片、用于测呼吸的压力换能器、检测气流速度与血流速度的检测器等）对人体生理数据的特征性变化进行实时监控，并以参数模块为基本单元获取信号，通过相应的转接板将测量数据传送到主控板，最终完成数据的采集工作。随后将采集到的人体生物信号通过电子线路、模数转换器、微处理机等通过检测电信号、放大电信号、转换信号等工作，最终形成一种数字信号或者波形数据。由电子和机械的自动控制电路组成的控制模块对数据进行检测，如果发现监测数据中的脉率、呼吸、血压、脉搏血氧饱和度等生理参数有异常情况，则自动分析对比数据后发出警示信号，及时提醒医护人员注意。最后，所有的信息经过中央处理器进行处理、编辑和显示。主控板的命令与模块的状态等信息是通过转接板完成传递工作，同时转接板还负责电源的转接和变换任务。

三、基本结构

全球心电监护仪市场主要是由北美、欧洲等为主的成熟市场，以中国为主的发展中市场以及以非洲国家为主的初级市场构成。其中，美国等发达国家掌握了心电监护仪的高端技术，中国心电监护仪产业发展较晚，但是经过短短几十年的发展，国产心电监护仪的功能已经达到国际较高水平，越来越多的国产心电监护仪品牌已经在国际市场的竞争中站稳脚跟。目前，国内常用的心电监护仪品牌包括迈瑞、康泰、理邦、科曼、邦健等。而心电监护仪的基本结构都是大同小异，下文将以医院常用的迈瑞 ePM 10M 心电监护仪作为样例进行介绍。

心电监护仪（简称监护仪）包括监护仪主机、模块、电池以及附件等。

1. 主机

用于采集显示和储存采集的数据；用于提供各种功能接口，见图 1-1-1 到图 1-1-4。

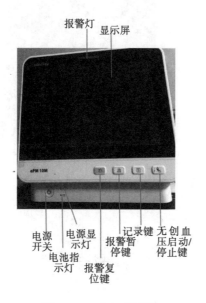

图 1-1-1　主机前面板

1）主机前面板（图1-1-1）部件说明

（1）报警灯：用不同的颜色和闪烁频率来指示技术报警和生理报警的级别；红色、快闪烁频率为高级报警；黄色、慢闪烁频率为中级报警；青色、不闪烁为低级报警。

（2）显示屏：用于显示数据与参数。

（3）无创血压启动/停止键：用于启动或停止无创血压测量。

（4）记录键：用于启动或停止记录数据。

（5）报警暂停键：用于暂停生理报警。

（6）报警复位键：用于复位报警系统。

（7）电源显示灯：灯亮表示监护仪已接通电源；灯灭表示监护仪未接通电源。

（8）电池指示灯：黄色常亮表示电池正在充电中；绿色常亮表示电池已经充满；绿色闪烁表示监护仪是使用电池供电；熄灭表示没有安装电池或者关机时监护仪未接通外部电源。

（9）电源开关：按下该键开启监护仪；在开机状态下按住该键持续3 s可关闭监护仪。

2）主机左侧面板见图1-1-2。

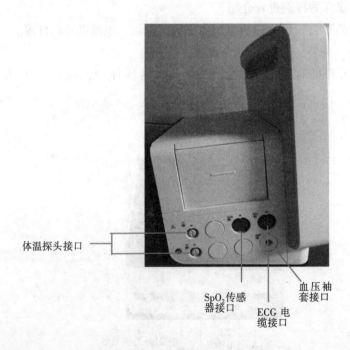

体温探头接口

SpO$_2$传感器接口

ECG电缆接口

血压袖套接口

图1-1-2　主机左侧面板

3）主机右侧面板（图1-1-3）说明

（1）提手：提拿仪器用。

（2）记录仪：输出信息、测量数据和波形等。

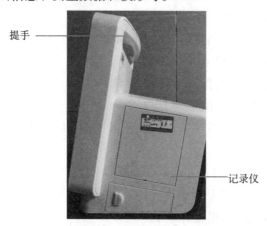

提手

记录仪

图1-1-3 主机右侧面板

4）主机后视图（图1-1-4）说明

（1）报警灯：用不同的颜色和闪烁频率来指示技术报警和生理报警的级别；红色、快闪烁频率为高级报警；黄色、慢闪烁频率为中级报警；青色、不闪烁为低级报警。

（2）等电位端：当其他设备与监护仪之间共同使用时，可用导线连接等电位端与其他设备，以消除两者之间的电位差，保证使用安全。

报警灯

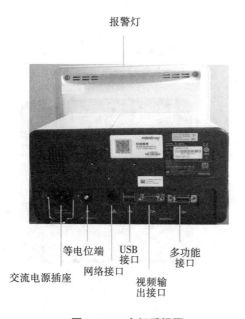

交流电源插座　等电位端　网络接口　USB接口　视频输出接口　多功能接口

图1-1-4 主机后视图

（3）网络接口：通过标准网线可与中心监护系统或者其他设备联网，此为标准的RJ45型接口。

（4）USB接口：用于连接扫描枪等USB设备。

（5）视频输出接口：连接外显示器。

（6）多功能接口：用于同时输出除颤同步信号、护士呼叫信号以及模拟输出信号。

2. 参数测量模块（以IBP模块为例）

（1）设置菜单键：用于打开设置参数菜单。

（2）校零键：用于进入IBP校零菜单。

（3）模块状态指示灯：灯亮表示模块正常工作；闪烁表示模块初始化中；灯灭表示模块故障或未接好。

3. 屏幕显示窗口（图1-1-5）

（1）患者信息区：用于显示患者病房、床号等，可配置是否显示姓名，一般默认为不显示。选择该区域进入患者管理菜单。

（2）技术报警提示区：用于显示技术报警和提示的信息，分为两行显示，第一行显示提示信息，第二行显示技术报警信息。

（3）生理报警信息：用于显示生理报警信息，分两行显示，第一行显示高级生理报警信息，第二行显示中级和低级生理报警信息。

（4）系统状态信息区：用于显示报警图标、电池、网络系统时间等。

（5）参数区：用于显示参数值、报警限、报警状态等，参数区可显示参数列表，可通过参数列表进入趋势表回顾。

（6）热键区：用于显示用户预定义的热键。

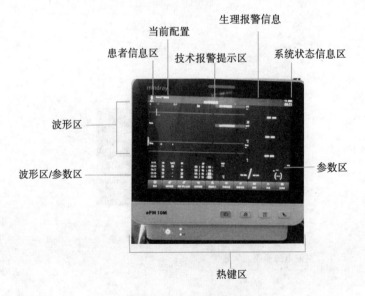

图1-1-5　屏幕显示窗口

（7）波形区/参数区：用于显示参数波形、数值、单位、报警限和报警状态等。

（8）波形区：用于显示参数波形和参数报警。选择某参数的波形区可进入对应的参数设置菜单。

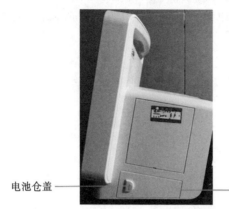

图1-1-6　电池

4.电池（图1-1-6）

（1）电池仓：用于安装、贮存电池。

（2）电池仓盖：用于保护电池。

5.连接管道见图1-1-7。

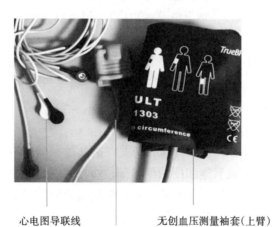

图1-1-7　连接管道

四、临床应用

【应用范围】

心电监护仪适用于对患者进行心电、脉搏血氧饱和度、呼吸、体温、脉率、无创血压、有创血压、有创心排量（仅供成人）、二氧化碳、氧气、麻醉气体、呼吸力学等指标的监护，并可以显示、回顾、储存和打印相关的监护信息。

心电监护仪可在手术室内、麻醉诱导及术后麻醉复苏、急诊室、重症监护室及呼吸科、心脏科、神经科、透析科、妇产科、新生儿科、老年科等涉及内科、外科、妇产科、儿科相关的护理领域使用，应注意心电监护仪必须由经过专业培训的临床医护人员使用。

【适应证】

需要使用心电监护仪进行相关生理指标监测的患者。

【禁忌证】

无绝对禁忌证。

五、操作流程

监测患者的心电、脉搏血氧饱和度、呼吸、体温、脉率、无创血压等生命体征，及时发现突发的病情变化并进行处理、治疗、抢救。

【评估】

1. 患者准备：体位舒适、适合操作。

2. 环境准备：环境整洁安静、温度适宜、光线良好。

3. 用物准备：治疗车、心电监护仪、心电监护仪电极片5个、酒精棉片（酒精过敏患者准备生理盐水棉球）、掌上电脑（PDA）、记录单、速干手消毒液、医疗废物桶、生活废物桶。

4. 护士准备：着装整洁，佩戴口罩，洗手。

【操作流程】

（一）评估决策

1. 了解病情：了解病情及患者配合程度。

2. 评估：患者胸部皮肤、双上肢活动度、指（趾）端、甲床等情况，决定各监护导联安置的位置；血压/血氧饱和度的测量部位可选择手指、脚趾、耳垂、手腕及前额等毛细血管丰富、组织较薄、易透光、组织吸收光影响相对较小的部位，但是临床上一般首选手指，对于ICU的危重患者或心脏术后患者可以选择耳垂作为监测部位，以获取更加准确的数据；患者安静休息至少5 min，再进行生命体征的监测。

（二）操作过程

1. 评估患者，操作前查对；讲解操作目的、过程、配合方法。

2. 置心电监护仪于床旁：检查监护仪电源线连接处的情况，保证接通电源后能够正常开机，开机自检，核对心电监护仪的系统设置时间。

3. 操作中查对。

4. 评估患者：有无酒精过敏、胸部皮肤情况（有无损伤）、指（趾）端测量处皮肤的情况（有无破损、出血、大面积淤斑等）、上臂测量处皮肤情况（有无破损、出血、大面积淤斑等）；评估患者是否穿着厚衣服，选择合适的一侧上肢测量血压；评估患者稍后是否需要进食、运动等。

5.皮肤准备：去除电极片安放处的毛发，稍微摩擦电极片安放处皮肤，去除死皮细胞，使用合适的棉球（酒精/生理盐水）清洁胸部皮肤，确保将所有的油性残渣和死皮细胞去除。

6.操作注意事项：正确贴电极片于胸部皮肤相应位置（参考位置：LA 左侧锁骨下方靠近左肩处；RA 右侧锁骨下方靠近右肩处；RL 右下腹；LL 左下腹；V 胸壁上），注意挤出电极片与患者皮肤之间的空气。

7.观察：查看监护仪的心电波形是否清楚，有问题及时处理，整理患者衣物及导联线路。

8.评估双上肢情况：选择合适的一侧安置血压袖带。将测量肢体上臂缠绕袖带，调整袖带的位置，测量肢体手掌向上，袖带下缘离上臂肘关节 10~20 mm，保证袖带松紧适宜，袖带中心与心脏保持在同一高度。

9.袖带安置位置正确：测量血压，整理血压连接线路。

10.评估患者指（趾）端测量处皮肤、指甲、循环情况（是否有破损、出血、大面积淤斑等）。

11.连接血氧饱和度探头，应注意连接非测量血压侧的肢体，保证探头方向正确，测量过程中注意保持测量手指不要抖动，身体最好不要处于运动状态。

12.观察血氧仪的脉搏容积波是否出现规律波形，有问题及时处理，保证患者在测量时不移动手指。

13.调节心电图导联及脉率、血压、呼吸、血氧饱和度等监护参数，打开报警开关。

14.直接从显示屏读取相关数据。

15.洗手，记录测量的数值。

16.操作后查对，并执行签名。

17.向患者反馈监测数值，交代注意事项。

18.整理用物及床单位，洗手。

【注意事项】

1.操作中的沟通与关怀

（1）患者及家属：操作前解释本次操作目的，获取支持与配合；操作中注意关心患者的感受；操作结束后将监护仪的使用注意事项交代清楚后才可离开；监护仪的各导联线路整理整洁、长度适中，避免影响患者的活动。

（2）保护隐私：评估操作环境的人员情况，使用床帘或屏风遮挡保护，注意连接电极片时，避免患者胸部暴露时间过久。

2.测量部位的选择

（1）注意血压袖带不应与输液、输血的肢体同侧，若双侧上肢输液则应选择影响小的一侧。

（2）注意血氧饱和度监测不应与血压袖带在同侧。

（3）注意有动静脉内瘘的患肢不能进行血压测量。

（4）注意血压袖带不能缠绕在有伤口或炎症的手臂上。

（5）如果血压袖带缠绕处出现皮肤过敏等症状，需要停止使用。

（6）如果血压袖带测量肢体移动、颤抖及全身寒战可能会影响测量结果。

（7）注意测量有低灌注情况的患肢可能会影响测量结果。

（8）注意血氧饱和度探头不能夹在有伤口或炎症的部位。

（9）如果血氧饱和度探头夹戴处出现皮肤过敏等症状，需要停止使用。

（10）注意血氧饱和度测量部位的移动及颤抖可能会影响测量结果。

（11）电极片、血压袖带、血氧饱和度探头的安置顺序可根据患者病情需要酌情调整；参数设置应该根据患者病情个体化进行（血压、脉率、血氧饱和度等）。

3. 评估与观察

（1）安置过程中应该注意观察患者的病情变化、及时处理。

（2）注意观察电极片安置部位的皮肤情况，如果皮肤出现发红、瘙痒、电极片脱落、粘贴不稳等应该及时处理，血氧饱和度探头和血压袖带的安置部位应该注意轮换。

（3）应避免探头与血压袖带测量同侧肢体。

（4）监护数据显示异常时医护人员要及时响应，并做出相应处理。

（5）报警限的设置应该结合患者病情酌情考虑、合理设置。

4. 仪器维护

（1）监护仪的使用过程中应该注意防水。

（2）避免强烈撞击或摔落监护仪。

5. 健康教育

（1）避免患者活动时牵拉导线、桌面物品的摆放应该预留空间，避免遮挡监护仪屏幕、禁止私自取下监护仪电极片/导线及私自调节监护仪。

（2）测量警告及影响因素：①监护仪的电极片/导线不能直接与心脏位置接触；在使用除颤仪期间禁止接触患者；避免将电极片安置在电外科设备负极板与手术部位之间，以免在使用高频电外科设备时灼伤患者皮肤。②监护仪的血压监测不能用于患有镰状细胞疾病、已经或预计会发生皮肤损伤的患者身上；对于静脉输液或插管的肢体上尽量不要安装血压袖带；对于有严重血栓疾病的患者，或者血栓高风险患者，应该根据患者病情需要和医生的评估后进行测量；禁止在乳房切除术后或淋巴清扫术后一侧的手臂上安装血压袖带；禁止在有动静脉内瘘的患者患肢测量血压；对于极端心率的患者（低于30次/分或高于300次/分）或与心肺机连接的患者身上不宜进行无创血压监测；对于难以检测出规则的动脉压力脉搏、患者过度或连续运动（例如颤抖或痉挛）、心律失常（例如心房颤动）、血压快速变化、严重休克或体温过低、肢体水肿、孕妇、子痫等患者进行测量时可能会不准确或无法进行，须考虑采用其他方法测量。③监护仪的血氧饱和度监测应避免在使用磁共振设备时应用，可能会造成患者灼伤；

对于长时间监测的患者，应该每2h检查一次血氧饱和传感器的安置位置，对于皮肤发生变化者或者每4h应适当地变动位置；对于新生儿、灌注障碍或皮肤敏感的患者应该更加频繁地检查与观察；不能将报警限设置为极限值，这可能会导致报警无效；心搏停止、休克、低血压、低体温、皮肤色素沉着、严重贫血、静脉波动、弱灌注等生理异常因素及血管内染料、涂抹指甲油、环境光线过强、患者移动等因素均可能会影响测量的准确性。④心排量在测量时应该避开电外科手术；该功能不适用于小儿和新生儿；注射液的温度、体积、患者吸气/呼气周期、漂浮导管本身、患者的心率和血流动力学状态等因素均可能会影响测量的准确性。⑤测量二氧化碳浓度时不建议安排在雾化药物治疗时进行；机械冲击、泄漏或采样气体内部泄漏等因素可能会影响测量的准确性。⑥麻醉气体在使用时不可使用例如乙醚等易燃麻醉剂；不能使用防静电或导电呼吸管路；避免与高频电外科设备一起使用。

六、常用参数调节

心电监护仪设置好常用参数后，在监测患者时能够起到有效的报警作用，目的在于提醒医护人员对患者的偏离正常参数设置状况进行检查，预防患者病情的恶化，从而有效保障与维护患者的生命健康。

医护人员在设置心电监护仪的常用参数时可参考以下表格，保证心电监护参数设定的标准化，不要盲目提高报警的灵敏度，以免发生过多的错误报警，这样会降低医护人员对报警的灵敏度，增加医护人员对心电监护仪的报警疲劳感，从而错过报警。所以，科室对于心电监护仪应该进行有效管理，包括专人管理与检测、合理设定常用参数与报警高低限以及开展医护人员教育培训等，尽可能地避免错误报警和技术报警，以充分发挥心电监护仪对患者生命体征的监测与预警的作用。

1. ECG相关参数

ECG参数设置见表1-1-2。

表1-1-2　ECG参数设置

ECG设置项	默认设置及报警限
HR/PR	报警高限：成人120次/分/小儿160次/分
	报警低限：成人50次/分/小儿75次/分
极度心动过速或过缓	过速报警高限：成人160次/分/小儿180次/分
	过缓报警低限：成人35次/分/小儿50次/分
停搏时间	报警默认：成人5 s/小儿5 s
心动过速	报警默认：成人120次/分/小儿160次/分
心动过缓	报警默认：成人50次/分/小儿75次/分
极度心动过速	报警默认：成人160次/分/小儿180次/分
极度心动过缓	报警默认：成人35次/分/小儿50次/分

续表

ECG设置项	默认设置及报警限
ST-Ⅰ、ST-Ⅱ、ST-Ⅲ、ST-aVR、ST-aVL等	报警高限：0.2 mV 报警低限：-0.2 mV
QTc	报警高限：500 报警低限：480
心脏停搏	高级报警，开
心室颤动/室性心动过速	高级报警，开
室性心动过缓	高级报警，开
极度心动过速	高级报警，开
极度心动过缓	高级报警，开
漏搏	提示，报警关
不规则节律	提示，报警关
心房颤动	提示，报警关

2. 呼吸相关参数

呼吸参数设置见表1-1-3。

表1-1-3　呼吸参数设置

呼吸设置项	默认设置及报警限
RR	中级报警，开 报警高限：成人/小儿：30次/分 报警低限：成人/小儿：8次/分
窒息	高级报警，开
窒息延迟	成人/小儿：20 s
RR来源	自动
呼吸导联	成人/小儿：自动
波形速度	6.25 mm/s

3. 血氧饱和度相关参数

血氧饱和度参数设置见表1-1-4。

表1-1-4　血氧饱和度参数设置

SpO_2设置项	默认设置及报警限
SpO_2	中级报警，开 报警高限：成人/小儿：100% 报警低限：90%
SpO_2极低	高级报警，开，低限：80%
NIBP同侧	关

续表

SpO$_2$设置项	默认设置及报警限
灵敏度	中级报警
PR	中级报警，开
	报警高限：成人120次/分/小儿160次/分
	报警低限：成人50次/分/小儿75次/分
波形速度	25 mm/s
PR来源	自动
报警来源	自动
心跳音量	通用科室、OR：2
显示PR	关

4. NIBP相关参数

NIBP参数设置见表1-1-5。

表1-1-5 NIBP参数设置

NIBP设置项	默认设置及报警限
NIBP-S	中级报警，开
	报警高限：成人160 mmHg[*]/小儿120 mmHg
	报警低限：成人90 mmHg/小儿70 mmHg
NIBP-D	中级报警，开
	报警高限：成人90 mmHg/小儿70 mmHg
	报警低限：成人50 mmHg/小儿40 mmHg
NIBP-M	中级报警，开
	报警高限：成人110 mmHg/小儿90 mmHg
	报警低限：成人60 mmHg/小儿50 mmHg
初始充气压力	成人160 mmHg/小儿140 mmHg
测量间隔	OR：5 min，Neo：30 min
显示方式	收缩压/舒张压（平均压）
显示报警限	关
显示PR	关
NIBP完成音	关

5. 显示默认设置

显示默认设置见表1-1-6。

---

*1 mmHg≈0.133 kPa。

表1-1-6　显示默认设置

显示设置项	默认设置及报警限
主屏	界面选择：常规界面
显示锁屏时长	通用科室、ICU 为永久/其他科室为10 s
显示屏幕亮度	5
显示电池供电屏幕亮度	1
夜间模式屏幕亮度	1
夜间模式报警音量	2
夜间模式心跳音量	1
夜间模式按键音量	0
夜间模式 NIBP 完成应 NIBP	关
夜间模式停止测量	关
显示日期格式	年–月–日
显示24小时制	开
显示夏令时	关

七、常见报警及仪器故障处理

1. 报警分类

（1）生理报警：通常因患者的某一生理参数指标超过设置的报警上下限范围，或者患者发生生理异常情况报警。

（2）技术报警：通常因操作者操作不当或系统故障而造成某种监护功能不能正常运行或者监护结果失真出现报警。

（3）其他：除生理和技术报警外，一些与系统状态或患者状态相关的提示信息。

2. 报警级别

（1）高级：患者正处于危急状态或机器出现严重故障，需要立即处理。

（2）中级：患者的生理体征出现异常，机器出现故障或者操作者误操作，需要及时处理。

（3）低级：患者出现不适，机器出现故障，或操作者误操作，需要操作者了解当前情况。

（4）提示：显示患者和系统当前的状态信息。

3. 常见报警与处理

（1）常见生理报警及处理见表1-1-7。

表 1-1-7　常见生理报警及处理表

报警信息	报警原因	处理
中级 ST-××过高或过低	ST 参数测量值高出或低于报警限	检查患者状况，检查电极片、电缆和导联线的安置部分和连接情况
高级 单个ST报警	任何一导联的ST参数测量数值高/低于报警限	检查患者状况，检查电极片、电缆和导联线的安置部分和连接情况
中级 多个ST报警	两个或多个导联的ST参数测量数值高/低于报警限	检查患者状况，检查电极片、电缆和导联线的安置部分和连接情况
高级 呼吸窒息	无呼吸或信号太弱无法测量。	检查患者状况，检查电极片、电缆和导联线的安置部分和连接情况
高级 Resp心动干扰	心跳干扰呼吸导致无法正确测量呼吸率	检查患者状况，检查电极片、电缆和导联线的安置部分和连接情况
高级 SpO$_2$极低	SpO$_2$低于报警限	检查患者状况，确认报警限的设置是否符合患者情况
高级 脉搏未发现	脉搏信号太弱，系统无法分析	检查患者状况、血氧传感器和测量部位
高级 NIBP-S / NIBP-D / NIBP-M极高或极低	NIBP高于或低于设置极限报警限	检查患者状态、确认报警限的设置是否符合患者情况

（2）常见技术报警及处理见表1-1-8。

表 1-1-8　常见技术报警及处理表

报警信息	报警原因	处理
高级 模块故障	模块无法正常测量	重新插拔模块，无法解决可联系维修人员
低级 提示 ECG 干扰	信号中存在干扰信号	检查导联线和电极周围是否有干扰源，避免患者出现大动作
高中低可设置 ECG 导联脱落	单个或多个导联脱落或电缆未连接	检查电极片、导联线及电缆的连接
提示 呼吸干扰	电路受到电磁环境干扰	检查周围环境的干扰源
可配置 SpO$_2$传感器脱落	传感器脱落	检查传感器连接，如无法解决，可更换传感器
低级 SpO$_2$信号太差	SpO$_2$信号差	检查传感器安置位置、检查患者有无抖动或移动、检查是否因为患者脉搏过于微弱
提示 SpO$_2$弱灌注	SpO$_2$放置不正确或灌注指数太低	正确放置SpO$_2$传感器或更换测量部位
低级 NIBP 袖带太松或未接	袖带和导气管漏气或未连接	正确选择符合患者的袖带并正确连接导气管

续表

报警信息	报警原因	处理
低级 NIBP 信号太弱	脉搏太弱或袖带太松	检查患者的情况或袖带放置是否正确
高级 电池电量严重不足	电量不足	立即连接交流电源供电，电池充电
高级 电池故障	电池故障	更换电池

八、日常维护与管理

（一）日常维护

1. 维护保养建议。定周期、定专人专项管理，定时检测、巡查和记录，确保设备外观、性能，保障监护仪的安全正常使用；应该将监护仪放置在性能要求的环境中使用；避免拆解电池，或者将电池置于高于60℃的高温环境中，容易导致电池燃烧、爆炸等；避免在患者使用时进行维护和保养。

2. 维护计划。在每次使用监护仪前应该目测其外观情况，观察主机、开关、旋钮、接口、控制面板等有无破损。观察电源线、导联线、血压袖带、血氧饱和度探头有无异常；怀疑测量值不准确时，对相关模块进行维护/更换。对 CO_2 和 AG 模块应该至少每年一次、其他参数模块至少每两年一次、移动模块至少每年一次进行参数模块性能测试和校准；当怀疑模拟输出功能、同步除颤功能及呼叫功能非正常时应该进行测试；在监护仪跌落后、电源模块维修/更换后应进行选择测试；在每次使用前进行开机自检，检查监护仪在运行状态时的屏幕、参数显示频率、波形、时间等是否正常；在第一次使用或更换电池后应该进行功能测试；每三个月或者当电池运行时间明显缩短时应该进行性能测试；根据使用频率定期清洁设备内部灰尘，避免因灰尘过多而产生静电，导致元件烧毁；对于部分消耗性耗材，例如血压袖带等，需要定期更换。

3. 废弃建议。监护仪达到使用寿命后，应该按照当地法规处理监护仪及其附件；如没有相应的法规规定或附着大量血迹/液体或浸入传染病患者体液无法清洁与消毒时，应该参照医院管理的规定进行医疗废物处理。

（二）日常管理

1. 清洁。监护仪应该定期进行清洁，对于有环境污染的仪器应该提高清洁频度。清洁时禁止将设备和附件浸润在消毒液中，禁止将液体倾倒在设备或附件上，禁止使用钢丝绒、丙酮等磨损性及强溶剂进行清洁；清洁时应该使用符合说明书要求的消毒剂稀释液进行消毒，同时要避开设备或附件上的金属部件和接口，以免腐蚀；监护仪主机及血压计导气管、血氧饱和度导线等附件的清洁方式：使用软布蘸取合适的稀释消毒剂并挤干水分，擦拭显示屏、主机、接收箱等物体表面，避开金属部件和接口，同时使用干的软布拭去残留消毒液，将设备放置到通风处风干；充电器的清洁方式：取下插座、断开电源、取出电池，使用软布蘸取适量的水或者乙醇消毒液并挤干水分，擦拭物体表面后用干的软布拭去残留消毒液，将设备放置到通风处风干。

2. 消毒。监护仪在消毒前应该按照医院管理部门的医疗设备清洁、消毒规范进行。在消毒前应该进行初步的清洁工作，禁止对监护仪的任何模块进行灭菌处理，除非该模块的说明书中有明确说明。根据2016年开始实施的《医疗机构环境表面清洁与消毒管理规范》规定：高频接触的环境表面实施中、低水平消毒，每日≥2次。因此，对于患者使用中的监护仪应该专人专用，每天至少进行2次中、低水平的擦拭消毒；对于患者使用结束后的监护仪应该进行擦拭消毒；监护仪和配件消毒后均应使用柔软、干净的无尘布拭去残留的消毒液，并放置到阴凉通风处风干，时间≥30 min。建议使用医用清洁消毒擦拭巾、表面消毒擦拭巾、2%戊二醛、70%乙醇、70%异丙醇、0.5%次氯酸钠、3%双氧水、50%正丙醇（1-丙醇）等消毒剂对监护仪、参数模块、移动模块、血氧饱和度线路/传感器进行消毒，但是不需要对充电器进行消毒；对于血压导气管建议用2%戊二醛、70%乙醇、70%异丙醇及50%正丙醇（1-丙醇）等消毒剂进行消毒。目前，有很多学者在研究不同消毒方式对于高频接触医疗设备的影响，其中有研究表明复方季铵盐消毒湿巾以及速干手消毒剂的消毒方式因为其杀菌效果强、稳定性好、刺激性小、操作简单等优点在临床应用逐渐广泛。各位同仁可根据各自医院、科室的情况采用符合规范的消毒剂进行消毒。

（周美池）

第二节　血压计

一、基本简介

血压是指血管内流动的血液对于单位面积血管侧壁的压力。它是一个随着时间变化的动态数值，根据心脏射血与血管壁所受压力大小的关系，血压又分为收缩压和舒张压。血压是反映心脏泵血功能、血管阻力及全身血容量等参数的重要指标，血压值作为患者最重要的生命体征之一，对于疾病的诊断、病情的观察具有重要意义。因此，准确、有效地测量血压是临床工作中重要的环节。

目前，无创测量血压的方法有人工柯氏音听诊法、示波法、脉搏波特征参数法等，测量的仪器主要包括汞柱式血压计及电子血压计，电子血压计包括腕式血压计与上臂式血压计。汞柱式血压计临床应用已有百年历史，它对患者疾病的诊断、治疗、病情监测等方面有重要意义，且医护人员对其接受程度高。2005年美国心脏协会发表声明认可了柯氏音听诊法与汞柱式血压计在无创血压测量中的金标准地位。汞柱式血压计易受使用者听觉、熟练程度、噪声等因素的影响；另外，由于汞柱式血压计都是采用汞柱进行测量，而汞是一种具有挥发性和毒性的物质，具有危险性和污染性，所以2013年在联合国牵头下达成的《关于汞的水俣公约》规定：力争在2020年后禁止生产和进出口传统的含汞血压计、水银温度计等产品，以防止水银污染，创建环保、绿色的医疗环境。因此，无汞的血压计代替汞柱式血压计是必然的趋势。

数字式电子血压计是以血压数字化的形式显示的可测量血压数值的一种医疗设备，因为具有操作简单、灵敏快捷、智能提示、记忆储存、重复性好、心率同示、无毒无害等优点，经过20多年时间的发展，在家庭和临床得到了快速普及，同时2010年《中国高血压防治指南》指出诊室血压测量可以选择经过英国高血压学会（British Hypertension Society，BHS）、美国医疗器械促进协会（Association for the Advancement of Medical Instrumentation，AAMI）和欧洲高血压学会（European Society of Hypertension，ESH）认证合格的上臂式电子血压计。

目前，电子血压计已经在临床中得到了广泛应用，其中常用的电子血压计品牌包括欧姆龙、鱼跃、松下等，而使用广泛的多为上臂式电子血压计（表1-1-9）。下文将以欧姆龙上臂式血压计为例进行介绍。

表1-1-9　电子血压计

名称	电子血压计（以欧姆龙血压计为例）
显示方式	数字式显示方式
测量方式	示波测定法
测量范围	压力：0~299 mmHg，脉搏数：40~180次/分
测量精度	压力：±3 mmHg，脉搏数：精度为±5%
压力检测	压力传感器
电源	5号干电池4节（DC 6V），电源适配器（100~240 V，50~60 Hz，0.065~0.12 A）
电池寿命	室温23℃，臂周270 mm，加压至170 mmHg条件下，5号干电池4节（碱性）约能使用300次
使用期限	5年
使用温湿度	5~40℃，15%~85% RH
重量	约250 g（不包括电池）
外形尺寸	约宽112 mm×高82 mm×厚140 mm（包括血压袖带）
袖带	约宽145 mm×长466 mm（重量约130 g），空气管长约610 mm

二、工作原理

目前，大多数电子血压计的测量方法通常是示波法，也可称为振动法或测振法。

1. 示波法

1）示波法概述

电子血压计主体包括气泵、压力传感器、电源供应电路、CPU控制模块、嵌入式软件等。其中关键的部件包括：嵌入式软件、压力传感器等。示波法是由微型处理器通过压力传感器的测量值来控制测量流程，获得动脉压力随袖带静压力的连续变化情况，最终通过算法计算出收缩压、舒张压、平均压和心率。

2）示波法原理

（1）该法主要靠一种光学仪器准确识别手臂袖带神经组织路径中的小脉冲，分析显示其特征得出差别，再经过多重脉冲后形成可同时体现多个小脉冲血压峰值的包络线，最终得出脉冲血压的峰值。

（2）根据脉搏振幅与其气袖的内部压力间的非线性压力关系公式计算血压。

（3）收缩压和舒张压分别通过与两个波峰的电压比例关系进行计算后确定。

2. 系统工作原理

（1）将袖带缠绕在患者的上臂，保证袖带中心与心脏齐平，保证松紧适宜，以能放入一根手指头为宜；袖带内置压力传感器，压力传感器尽量贴近动脉血管，此时检测到的信号是袖带静压力与脉搏波相叠加的效果。

（2）通过气泵对袖带加压充气，压迫动脉血管，袖带压力上升，当压力传感器检测到袖带静压力达到系统预设的数值后，停止加压充气，动脉血管的变化过程为：全开-半闭-完全阻闭。此时动脉血管完全被阻塞，但由于袖带近端处脉搏对血管的冲击，传感器可以检测到幅值非常小的脉搏波。

（3）压力传感器采集袖带内压力振幅的大小变化，将其转化为数字信号传入CPU，随后通过嵌入式软件进行分析，辨别血流受阻过程中动脉压力点的变化，最后确定舒张压、收缩压和平均压。

三、基本结构

包括主机、袖带/空气管及电池/电源适配器。

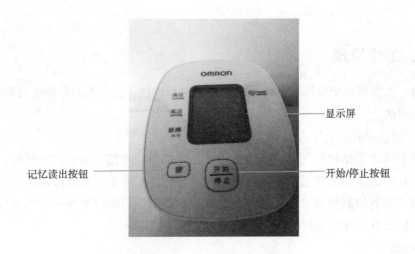

图 1-1-8　血压计主机前面

1. 主机

1）主机前面（图 1-1-8）说明

（1）显示屏：带有用于显示测量血压的相关参数的屏幕。①收缩压值：收缩压值也称为高压值；②舒张压值：舒张压值也称为低压值；③排气标识；④心跳图标：测量中检测脉搏并闪烁。如果测量完成时闪烁，表示测量值高于标准血压；⑤血压测量单位转换图片；⑥记忆值图标；⑦脉搏数：显示脉搏的数值，同时可显示记忆值的编号；⑧更换电池图标。

（2）记忆读出按钮：用于查看最近 14 次的血压测量结果及删除血压记录。

（3）开始/停止按钮：用于启动电源、开始测量、停止测量、血压测量单位切换及关机。

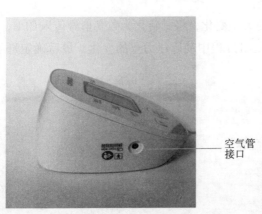

图 1-1-9　血压计主机左侧面

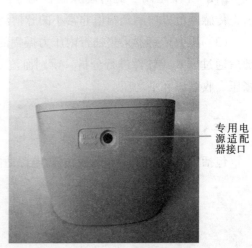

图 1-1-10　血压计主机后视图

2）主机左侧面/后面（图1-1-9、图1-1-10）说明

（1）空气管接口：用于接空气管插头，连接袖带空气管。

（2）专用电源适配器接口：用于连接电源。

2.袖带及空气管见图1-1-11。

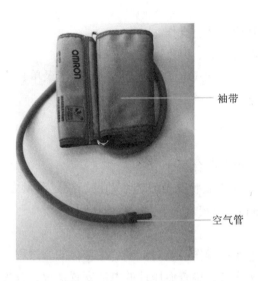

图1-1-11　血压计袖带及空气管

四、临床应用

【应用范围】

用于测量成人血压（收缩压、舒张压）及脉搏数。

【适应证】

需要使用上臂式血压计进行血压（收缩压、舒张压）和脉搏测量的患者。

【禁忌证】

1.该血压计不能用于新生儿及婴幼儿或无法正确表达自己意愿的患者。

2.患有血液循环障碍、血液疾病的患者，需要在医生指导下使用。

3.对于高龄人群，孕妇，子痫、肾脏疾病、上臂有动脉/静脉分流管、乳房切除术后患者，使用上臂式血压计测量血压可能造成身体不适或结果误差。

4.对于伴有极端心率（心率<30次/分或>300次/分）、心律失常（例如心房颤动等）、颤抖或痉挛、严重休克或体温过低、过度肥胖或肢体水肿的患者，使用上臂式血压计测量血压结果常不准确或不能进行，须考虑采用其他方法进行测量。

5.不能在有易燃麻醉气与空气的混合气或与氧或氧化亚氮的混合气的情况下使用血压计。

五、操作流程

监测患者的血压（收缩压、舒张压）和脉搏情况，及时发现病情变化并做出处理。

【评估】

1.患者准备：体位舒适、适合操作。

2.环境准备：环境整洁安静、温度适宜、光线良好。

3.用物准备：治疗车、上臂式电子血压计、PDA、记录单、速干手消毒液。

4.护士准备：着装整洁，佩戴口罩，洗手。

【操作流程】

（一）评估决策

1.病情：了解病情，患者配合程度。

2.评估：患者测量处的皮肤状况及肢体活动度，决定测量血压的肢体与位置；患者是否安静休息至少5 min，决定是否马上进行血压测量。

（二）操作过程

1.自我介绍，评估患者；操作前查对；讲解操作目的、过程、配合方法。

2.放置电子血压计于床旁，检查血压计的电池安置情况，首先开机自检。

3.操作中查对。

4.评估患者是否刚刚结束进食、运动和沐浴等活动，评估上臂测量处皮肤情况（有无破损、出血、大面积淤斑等）、评估患者是否穿着厚衣服，选择合适的一侧上肢测量血压。

5.连接空气管插头插入空气管接口。

6.测量时尽量固定测量体位，将测量肢体上臂伸入袖带，向外拉袖带的尾端，调整袖带的位置，保证三角标记应在手臂中央处，测量肢体手掌向上，袖带下缘离上臂肘关节10~20 mm，用布扣加以固定，空气管置于测量手臂内侧，保证袖带松紧适宜、袖带中心与心脏保持在同一高度。

7.观察电子血压计的心跳图标是否在规律闪烁，有问题及时处理，保证患者在测量时不移动手臂、不讲话。

8.评估测量血压处的皮肤情况。

9.洗手，记录测量的数值。

10.操作后查对，并执行签名。

11.向患者反馈测量结果，交代注意事项。

12.整理用物及床单位，洗手。

【注意事项】

1.测量肢体的选择

（1）血压袖带不与输液、输血同侧，若双侧上肢输液则选择影响小的一侧。

（2）血氧饱和度监测不与血压袖带在同侧。

（3）禁止在有动静脉内瘘的患肢进行血压测量。

（4）血压袖带不能缠绕在有伤口或炎症的手臂上。

（5）血压袖带缠绕处出现皮肤过敏等症状，需要停止使用。

（6）血压袖带测量肢体的移动、颤抖及全身寒战可能会影响测量结果。

2. 评估与观察

（1）注意保护患者隐私。

（2）安置过程中注意观察患者的病情变化、及时处理。

（3）注意观察测量肢体的肢端皮肤情况，如果皮肤充血明显、疼痛明显时应及时停止，密切观察。

3. 仪器维护

（1）血压计使用过程中注意防水。

（2）避免用力弯曲袖带和袖带空气管。

（3）避免强烈撞击或摔落血压计本体。

（4）在拆下空气管时，应拿着空气管前部的空气管插头拔出。

4. 健康教育

1）血压测量值偏高：医护人员测量时患者往往会感到紧张，因此血压测量值可能会偏高；测量时袖带缠绕过于宽松、袖带中心位置低于心脏水平及向前弯腰等不正确的测量姿势也会导致测量值偏高；当袖带高度每下降 10 cm，血压值会上升约 8 mmHg。

2）血压测量值偏低：袖带缠绕过于紧、测量坐姿不正确等原因，均可导致测量结果偏低；当袖带中心高度高于心脏位置，每升高 10 cm，血压值会下降约 8 mmHg。

3）血压测量值每次都不相同

（1）血压受自身和外部因素影响，处于动态变化过程中，健康成年人的血压在一天内会有 15~30 mmHg 波动；同时，紧张、生气、害怕、兴奋等精神状态的改变也会影响血压值；另外，血压还受时间、睡眠及季节的影响。正常的昼夜血压波动节律呈构型，凌晨 2~3 点血压值最低，上午 6~10 点血压值最高，下午 2~8 点血压值高，晚上 8 点后血压值缓慢下降，但重度高血压，心、脑、肾等脏器有器质性损害者，正常的波动幅度可能会降低或消失。寒冷季节血压会升高，高温季节血压则会下降。

（2）为了正确进行血压管理，应该定时间、定体位、定血压计测量血压，并且注意避开患者的进食、运动、沐浴等活动。

（3）袖带缠绕导致手臂疼痛和麻木。测量血压时，需要将袖带紧缩到动脉的血液暂时停止，因此应该提前告知患者在测量血压过程中可能会感到手臂的轻微疼痛和麻木，测量后取下袖带，休息片刻后症状会即刻缓解。

（4）测量警告及影响因素。血压计不能用于新生儿及婴幼儿或无法正确表达自己意愿的患者；患有血液循环障碍、血液疾病的患者需要在医生指导下使用；对于高龄人群，孕妇，子痫、肾脏疾病、上臂有动脉/静脉分流管、乳房切除术后患者，使用上臂式血压计测量血压可能造成身体不适或结果误差；对于伴极端心率（心率＜30次/分或＞300次/分）、心律失常（例如心房颤动等）、颤抖或痉挛、严重休克或体温过低、过度肥胖或肢体水肿的患者，使用上臂式血压计测量血压结果常不准确或不能进行，须考虑采用其他方法测量。

六、常用参数调节

血压测量参数

1. 收缩压（SBP）和舒张压（DBP）：该血压计参考《中国高血压防治指南》（2010年修订版），SBP与DBP设置的参数分别为135 mmHg与85 mmHg，医院血压测量指标应该参考《中国高血压防治指南》（2018年修订版）。血压分级见表1-1-10。

表1-1-10　血压分级表

分类	SBP/mmHg	DBP/mmHg
正常血压	＜120和	＜80
正常高值血压	120~139和（或）	80~89
高血压	≥140和（或）	≥90
1级高血压（轻度）	140~159和（或）	90~99
2级高血压（中度）	160~179和（或）	100~109
3级高血压（重度）	≥180和（或）	≥110
单纯收缩期高血压	≥140和	＜90

注：当SBP和DBP分属不同级别时，以较高的分级为准。

电子血压计默认为测量的SBP或DBP高于标准血压，心跳图标将不停闪烁。

2. 需要手动加压测量参数

（1）当电子血压计预测SBP会超过210 mmHg时，或显示屏显示"E2"时，需要采用手动加压进行测量。

（2）手动测量：正确缠绕袖带，点击开始/停止按钮，开始加压后再次持续按住开始/停止按钮，当加压到40~50 mmHg时，松开开始/停止按钮，减压并开始测量，最终确认测量结果，取下袖带，按下开始/停止按钮，关机。

3. 查看和删除测量结果

（1）查看测量结果：电子血压计可自动记录14次测量结果，如果记忆的测量结果次超过14次，则最早的测量记录会被自动删除，将记录最新的测量结果。

①电子血压计在关机状态下，按下记忆读出按钮显示最新测量结果；每按一下记忆读出按钮，按照"最新的测量结果"→"较早的测量结果"→……→"最早的测量结果"的顺序显示；持续按住记忆读出按钮可以快速查看测量结果。②按下开始/停止按钮，关机；如果忘记关机，2 min后会自动关机。

（2）删除测量结果：电子血压计只能一次性删除所有记录，无法删除单条记录。

①显示测量结果时，按住记忆读出按钮的同时，按住开始/停止按钮约3 s，当电子显示屏显示"– –"则表示删除完毕。②按下开始/停止按钮，关机；如果忘记关机，2 min后会自动关机。

七、常见报警及仪器故障处理

1. 报警分类

（1）画面显示出错。

（2）测量出现异常现象。

2. 常见报警与处理

（1）画面显示出错的报警与处理（表1-1-11）

表1-1-11　常见报警与处理

参数报警记号	报警原因	处理方法
E1	空气管插头松脱	正确插入空气管接头，保证连接
	袖带缠绕方法不正确	正确缠绕袖带，保证松紧适宜、位置正确
E2	手臂或身体移动引起加压不当	保持手臂或身体静止不动，再次测量，再次显示"E2"时，应通过手动加压进行测量
E3	加压超过300 mmHg	测量过程中勿触碰袖带
		实施手动加压时，加压至目标压力值后，松开始/停止按钮
		测量过程中避免空气管弯折
E4	测量过程中未保持手臂或身体静止不动，未保持安静	保持手臂和身体静止不动，保持安静

续表

参数报警记号	报警原因	处理方法
E5	测量过程中因手臂或身体的移动而无法正确地检测到脉搏	保持手臂和身体静止不动
	缠绕袖带前未脱下外衣，或卷起的衣服袖子压迫了手臂	脱去外衣，重新缠绕袖带
	电量不足	同时更换4节新电池
Er	血压计发生故障	联系医院设备管理科维修或拨打电子血压计客服热线咨询

（2）测量出现异常现象的报警与处理（表1-1-12）

表1-1-12　异常现象报警与处理

异常现象	报警原因	处理方法
测出血压值异常（高/低）	袖带没有正确缠绕	正确缠绕袖带
	测量中说话或移动手臂	保证在安静状态下、正确测量姿势下测量
	卷起的衣服压迫了手臂	将压迫手臂的衣服脱去后重新缠绕袖带
		确认测量单位是否是常用的（mmHg）或千帕（kPa）
不加压	空气管插头没有正确插入血压计上	正确连接空气管插头与血压计
	袖带漏气	更换新的袖带
	袖带缠绕过松	缠紧袖带
		若在袖带缠绕很松的情况下反复测量，会增大上臂和袖带之间的空隙
		若缠不紧，会给袖带加上多余的压力而缩短袖带的使用寿命
加压过程突然断电	干电池能量耗尽	更换新的电池
按下任何按钮都没有显示	如无电池使用时，电源适配器已从血压计本体或插座上脱落	正确将电源适配器与血压计本体或插座连接
	电池能量完全耗尽	更换新的电池

续表

异常现象	报警原因	处理方法
其他现象	电池正极/负极接反	正确放置电池
		按下开始/停止按钮，重新操作一遍，或更换电池，仍无法解决应联系医院设备管理科或联系客服热线咨询

八、日常维护与管理

（一）日常维护

血压测量结束后，从空气管接口上拔下空气管插头，轻轻弯折袖带空气管，收入袖带内；勿过度用力弯折袖带空气管，否则可能无法进行正确测量。

1. 保养与保管建议

勿将电子血压计本体放置在以下地方：容易溅水的地方；高温、潮湿、阳光直射、灰尘多、含盐分多的地方；倾斜、会产生震动、撞击的地方；存放化学药品或产生腐蚀性气体的地方；长期（3个月以上）不使用时，应取出电池保管。每月检查血压计外观一次，保证设备无破损、变形、污垢、线缆裸露等情况，保证袖带与空气管连接处、电源适配器与血压计本体连接处连接紧密；每月开机自查一次，按压开始键，血压计工作正常，无异常声响、无非正常报错等；日常使用时轻拿轻放，不用时放于指定位置备用，勿碰撞、摔到地上；电子血压计为不防水的普通设备，勿使血压计本体进水；勿用酒精、汽油、稀释剂等进行擦拭；勿清洁或弄湿袖带。

2. 废弃建议

电子血压计本体、附件的废弃方法应依照城市有关环境保护规定进行处理；如本体、附件附着大量血迹/液体或浸入传染病患者体液无法清洁与消毒时，应该参照医院管理的规定进行处理。

（二）日常管理

1. 校准与检定

（1）校准：按照《财政部、国家发展改革委关于清理规范一批行政事业性收费有关政策的通知》（财税〔2017〕20号）及国质监财函〔2017〕140号文件精神，从2017年4月1日起强制检定计量器具停征检定费，血压计作为医疗卫生方面的必需器械之一，其属于强制检定计量器具。电子血压计的精度虽然在出厂时已经经过严格测试，但是也应该1年1次对电子血压计进行检查和校准，以确保血压计功能正常和测量精确；

（2）检定：血压计的检定采用2010年国家质量监督检验检疫总局颁布的JJG692-2010《无创自动测量血压计检定规程》，包括对静态压力测量范围、静态压力示值最大允许误差、血压示值重复性、自动放气阀放气速率的检定。电子血压计的检定模式主要是静态检定和动态检定。静态检定是对血压计静态压力示值误差和重复性进行检定，而动态检定则是对收缩压和舒张压进行准确测量。因我国现行的检定规程只是对动态性能的重复性进行检定，总体上不够准确，参考价值不大。所以，一般采用静态检定，按照JJG692-2010《无创自动测量血压计检定规程》要求，需要用三通和橡胶管将电子血压计、袖带、标准血压模拟器连接成检定系统，对静态压力测量范围和静态压力示值误差进行检定。即在与袖带连接前，需要将电子血压计打开，对其实施试压工作，等到电子血压计检测失败后卸压，此过程中屏幕上会显示为0。然后，通过专业接头，封住排气阀，与检定系统连接后进入静态压力测试状态，对其产生的误差进行检定。

2. 清洁与消毒

应定期或按需清洁与消毒血压计。

（1）血压计本体：本体表面采用擦拭消毒，有学者推荐使用蘸有稀释后的中型洗剂、稀释至50%的丙乙醇或76.9%~81.4%的消毒用乙醇的软布擦拭污垢，但是不能用湿布擦拭插座；如果血压计本体严重脏污，可将软布蘸水或中性洗涤剂或消毒剂，充分拧干后擦拭本体。

（2）袖带：可供选择的消毒方法包括直接消毒袖带法、消毒皮肤法、隔离袖带法等。目前临床上对于袖带的消毒方法并没有统一的标准及明确的消毒技术规范。有学者推荐采用隔离袖带法，对不同患者进行测量时，使用一次性无菌治疗巾/布垫/一次性纸巾先垫在测量皮肤处；有些学者提出用消毒用乙醇或者碘伏对测量部位的表面皮肤进行消毒，再进行测量，可减少污染；也有学者提出紫外线照射、75%的消毒用乙醇棉球进行擦拭等方式进行消毒，以上提到的消毒袖带的方法均须进一步证实是否会对血压计袖带造成损害，其效果与可行性还需更多的随机对照试验进行验证，各位同仁可根据各自医院管理部门的消毒规范及标准酌情选择。

（周美池）

第三节　外周血氧饱和度监测仪

一、基本简介

血氧浓度是人体呼吸循环系统的重要生理参数。它是指血红蛋白（Hb）与氧气结合的百分数，简称血氧饱和度，主要是取决于动脉氧分压（PaO_2），正常动脉血氧饱和度（SaO_2）为95%~97%，静脉血氧饱和度（SvO_2）为75%。缺氧是指由于氧气的供应不足和/或氧的利用障碍引起的机体组织、器官的功能代谢甚至结构发生变化的病理过程，临床可以通过监测血氧饱和度来初步判断患者的缺氧情况。许多呼吸系统的疾病会引起人体血液中血氧饱和度的降低，另外由麻醉引起的机体的自动调节功能失常、手术创伤以及部分医疗检查引起的损伤等，都可能导致机体氧供给发生问题而降低人体的血氧饱和度。以上原因均可能导致患者出现头晕、乏力、呕吐等症状，严重者会危及生命。因此，及时了解患者的血氧饱和度或血氧饱和度下降等情况，有助于医护人员了解患者机体的氧合功能，及时发现低氧血症，在临床医疗工作中有十分重要的作用。

国外早在18世纪50年代就有学者提出了光学测量的基本原理，也就是朗伯-比尔（Lambert-Beer）定律，1982年Nellcor在此前的研究上进行创新改进，研发了一台性能更佳的血氧饱和度监测仪，正式开启了血氧饱和度监测仪的现代发展新篇章。20世纪90年代后，血氧饱和度监测仪逐渐走向成熟并应用于临床。随着医疗保健的发展，百姓对健康的重视程度随之提高。目前，血氧饱和度的监测一般分为有创和无创两种方法，其中外周血氧饱和度监测仪的无创法是应用普遍的方法。便携指夹式外周血氧饱和度监测仪（以下简称：氧饱和监测仪）因为其体积小、功耗低、待机时间长、反应灵敏、使用方便、便于携带等特点，测量时只需要将患者手指插入指夹式光电传感器中，显示屏就会直接显示所测血氧饱和度的数值，在急诊室、手术室、麻醉、监护治疗、急救转运等临床环境中应用广泛。目前，临床上常见的氧饱和监测仪的品牌有鱼跃、飞利浦、理邦等，下文将以鱼跃的某一款型号为例进行介绍（表1-1-13）。

表1-1-13 氧饱和监测仪规格

项目	具体信息
显示方式	OLED显示或LCD显示，脉搏血氧饱和度的显示范围为：0~100%；脉率显示范围为：25~250次/分
电源要求	2节7号电池，每节1.5 V。全新2节7号（AAA）电池可持续使用30~40 h
电压适应范围	DC 2.3~3.0 V，内部电源供电设备
工作电流	≤30 mA
进液防护程度	IPX1（防止垂直方向滴水）
测量精度	血氧饱和度在70%~99%段为±2%，小于70%无定义，脉率为25~250次/分，测量误差为±1%或±1次/分
弱灌注情况下的测量性能	在脉搏充盈度为6%时能正确显示血氧饱和度数值和脉率数值
退出方式	无手指插入时8 s后自动退出
仪器重量	约250 g（不包括电池）
工作环境温度范围	5~40℃
工作相对湿度范围	≤80%
工作大气压力范围	86~106 kPa
电气安全分类	BF型应用部分
运行方式	间隙运行
安全程度分类	不能在有与空气混合的易燃麻醉气或与氧或氧化亚氮混合的易燃麻醉气的情况下使用

续表

项目	具体信息
LED 的光源参数	红光波长（660±15）nm，辐射功率＜4 mW；红外波长 905 nm/（940±20）nm，辐射功率＜4 mW
外形尺寸	56 mm×31 mm×27 mm（长×宽×高），重量：约23 g

二、工作原理

1. 血氧传感器工作原理

目前，血氧仪的测量原理是根据还原血红蛋白和氧合血红蛋白（HbO_2）在红光和近红光区域的吸收光谱特性为依据，应用朗伯-比尔定律建立数据处理经验公式，最终得出测量数值。

氧合血红蛋白和非氧合血红蛋白对不同的波长入射光有着不同的吸收率，氧合血红蛋白吸收波长为660 nm的可见光，非氧合血红蛋白吸收波长为940 nm的红外线。当照射光穿过手指，搏动的血液和皮肤、软组织、静脉血及毛细血管等其他组织会同时吸收照射光，但是搏动的动脉血吸收的光强度（I_{AC}）会随着动脉压力波的变化而改变，其他组织吸收的光强度（I_{DC}）则保持较稳定的状态。

光传导路通过动脉搏动性膨胀而增大，光吸收作用随之增强。搏动性动脉血吸收的光强度是利用光电感应器测量穿过手指的透光强度，与每两次波动之间测量的光强度比较后得到的两者间的差值。从而计算出两波长中的光吸收比率（R）。$R = (I_{AC}660/I_{DC}660)/(I_{AC}940/I_{DC}940)$，通过可靠的临床实验基础获得的经验曲线（标准曲线），利用R与SpO_2呈负相关的特性计算得出相应的SpO_2。

2. 血氧仪工作原理

血氧仪设备是由血氧传感器和电子仪器两部分组成，其中血氧传感器是由发光管和接收管组成，负责发射并收集光信号，并在接收管上转换成电信号；电子仪器是负责将接收到的电信号根据预设的曲线转换成对应的数值并显示在显示屏上。

三、基本结构

指夹式氧饱和监测仪包括血氧仪主机、显示屏、开始/停止按钮、电池后盖及电池等。

1）主机正面（图1-1-12）说明

（1）显示屏：带有用于显示测量血氧饱和度的相关参数的屏幕。①血氧饱和度标识；②脉搏柱；③血氧饱和度值；④脉搏容积波；⑤脉率值；⑥脉率标识；⑦电池电量。

（2）开始/停止按钮：用于启动电源、开始测量、停止测量、血氧饱和度按键模式与重力传感模式之间的切换。

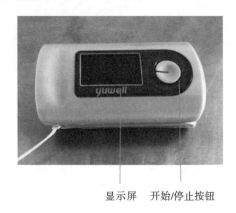

显示屏　　开始/停止按钮	挂绳　　　电池后盖
图1-1-12　主机正面	图1-1-13　主机背面

2）主机背面（图1-1-13）说明

（1）电池后盖：用于固定和保护内部装置电池。

（2）挂绳：挂绳穿过挂孔，方便拿取。

3）电池：需按电池盖上箭头方向推动电池后盖，将2节7号（AAA）电池按照正负极标示正确地装入电池仓中。

四、临床应用

【应用范围】

氧饱和监测仪能够通过手指检测到人体的血氧饱和度和脉率，适用于对患者的血氧饱和度、脉率进行监测。

【适应证】

需要使用氧饱和监测仪进行血氧饱和度和脉搏测量的患者。

【禁忌证】

1.该仪器不能用于新生儿及婴幼儿；不应使用于心肺复苏术、辅助呼吸系统调整及血容量过低的患者。

2.该仪器不建议在运动过程中使用，不适合作为患者的持续监护使用。

3.该仪器对脉搏变化明显及脉差小的患者无法正常使用。

4.该仪器不能用于CO中毒和异常血红蛋白的患者。

5.严重贫血、低温、弱灌注、不同肤色、指甲油、环境强光、肢体运动、高频电刀等因素会影响测量结果，应在测量前排除干扰，保证测量结果的精度。

6.不能在有与空气混合的易燃麻醉气或与氧或氧化亚氮混合的易燃麻醉气的情况下使用。

五、操作流程

监测患者的血氧饱和度和脉搏情况，及时发现病情变化并做出处理。

【评估】

1. 患者准备：体位舒适、适合操作。

2. 环境准备：环境整洁安静、温度适宜、光线良好。

3. 用物准备：治疗车、氧饱和监测仪、掌上电脑（PDA）、记录单、速干手消毒液。

4. 护士准备：着装整洁，佩戴口罩，洗手。

【操作流程】

（一）评估决策

1. 病情

了解患者病情及配合程度。

2. 评估

氧饱和监测仪的测量部位可选择手指、脚趾、耳垂、手腕及前额等毛细血管丰富、组织较薄、易透光、组织吸收光影响相对较小的部位，但是临床上一般首选手指，对于ICU的危重患者或心脏术后患者可以选择耳垂作为监测部位，以获取更加准确的数据；患者测量处的皮肤状况，决定测量血氧饱和度的肢体和部位；患者是否安静休息至少5 min，决定是否马上进行血氧饱和度的监测。

（二）操作过程

1. 自我介绍，评估患者；操作前查对；讲解操作目的、过程、配合方法。

2. 置氧饱和监测仪于床旁，检查仪器电池安置情况，保证2节7号（AAA）电池与电池仓中的正负标识对应正确，并且电池盖盖合严密，点击开机按钮自检。

3. 操作中查对。

4. 评估患者测量处皮肤情况（有无破损、出血、大面积淤斑等），评估患者是否刚进食、运动完等。

5. 捏开指夹式氧饱和监测仪的夹子。

6. 测量时尽量固定测量手指，将测量手指伸入橡胶孔道，需要注意将手指充分伸入，然后松开夹子。

7. 点击面板上的开关按钮开始测量。

8. 测量过程中注意保持患者测量手指不要抖动，身体最好不要处于运动状态。

9. 观察仪器的脉搏容积波是否出现规律波形，有问题及时处理，保证患者在测量时不移动手指。

10. 直接从显示屏读取相关数据，显示屏上可以显示血氧饱和度、脉率和脉搏幅度。

11. 评估测量处皮肤情况。

12. 洗手，记录测量的数值。

13. 操作后查对，并执行签名。

14. 向患者反馈监测数值，交代注意事项。

15. 整理用物及床单位，洗手。

【注意事项】

1. 测量部位的选择

（1）有低灌注情况的患肢可能会影响测量结果。

（2）氧饱和监测仪不能夹在有伤口或炎症的部位。

（3）氧饱和监测仪夹戴处出现皮肤过敏等症状，需要停止使用。

（4）氧饱和监测仪测量部位的移动及颤抖可能会影响测量结果。

2. 评估与观察

（1）注意保护患者隐私。

（2）安置过程中注意观察患者的病情变化、及时处理。

（3）注意观察测量部位的皮肤情况。

（4）应避免探头与袖带无创血压计用于同一肢体。

3. 仪器维护

（1）氧饱和监测仪使用过程中注意防水。

（2）避免强烈撞击或摔落氧饱和监测仪。

（3）氧饱和监测仪探头部位应避免强光照射。

4. 相关注意事项

（1）适应人群：需要实时监测血氧饱和度的疾病患者，如呼吸系统病、心血管疾病、脑血管疾病、外周血管病、老年患者以及胸腔穿刺、气管镜检查、胃镜检查等临床检查/治疗操作过程中监护；需要根据血氧饱和度进行病情分级的急诊患者；需要进行常规监测的具有完全自理能力的患者；需要重点监测血氧饱和度变化的危重患者。

（2）测量警告及影响因素：氧饱和监测仪检测数值与动脉血气分析结果存在一定差距，氧饱和监测仪不能用于新生儿及婴幼儿；不应用于心肺复苏术、辅助呼吸系统调整及血容量过低的患者；不建议在运动过程中使用；对脉搏变化明显及脉差小的患者无法正常使用；不能用于CO中毒和异常血红蛋白的患者；对于慢性阻塞性肺疾病、慢性支气管炎、肺气肿及严重低氧血症患者出现呼吸功能衰竭时的血氧饱和度存在一致性的低估，具体应结合动脉血气分析，将氧饱和监测仪作为辅助手段；严重贫血、低温、弱灌注、肤色、指甲油、强光、肢体运动、高频电刀等因素会影响测量结果，应尽量排除干扰，保证测量结果。

（3）美国危重症护理学会（AACN）建议对预期检测血氧的部位进行评估，如出现发绀、体温降低等问题，应该每2~4小时评估一次，每24小时更换一次传感器。

（4）通常血氧饱和度检测的部位优选手指，但是对于末梢循环不佳、手足不易接触的全麻患者都可选择前额传感器进行测量。

（5）质量控制：目前国内的行业标准要求 SpO_2 的准确度为在 SaO_2 为 70%~100% 时误差不超过 4%。而最新的国际标准则提出，除满足前面准确度的要求，也可采用其他的准确度指标，例如要求 SpO_2 准确度为在 SaO_2 为 70%~80% 时误差不超过 4%，80%~90% 时不超过 2%，90%~100% 时不超过 1%。

六、常用参数调节

1. 血氧饱和度的相关参数

（1）根据血氧饱和度曲线，人体正常氧分压为 80~120 mmHg，80 mmHg 相对应的血氧饱和度为 94%。

（2）人体动脉氧分压与血氧饱和度两者之间的关系呈现"S"形曲线关系，该"S"曲线称为氧解离曲线，血氧饱和度随着动脉氧分压改变而改变。氧解离曲线一般可以通过"3、6、9 法则"，即动脉氧分压为 30 mmHg 时，血氧饱和度为 60%，动脉氧分压为 60 mmHg 时，血氧饱和度为 90%。如测量结果 <94% 时就是低氧血症，临床还应结合患者的临床症状、氧合指数、血气分析等进行诊断。低氧血症分类见表 1-1-14。

表 1-1-14　低氧血症分类

临床诊断	临床表现
急性低氧血症	6 小时内的动脉氧合迅速下降（例如急性上呼吸道阻塞）
亚急性低氧血症	动脉氧合作用下降持续在 6 小时到 7 天（例如肺炎）
持续低氧血症	动脉氧合降低在 7~90 天（例如，长期急性呼吸窘迫综合征、高海拔攀岩探险等）
慢性低氧血症	在 90 天内长时间存在动脉氧合降低（例如，慢性阻塞性肺疾病）

2. 当出现以下影响血氧饱和度测量结果的情况时，应具体分析，根据情况及时调整检测方式或者重新选择其他方式检测。

（1）探头位置异常：患者的手指或脚趾移动、指甲/趾甲过长、触碰到检测探头，导致检测探头位置发生变化，影响到红光及红外线照射到检测部位的边缘部位，可能导致血氧饱和度数值低于正常数值。

（2）运动伪差：患者在检测过程中出现身体抖动或其他活动造成误差。

（3）检测部位皮肤异常：患者检测部位的皮肤存在深色素沉淀、指甲污垢多、指甲油等，会影响红光或红外线的渗透，从而影响结果数值。

（4）检测部位低灌注：患者检测部位处于低灌注状态，肢体温度较低，影响血管收缩及心率，导致检测部位血流量减少，从而影响结果数值。

七、常见报警及仪器故障处理

1. 报警分类

（1）显示屏的画面显示出错。

（2）测量结果出现异常现象。

2. 常见报警与处理（表1-1-15）

表1-1-15 常见报警与处理

问题	可能原因	解决方法
血氧饱和度或脉率不能正常显示	手指没有正确放入	按规范正确放入手指重试一次
	患者的血氧饱和值很低，无法检测	遵医嘱立即采取其他监测方法
	涂指甲油或贴美甲片	测量时用卸甲油去除指甲油或者测量时卸下美甲片
血氧饱和度或脉率显示不稳定	手指可能放入不够深入	按规范正确放入手指重试一次
	手指在抖动或者身体处于运动状态	测量时保持手指不动或身体停止运动
不能开机	可能电池电量不足、没电或者没有正确安装电池	测量时更换或者重新装置电池
	可能机器损坏	需要联系医院设备科或供应商
显示灯突然熄灭	检测不到信号自动退出或者可能电池电量开始不足	正常情况请重试一次；更换电池
显示，脉率闪烁	电池电量偏低	测量时更换电池

八、日常维护与管理

（一）日常维护

1. 保养建议

应将氧饱和监测仪放置在性能指标要求的环境中使用；避免将氧饱和监测仪放置在阳光直射、极度放射红外线或者紫外线照射的环境；避免将氧饱和监测仪与有机溶剂、雾气、灰尘、腐蚀性气体接触；勿将氧饱和监测仪放在高压容器中消毒或浸泡在液体中；如长时间不使用，应该取出氧饱和监测仪中的电池。

2. 保管建议

轻拿轻放，不用时放于指定位置备用，勿碰撞、摔到地上；氧饱和监测仪为不防水的普通设备，注意防水。

3. 废弃建议

氧饱和监测仪的废弃方法应依照城市有关环境保护规定进行处理；如附着大量血迹/液体或浸入传染病患者体液无法清洁与消毒时，应该参照医院管理的规定进行处理。

（二）日常管理

1. 清洁与消毒

应定期或按需清洁与消毒氧饱和监测仪。

清洁氧饱和监测仪可使用最常用的医院清洁液和非腐蚀性洗涤剂，但是应该注意清洁剂在使用前必须按照清洁剂的使用标准先稀释后才使用；在给患者使用之前应将氧饱和监测仪的表面擦拭干净；避免使用乙醇基、氨基或丙酮基清洁剂；氧饱和监测仪的外壳应保持不受尘土的污染，可用无绒的软布或清洁剂浸润的海绵进行擦拭；注意清洁时不要把液体倒在仪器上，确保仪器内部不得进入任何液体，即使在擦拭时也要特别小心，防止有水进入；禁止使用如钢丝球或金属抛光剂等研磨材料，这些材料会对氧饱和监测仪的板面造成破坏；具体可使用的消毒剂可根据各自医院管理部门的消毒规范及标准酌情选择。

2. 注意事项

氧饱和监测仪应储存在干燥、无强烈日光、无腐蚀性气体和通风良好的室内，潮湿的环境可能会对氧饱和监测仪的使用寿命产生影响，甚至会损坏氧饱和监测仪；使用时，不要用眼睛直视发光器件，因为红外线不可视，否则可能会损伤眼睛；氧饱和监测仪的使用期限为2年；当氧饱和监测仪测量的血氧饱和度数值和脉搏数值不断闪烁时，表明测量处于不稳定状态；氧饱和监测仪没有报警的功能，不能作为报警设备使用，所以不能进行连续检测。

（高轶诸）

第二章

静脉输液

微量注射泵

一、基本简介

微量注射泵（简称微量泵）能将少量药物精确、微量、均匀、持续地泵入体内，操作快捷、定时、定量，根据病情需要可随时调整药物浓度、泵入速度，使药物在体内能保持有效血药浓度，且易于调节、小巧便携，能有效减轻护士工作量，提高工作效率，具有准确、安全、有效的优点。

电位计是控制注射精度的核心部件，进一步提升微量泵的性能对电位计的要求很高。微量泵可满足多种功能的需求，有以下优点：可精确测量和控制速度；可精确测定和控制输液量；液流线性度好，不产生脉动。

二、工作原理

微量泵的驱动有蠕动、旋转挤压、双活塞挤压等多种方式，根据各厂家生产品牌的不同而异。通常的输液速度在1~999 ml/h。多数微量泵需使用与其相配的专用管道，以保证其流量的精确和均匀。此外，微量泵还具有报警系统，提供安全保证，包括断电、泵门未关、走空、管路阻塞和管路中出现气泡等方面的报警功能。以下以贝朗微量泵为例。

三、基本结构

（一）系统构成

微量泵系统要由以下几个部分组成：微机系统、泵装置、检测装置、报警装置和输入及显示装置。

1. 微机系统

微机是整个系统的"大脑",对整个系统进行智能控制和管理,并对检测信号进行处理,一般采用单片机系统。

2. 泵装置

这是整个系统的"心脏",是输送液体的动力源。

3. 检测装置

主要是各种传感器,如红外滴数传感器(负责对液体流速和流量的检测)、压力传感器(负责堵塞及漏液的检测)和超声波传感器(负责对气泡的检测)等,它们可感应相应的信号,这些信号经过放大处理后,送入微机系统进行信号处理,并得出控制指令,然后进行相应的控制操作。

4. 报警装置

传感器感应到的信号经微机处理后,得出报警控制信号,再由报警装置响应,引起人们的注意,以便及时得到正确的处理。主要有光电报警(发光二极管)和声音报警(扬声器和蜂鸣器)等。

5. 输入及显示装置

输入部分负责设定输液的各参数,如输液量和输液速度等。显示部分负责显示各参数和当前的工作状态等,多采用LED数码管显示和LCE液晶显示。

(二) 结构说明

1. 贝朗微量泵正面

见图1-2-1。

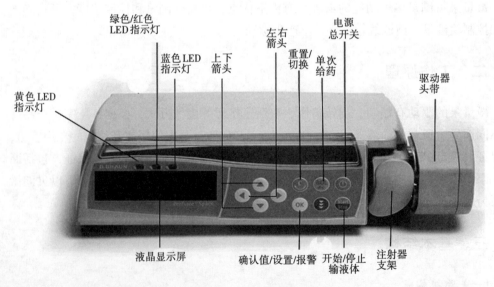

图1-2-1 贝朗微量泵正面

(1)黄色LED指示灯:早期警报,备忘警报。

(2)绿色/红色LED指示灯:发生输液/设置警报,工作警报。

（3）蓝色LED指示灯：当前连接到Space Control。

（4）上下箭头：滚动浏览菜单，更改0~9的数字设置，回答是非题。

（5）左右箭头：从比例尺选择数据以及在输入数字后切换数位，在泵运行或者停止使用箭头键打开功能。

（6）重置/切换：可将单个值重置为零和切换回上一屏幕/上一级菜单。

（7）驱动器头带：有用于夹持筒芯片的爪扣和紧急释放按钮。

（8）注射器支架：会将注射器锁定到位，驱动器将自动移回。

2.贝朗微量泵背面

见图1-2-2。

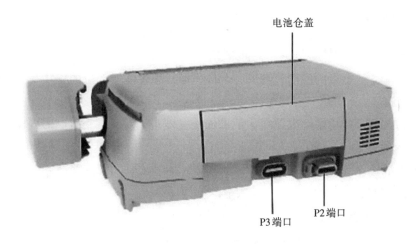

图1-2-2 贝朗微量泵背面

（1）电池仓盖：在更换电池之前，务必断开泵与患者的连接，并且关闭设备。要取下电池盖，请用尖头笔按动电池仓下方的按钮，然后将电池盖从设备拔下。将电池背面的绿色锁定机件朝上拔，然后取出电池组进行更换。

（2）P2端口：用于电源、Space Sation、连接导线（12 V）、组合导线和其他附件导线（工作人员呼叫、维修）。

（3）P3端口：用于未来选件。

四、临床应用

【应用范围】

ICU和危重症患者集中的地方，对液体和药物的治疗剂量的输液速度要求高，且严格控制每一种补液和治疗药物的剂量、浓度、速度的情况。

【适应证】

该系统适用于通过临床可接受的给药途径为成人、儿童和新生儿间歇或持续输送肠外和肠内流质。这些途径包括（但不限于）静脉、动脉、皮下、硬膜外和肠内。该系统用于输送适合输液治疗的药物，包括（但不限于）麻醉剂、镇静剂、止痛剂、儿茶酚胺、抗凝剂等药品以及血液和血液成分、全胃肠外营养（TPN）脂质以及肠内流质。

某些参数整定方法使用瘦体重（LBM）来个性化、参数化设置，LBM计算不允许对肥胖患者使用靶控输注（TCI），因此可能会进一步限制患者的指标范围。使用TCI的程序范围为：丙泊酚（麻醉和清醒镇静），瑞芬太尼（麻醉）。专业医疗人员必须根据可靠特性和技术数据决定是否适合使用。

五、操作流程

【评估】

1.患者准备：患者的病情、意识、合作程度，患者注射部位的皮肤及血管情况。

2.环境准备：环境安全、整洁。

3.用物准备：微量泵、电源线、消毒棉签、纱布、弯盘、空针、需要配置的药物、张贴标识、延长管、三通。

4.护士准备：洗手，佩戴口罩，仪表大方，服装、鞋帽规范整洁。

【操作流程】

（一）设备安装和固定

1.注射器固定（图1-2-3），拉动注射器支架并向右转，打开绿色轴向固定装置（见箭头）。必须先固定注射器，使翼片垂直位于槽中（在轴向固定装置左侧），再合上注射器支架。确保正确插入注射器。注意：前推进时不要碰活塞制动器。

2.Pole Clamp（图1-2-4，通用夹）：固定，将泵杆与Pole Clamp杆对齐，然后向前滑动Pole Clamp，直到锁定机件发出咔嗒声。要卸下时，按下框架上的释放按钮，将手柄压下并向后拉Pole Clamp。

3.转运（图1-2-5）：最多可将三个泵堆叠在一起（在救护车或救援直升机中不能堆叠）。避免外部机械干扰。将设备锁定在一起，将下泵杆与上泵杆对齐，然后向后滑动下泵，直到锁定装置发出咔嗒声，而绿色按钮上下对齐。要断开连接，按下上泵设备的绿色锁定按钮，然后向前滑动下泵。

4.立柱固定（图1-2-6）：将Pole Clamp的开口推向垂直立柱，然后紧紧锁定螺钉。拧下螺钉以释放。要垂直固定Pole Clamp，将杠杆压下，然后向任一方向旋转，直到杠杆卡进槽口。推动杠杆以旋转。注意：连接到立柱时不要倚靠在泵上。

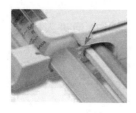 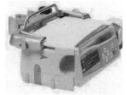 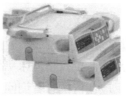 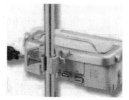

图 1-2-3　注射器固定　　　图 1-2-4　Pole Clamp　　　图 1-2-5　转运　　图 1-2-6　立柱固定

（二）操作

1. 向患者及其家属说明使用方法及治疗目的、注意事项，防止其自行调节。备齐用物至床旁，核对患者信息及医嘱，取得患者的理解与配合。

2. 认真做好三查七对，使用前核对床号、姓名、性别、年龄、腕带号（登记号）、药物浓度及速率。严格做好交接班工作，坚持做到三交（书面交班、口头交班、床旁交班）、三接（病情交接、治疗交接、仪器交接）、三清（口头讲清、书面写清、床旁看清）。

3. 安全放置微量泵，一般放置于床头柜，若无床头柜则在操作前请确认微量泵已正确定位，并要求牢固。安全将电源线的电源插头插入有接地保护的交流电源插座内，打开电源开关自检。

4. 核对医嘱、检查药物，按照无菌操作原则抽取药物，张贴标识，刻度面朝外，便于观察。

5. 准备弯盘，取出配置好的药物，打开延长管，连接注射器，插入注射器，抬高注射器并灌注注射管。排气后上推注射器手柄，松开并拉出驱动部件插入注射器，使得钳夹盘和压力盘到达指定所示位置。再次锁定注射器手柄。如果注射器没有正确定位，脱钩会迅速将其拖回原位（所显示的注射器类型编码必须与插入的注射器类型相符）。按 F 键确认注射器类型。根据医嘱设置参数（输注总量及输液速度）。待机、备用设定注射速率值在 0.1~99.9 ml/h。检查显示速率。如要改正速率，按 C 键，然后输入新的速率。

6. 评估患者周围皮肤及血管，优先选择血管较粗直，易固定并便于观察的上肢部位进行静脉穿刺，静脉回流缓慢和半坐卧位决定了下肢输液时静脉炎多发，因为输液时，液体和药液滞留于下肢静脉的时间比滞留于上肢静脉的时间长。另外，免疫力低下是发生静脉炎的一个重要因素，因为免疫力显著降低，对穿刺所造成的静脉壁创伤的修复能力和对机械性刺激（留置导管所造成的）、化学性刺激（药物及溶液引起的）及细菌所致局部炎症的抗炎能力也随之降低，在使用外周静脉留置针时较易发生静脉炎，尽量避免在下肢穿刺输液。微量泵输液为专用通道，尽量不要与其他药物共用一条静脉。根据药物选择相应型号留置针，消毒后按照无菌原则穿刺、敷贴固定，并推注部分生理盐水，防止凝血。

7. 再次核对药物，排气，按下启动键，连接延长管与针头，防止气泡进入体内，按 start 键开始输注，运行控制将会显示。

8. 协助患者取得舒适体位，整理床单位。

9. 观察用药后的反应，清醒患者询问用药后的感受并告知注意事项。

10. 再次核对，并在输液执行单上准确记录输液时间及输液速度，签名。

11. 整理用物，垃圾分类处理、洗手、记录。输注过程中加强巡视。

12. 输注完毕，核对无误后，停止注射并按 stop 键或电源键 3 s，即可切断输液泵与患者的连接，并关闭输液泵。打开注射器手柄，移走注射器。

（三）设备确认

1. 确保泵设备安装正确。如果泵连接到主电源，则显示屏会显示电池状态、主电源连接符号和上次疗法等信息。

2. 按电源键开启机器。注意自动自检：会显示 "Selftest active"（自检有效）和软件版本，响两声，而且三个 LED（黄色、绿/红色和蓝色）都会闪烁一次。会显示有关电源（电池或主电源连接）、设置的压力水平和注射器（如果已经插入了注射器）的信息。然后驱动器会向后移动。可以在泵中最多加载四种语言（取决于各种语言特定的字符数），当泵工作时用户可在这些语言中选择。设备第一次启动时，会请求用户选择语言，然后用左键标记它们。然后必须选择清单底部的最后一个菜单项，并按确认按钮确认选择。接着必须用上下键选择所需语言，用确认键确认。

3. 按清除按钮可开始直接输入治疗参数，或者打开泵盖和注射器支架以开始插入注射器。

4. 插入注射器，使注射器的翼片竖直插入外壳右边的槽中。闭合注射器支架和泵门，活塞制动器会向前移动。注意：装载注射器时切勿对泵不加照管。

5. 用确认键确认注射器类型。显示的注射器类型必须与插入的注射器相符。

6. 驱动器将会推进，并夹住注射器压片。注意：不要用手碰正在推进的驱动器。注释：确保活塞制动器退回注射器支架中。

7. 如果激活了润洗功能，按上键以 1 200 ml/h 的设置进行润洗输液。

8. 用确认键中断润洗功能，重复此过程，直到输液管完全得到润洗，然后按下键继续。

9. 与患者连接。

10. 用上键和下键分别回答 "Start Up"（启动）菜单中的问题，直到主菜单中显示速率。

11. 输入输注速率：按左键，然后用上下左右键设置速率。

12. 按 start/stop 键开始输液。显示屏上移动的箭头和显示屏上方的绿色 LED 表明泵正在输液。注释：任何时候按 start/stop 键都可停止输液，只要插着一次性用品，随时可以按 start/stop 按钮来关闭泵（例外情况：数据锁定2级）。

（四）输入不同速率、VTBI（输液体积）和时间的组合

微量泵除了可以输入输注速率，还允许输入体积和时间。只要输入这些参数中的两个，泵就会计算第三个参数。如果预先选择了体积和/或时间，则在主菜单中，其中一个参数的前面会有一个箭头符号。它叫作"目标"。在泵输液期间，此目标符号会显示在运行显示中的运动箭头旁边（使用 TCI 时，此符号会消失）。这表示已用体积或时间对泵进行了程序控制。在主菜单中显示的目标符号指定表明了确定应用的参数（VTBI 或时间）。在速率发生更改时，通常不会调整所谓的目标参数来配合新速率，而是调整前面没有目标符号的参数。在输液开始后，主菜单和运行显示中会显示剩余的VTBI 和时间（值是倒计的）。

1.输入 VTBI 和时间：将计算输注速率，并显示在显示屏底部。目标：体积。

（1）用选择上下键选择 VTBI，用左键打开。

（2）用上下左右键输入 VTBI，用确认键确认。

（3）用上下键选择时间，用左键打开。

（4）用上下左右键输入时间，用确认键确认。

2.带有体积限值的输液输注速率和 VTBI：将计算输液时间，并显示在显示屏底部。目标：VTBI。

3.带有时间限值的输液输入速率和时间：将计算输液体积，并显示在显示屏底部。目标：时间。

更改已经输入的 VTBI 和时间值（在更改时，速率、VTBI 和时间已经存在）：

1）目标符号位于 VTBI 前面

（1）更改 VTBI→时间调整。旧目标和新目标：VTBI。

（2）更改时间→速率调整。旧目标和新目标：VTBI。

2）目标符号位于时间前面

（1）更改时间→VTBI调整。旧目标和新目标：时间。

（2）更改 VTBI→时间调整。新目标：VTBI。

注释：只有在泵已停止时，才可更改 VTBI 和时间。

（五）单次给药用法

1.单次给药有三种方法：手动单次给药：按单次给药按钮然后按住确认按钮不放。只要按着按钮，就会输送药物。系统会显示单次给药体积。最大单次给药体积不能超过注射器大小的10%或10 s。到达此限值时可听到声音信号。

2.预选体积的单次给药：按单次给药按钮，然后按左键并用上下左右键设置单次给药剂量限值。按单次给药按钮确认并开始单次给药。根据服务工具设置，完成单次给药体积后将可听到一个声音信号。

3.使用速率计算的单次给药：按单次给药按钮，然后按左键并用上下左右键设置单次给药剂量。按确认键确认单次给药剂量。用上下左右键设置输送单次给药的时间。计算出的单次给药速率显示在显示屏顶部。按单次给药键确认并开始单次给药。按下单次给药键后，可以使用下键选择单次给药单位。系统将存储所选单位，并在以后作为默认值提供。但是在剂量模式下也可以毫升（ml）为单位进行单次给药。可以使用服务程序输入默认和最大单次给药速率。即使以前手动更改过单次给药速率，一旦开始新治疗，设备总是会恢复到默认速率。注释：如果按单次给药键后没有输入单次给药限值，泵会自动切换回运行显示。

4.注射器更换和新治疗

为避免给药剂量不正确，在更换注射器时一定要断开泵与患者的连接。更换注射器时切勿对泵设备不加照管。插入新注射器前，检查轴向固定装置是否工作正常。

（1）按start/stop键停止输液，绿色LED将消失，断开泵与患者的连接。

（2）打开注射器支架。驱动机件会向后移动，进入起始位置。如果注射器支架在泵停止后开放了30 s以上，则应该先用上键回答是否执行注射器更换的问题，再让驱动器退后（如果出现注射器支架警报，无论时间长短都应这样做）。如果仅仅短暂地拉动了注射器支架（不到1 s），必须先按回答显示的问题，再开始释放注射器针筒芯。

（3）打开泵门，卸下注射器并插入新注射器。

如果在更换注射器时，被爪抓住的注射器针筒芯头无法解脱，需要按紧急释放按钮来松开驱动器头的爪。紧急释放按钮位于驱动器头外侧，可以用尖头笔来按动它，然后手动张开爪，取出注射器。

（4）闭合注射器支架（活塞制动器必须向前移动，然后用确认键确认插入的注射器类型。驱动器会推进，并夹住注射器压片。

不要让任何物体挡住正在推进的驱动装置。必须让活塞制动器退回注射器支架中。如有必要，按上键润洗泵，然后按下键继续。将患者与泵连接，然后使用上下键检查设置的参数。按start/stop键开始输液。

（5）更换注射器后开始新治疗。当泵位于主菜单中时，按清除按钮。按下键，然后用上下左右键继续设置新治疗参数。按start/stop键开始输液。

在输液停止期间，可以随时开始新治疗。当泵位于主菜单、"Status"（状态）菜单或"Options"（选项）菜单时（反复）按清除按钮，然后继续按所述说明操作。

5.结束输液

按start/stop键停止输液。绿色LED会消失。断开泵与患者的连接。打开注射器支架，用上键回答是否应该执行注射器更换的问题。驱动器会向后移动，进入起始位置。打开泵盖，卸下注射器，将注射器支架移动到竖直位置，然后关闭前门。按住电源键3 s以关闭泵。驱动器会移动到停驻位置。

设备关闭时，会永久保存设置。只要插着一次性用品，泵就会处于待机模式。

6.待机模式

如果中断时间较长，用户可以选择保持设置值。按 start/stop 键停止输液。然后按电源键，但不要达到 3 s。按上键确认泵应该切换到待机。该泵目前处于待机模式。当泵处于待机模式时，它的显示屏会显示药品及此模式的剩余时间。按左键可更改剩余时间。按清除按钮可退出待机模式。只要泵中插着一次性用品，泵就会处于待机模式。另外，至少按住电源键 3 s 或 3 s 以上也会进入待机模式。

六、常用参数调节

可在泵输液或停止时选择及更改选项功能。要编辑菜单项，请选择主菜单中的"Options"（选项）并按左键。然后用上下键选择所需功能，按照使用说明操作。

（一）闭合压调节

压力级别设置得越高，触发闭合压警报前必须上升的压力级别也就越高。

1.按左键在"Options"（选项）菜单中输入压力。

2.按左键或右键在 9 个压力级别（1 为最低级；9 为最高级）中进行选择，输入确认键确认。

（二）Occluguard 和压力上升/下降检测

1.Occluguard

当存在阻塞时，Occluguard 会加快警报速度。由于 IV 接头问题（例如导液管堵塞）、输液装置问题（例如管塞关闭）或"注射器阻塞"等可能会引起阻塞。由于其他制造商提供的注射器的注射器允差变化不定以及注射器摩擦力大，可能会出现 Occluguard 警报。Occluguard 可与所有注射器尺寸和药品配合使用，但是非常适合低速输液以及/或者半衰期短的药品（例如儿茶酚胺）。从主菜单中激活/停用 Occluguard。

（1）转到"Options"（选项）菜单并按左键，利用上下键在列表中导航并选择 Occluguard。

（2）可以用上键激活以及用下键停用 Occluguard。

2.压力上升/下降检测

压力上升/下降软件检测输液压力的突然增加和下降，压力突然增加和下降可能分别是由于 IV 接头问题或 Space station 中的泵位置变化所引起的。从主菜单中激活/停用压力上升/下降检测。

（1）转到"Options"（选项）菜单并按左键。

（2）利用上下键在列表中导航并选择"Pr. leap/drop"（压力上升/下降）。

（3）用左右键导航到"Off"（关闭）并按确认键以停用压力上升/下降。

（4）用左右键导航到"high（2 mmHg）""medium（8 mmHg）"或"low（20 mmHg）"，并按确认键以激活压力上升/下降检测。

注意：重新启动泵之后，这些设置会保持在重新启动之前所设置的水平。

3.应用范围

Occluguard 和压力上升/下降在低于以下输注速率时处于活动状态。如果速率增加，则运行屏幕中会显示 Occluguard 非活动符号。

4.符号

Occluguard 符号含义及压力上升/下降符号含义分别见表1-2-1及表1-2-2。

表1-2-1 Occluguard 符号含义

Occluguard 符号	含义	建议
ok	Occluguard 处于活动状态。输液正在稳定进行	不适用
🕐	待定——Occluguard 没有足够的数据	不适用
✕	Occluguard 非活动	当输注速率降到阈值水平以下时，Occluguard 将立即自动重新激活（请见上文）
🔔	已检测到阻塞	确认警报，并检查 IV 接头、IV 装置和注射器以查明阻塞的原因。如果消除了警报原因，则警报将自动停止
（无符号）	Occluguard 处于停用状态	激活

表1-2-2 压力上升/下降符号含义

压力上升/下降符号	含义	建议
🔔 压力上升检测	检测到压力突然上升	检查 IV 接头和 IV 装置
🔔 压力下降检测	检测到压力突然下降	检查 IV 接头和 IV 装置

注：可以在状态菜单中检查 Occluguard 的状态

微量泵在 Occluguard 和压力上升/下降警报期间会继续输液。现有的阻塞警报压力水平不受 Occluguard 影响。

更改输液系统（例如向 Space station 添加泵或从中卸下泵、更改输注速率、使用快推）时，Occluguard 和压力上升/下降会临时设置为"pending"（待定）（🔘），以让系统达到流体静力学平衡，从而防止出现虚假警报。

（三）数据锁定

1.数据锁定功能可防止对设备的非授权访问。使用四位数代码（默认设置"9119"）可激活级别 1 或级别 2 中的该功能。

四位数代码可通过服务程序更改。共有三个安全级别。

级别 1：不能改变参数值也不能进行单次给药，但可更换一次性用品。可在所有菜单之间进行导航，并可检查状态数据。可以对泵进行启动、中断及关闭操作。

级别 2：此级别的性能特征与级别 1 所述相同，但不能更换一次性用品。

为防止出现数据锁定警报，必须在泵停止后 20 s 内输入正确代码。只有输入代码后才可更换一次性用品并关闭泵。

级别 3：此级别允许对泵进行启动、停止及关闭操作。本级别下每种药品的代码可能不同，相应代码在药品清单中定义。但也可使用为其他级别定义的代码更换注射器。

2.表1-2-3概括列出了级别 1、级别 2 和级别 3 之间的差异。

表1-2-3 事件安全级别

事件	级别 1	级别 2	级别 3
更换一次性用品	√	×	√
开始输液	√	×	√
更改参数	×	×	×
停止输液	√	√♩	√
关闭泵/待机	√	×	×♩
带有基于泵的单次给药按钮的 PCA 单次给药	×	×	√
可自定义屏幕	×	×	√
提示拒绝 PCA 给药	√	√	×

注：√意为可能；×意为不可能；♩意为按照待机警报操作

3.激活功能

（1）用左键打开 "Options"（选项）菜单中的数据锁定。

（2）用左键和右键在级别 1、2 或 3（如已激活）之间进行选择，用确认键确认。

（3）用上下左右键输入代码并按确认键，激活数据锁定。

只有输入代码后，才能切换至标记为锁定的受保护值及单次给药功能。

进入主菜单 20 s 后，"Status"（状态）菜单、"Special functions"（特殊功能）菜单及 "Options"（选项）菜单中的锁定将被再次激活。如果两次输入错误代码，泵将切换至上一次的菜单。如果又两次输入错误代码，泵将进入声音警报，看护呼叫关闭，黄色 LED 闪烁。已达到目标值但数据锁定处于激活状态时，只有输入正确代码后才能重新启动泵。要停用此功能，选择数据锁定中的 "Off"（关闭），按下确认键，输入代码，再次按下确认键。

（四）单次给药速率

1. 用左键打开 "Options"（选项）菜单中的单次给药速率。

2. 用上下左右键更改单次给药速率，用确认键确认设置。

注释： 根据治疗要求设置单次给药速率。注意不要过量。

假如单次给药速率是 1 800 ml/h，则只需 1 s 即可给药 0.5 ml。

（五）KVO 模式

达到预先选择的 VTBI/时间后，泵可在预定义的 KVO 速率下连续输液。

KVO 输液的持续时间通过服务程序设置。

1. 用左键打开 "Options"（选项）菜单中的 KVO 模式。

2. 用上键回答是非题以激活 KVO 模式。

（六）对比度/显示屏灯/键盘灯

可根据照明情况分别调节对比度、显示屏灯及键盘灯。

1. 按左键打开 "Options"（选项）菜单中的对比度/显示屏灯/键盘灯。

2. 用左键或右键在对比度和显示屏灯的 9 个级别之间进行选择，用确认键确认。

使用光敏药品时，可完全关闭各键盘相应的注射器灯。

（七）警报音量

在警报音量的 9 个不同级别间进行选择。

1. 用左键打开 "Options"（选项）菜单中的警报音量。

2. 用左键或右键设置音量，用确认键确认输入。

（八）日期/时间

1. 用左键打开 "Options"（选项）菜单中的日期/时间。

2. 用上键更改日期/时间，用确认键确认。

（九）宏模式

宏模式被激活且泵在输液时，显示屏上显示的输注速率会比较大。

1. 用左键打开 "Options"（选项）菜单中的宏模式。

2. 按上键回答是非题以激活宏模式。

快速激活宏模式的方法：在泵输液时，按住右键不放，直至字体大小改变。

（十）语言

此功能可用以更改泵语言。

1. 用左键打开"Options"（选项）菜单中的语言。

2. 用上下键选择语言，然后按左键。

3. 用上键回答是非题。

七、常见报警及仪器故障处理

(一) 设备警报

响起设备警报时，输液立即停止。按电源键关闭设备，然后再次打开设备。如果出现设备警报重复响起的情况，必须将设备与患者断开，打开泵的前门，取出一次性用品。设备须交至维修部门。

(二) 早期警报和工作警报

1.早期警报

在发出操作警报前几分钟会发出预警（取决于操作设置，但不包括Occluguard 和压力上升/下降预警）。在发生早期警报时，会响起声音信号，黄色 LED 闪烁，并且激活工作人员呼叫（选配）。显示屏信息因警报原因而异。早期警报原因和状态显示见表1-2-4。

显示屏和 LED 仍处于早期警报状态，直到响起工作警报为止。早期警报不会中断输液。

表1-2-4　早期警报原因和状态显示

状态屏信息	早期警报原因
"Syringe nearly empty" （注射器将空）	注射器中的液体所剩无几
"VTBI near end" （VTBI 即将结束）	预选的体积即将输送完毕
"Time near end" （时间将结束）	预选的时间几乎结束
"Battery nearly empty" （电池电量将用完）	电池几乎放电完毕
"KVO active" （KVO 激活）	已达到体积/时间，但泵仍以 KVO 速率继续输液
"Communication error" （通信错误）	泵所在的系统中至少有一台设备不兼容或存在缺陷。禁止在系统中使用此设备。由维修技术人员检查系统
"压力上升检测"	OccluGuard 已检测到阻塞。检查 IV 接头、IV 装置和注射器以查明阻塞的原因。如果消除了警报原因，则警报将自动停止 由于其他制造商提供的注射器的注射器允差变化不定以及注射器摩擦力大，因此可能会出现压力警报 检测到压力突然上升——请检查 IV 接头
"压力下降检测"	检测到压力突然下降——请检查 IV 接头

续表

状态屏信息	早期警报原因
"TOM pending" （TOM 待定）	注射器中剩下非常少的液体，注射器变空后，第二个泵将占用输液（仅限占用模式）
"TOM aborted" （TOM 中止）	占用模式已中止（仅限占用模式）

除了 Occluguard 和压力上升/下降预警之外，显示屏上的秒表会对剩余时间进行倒计时（倒计时时间在 3~30 min，具体取决于操作程序）。此后，泵会变为发出操作警报。此后，泵改为工作警报。可以通过服务程序停用早期警报 "VTBI near end"（VTBI 即将结束）（体积预选）和 "Time near end"（时间将结束）（时间预选）。

2.工作警报

工作警报不会中断输液。响起声音信号，红色 LED 闪烁，并且激活工作人员呼叫。显示屏显示 "Alarm" 警报。工作警报原因和状态显示如表 1-2-5。

表 1-2-5　工作警报原因和状态显示

状态屏信息	警报原因
"Syringe empty" （注射器已空）	注射器中没有液体。由于其他制造商生产的注射器的容差各不相同，注射器中可能残留一些液体。如果重新开始输液，压力传感器将完全清空注射器并关机
"VTBI infused" （已输送 VTBI）	预选的体积已输送完毕。（已输送 VTBI）继续治疗或选择新治疗
"Time expired" （时间已过）	预选的时间已结束，继续治疗或选择新治疗
"Battery empty" （电池电量已用完）	电池组已放电完毕。将设备连接到主电源，并/或更换电池组。电池警报将持续 3 min，然后，泵将自动关闭
"KVO finished" （KVO 已结束）	已达到 KVO，继续原有治疗或设置新治疗
"Pressure high" （压力过高）	系统中发生堵塞。超过设定的压力水平，泵会自动启动单次给药减量。检查注射器是否为空，管道是否扭结，管道是否损坏，IV 装置是否开放，过滤器是否开放。如有必要，增加堵塞压力。由于其他制造商生产的注射器的容差各不相同，可能因注射器摩擦力过高而发生压力警报
"Syringe not correctly inserted" （注射器未正确插入）	注射器的翼片未正确插入

续表

状态屏信息	警报原因
"Syringe holder" （注射器支架）	在注射期间，注射器支架处于开放状态。闭合注射器支架
"Battery cover removed" （电池盖未合上）	电池盖未恰当地盖在电池仓上。在按电池盖时，注意听是否发出"咔嗒"声
"Drive blocked" （驱动受阻）	外部干扰使驱动装置无法前进。基本上要避免一切外部干扰
"Calibrate device" （校正设备）	泵校准数据已更改（如在更新之后）。通过服务程序重新校正设备
"Claw malfunction" （爪故障）	按下紧急释放按钮，手动打开了爪。取出注射器，并联系技术维修部门
"Plunger plate not prop. fixed" （针筒芯片未恰当固定）	注射器针筒芯片未连接到泵上的针筒芯片传感器。检查系统是否处于负压状态，并排除故障原因
"Standby Time expired" （待机时间已过）	设置的待机时间已结束。设置新时间或继续原先设置的治疗
"No battery inserted" （未插入电池）	必须插入电池组，才能使用泵。关闭泵，然后插入电池组
"Data were reset" （数据已重置）	无法恢复治疗和泵设置。重新输入治疗和泵设置
"Therapy data were reset" （治疗数据已重置）	无法恢复治疗数据。重新输入治疗
"Data Lock" （数据锁定）	曾在未输入代码的情况下，尝试停止或关闭泵。请输入正确的代码，以继续治疗或关闭泵
"Connection lost – TOM aborted" （失去连接 – TOM 中止）	SpaceStation 中 TOM 泵之间的数据失去连接，TOM 已中止（仅限占用模式）。当提示"Return-to Take Over M."（返回占用模式）时，通过按下确认键，然后按下左键，可重新激活 TOM
"Infusion taken over by other pump" （其他泵占用输液）	第二个泵已占用输液（仅限占用模式）。确认警报后红色 LED 熄灭

注意：如果显示扳手并且/或黄色、红色和蓝色 LED 闪烁，那么泵处于维修模式，不得用于患者。然后，由维修技术人员检查泵。

（三）备忘警报

备忘警报仅发生在以下两种情况下：

1.注射器已插入，泵未给药，未在编辑任何值，并且设备停止工作 2 min。响起声音信号，黄色 LED 闪烁，并且激活工作人员呼叫。

（1）显示屏显示 "Reminder alarm!"（备忘警报！）。

（2）显示器显示 "Config not finished!"（配置未完成！）。用 K 确认警报，然后继续设置治疗/启动配置。

2.已开始值编辑，但尚未完成和确认。缺失一次性用品时也可能出现这种情况。响起声音信号，显示屏显示 "Value not accepted"（未接受值），黄色 LED 闪烁，并且激活工作人员呼叫。用 K 确认警报，然后继续设置治疗。

（四）警报提示

如果输入内容不正确，显示屏上会出现相应提示，如"单次给药速率超出范围""下载失败""不能修改此参数"。几秒钟后，这些提示会消失，并且无须确认。

八、日常维护与管理

（一）设备管理

1.定期检查

检查清洁程度、完整性以及是否受损。务必按照使用说明操作。在更换一次性用品间期，务必对泵进行自检。每次打开泵时，应检查下列各项：自检、声音警报、处理指示和警报控制指示。

2.保持清洁

用毛巾蘸温和的肥皂水清洁输液泵的外表面。请勿在主电源连接处使用喷雾消毒剂。建议使用 B. Braun 提供的消毒剂擦拭消毒：Meliseptol® Foam pure Melsitt 10 和 Melsept SF 10 清洁之后，至少让设备通风 1 min，然后再使用设备。不要喷洒到设备的开口处。务必遵守随附的有关废物处理以及电池、一次性用品清洁的说明。仅用软布擦拭泵门前的显示屏。请勿使用 Hexaquart® 或其他含烷基胺的消毒剂。

（二）电池维护

1.贝朗微量泵配备了最新的镍氢电池。新电池的工作寿命是 8 h（25 ml/h）。为了优化电池处理，设备配备了过度充电和电量耗尽的保护措施。当泵连接到主电源时，泵会对电池组进行充电。当断开主电源连接或发生供电故障时，泵将自动切换到电池电源。

注意：在长期存放泵（超过半个月）之前，电池必须充满电，然后从泵上取下电池。在更换电池之前，务必断开泵与患者的连接，并且关闭设备。电池状态指示是一种趋势显示（低、中、高）。

2.有关电池自检的重要信息

（1）在主电源供电操作过程中，如果电池符号闪烁，说明电池已放电或电量较低。在这种情况下，不得断开泵与主电源的连接。

（2）如果在紧急情况下不得不断开泵与主电源的连接，应进行检查，确保电池电量足以维持预计用途。

（3）当电池符号总是闪烁（＞1 h），应该由技术人员检查电池。如有必要，应更换电池。

3.电池的实际寿命可能因下列原因而有所差异：

（1）环境温度。

（2）变化的负载（如经常单次给药）。

4.有关延长电池使用寿命，必须不定期地使电池组完全放电，才能延长电池组的使用寿命。电池组内置了实施该电池维护的维护模式。应该每月激活一次此功能。如有可能，仅在电池完全放电后才对电池充电。如果电池未完全放电就进行充电，如此操作几次之后电池电量会降低。如果电池完全放电，然后再进行充电，可以重新达到其最初的电量。在正常温度条件下，电池可充电、放电约 500 次，然后其使用寿命才会缩短。

5.当泵未连接到主电源时，电池会缓慢地自行放电。即使在泵未工作的情况下，电池也会自行放电。仅在几次充电、放电循环之后，才能达到电池的最初电量。

6.仅当泵持续地在室温条件下用充满电的电池工作，才能实现电池的操作时间。

泵上显示的电池操作时间是一个基于当前输送率的近似值。如果电池老化，该值可能与实际可达到的操作时间不相等。

注意：如果拆开或焚烧电池，电池可能会爆炸或泄漏。

7.为了准确地平衡电池电量，必须执行周期性的电池维护。泵要求用户每隔 30 天执行一次电池维护。电池维护模式可检测到可能的电量降低（如电池组老化所致）然后重新计算电量/运行时间。在长期存放之后或者如果在长期工作中未进行电池维护，可能无法达到电池早期警报时间。在这种情况下，有必要执行一次电池维护。

8.要启动放电过程，在泵关闭后将显示"Battery maintenance"（电池维护）信息和确认键。按下确认键和上键将开始放电过程。再次打开泵将中断放电过程。如果要继续电池维护，必须重新激活。在电池完全放电之后，电池将重新充满电。电池维护过程总共需要 12 h 左右。

注意：如果电池维护尚未完成，电池工作时间可能会减少。

（廖景燕）

第三章
呼吸支持

第一节　振动排痰仪

一、基本简介

振动排痰仪是利用物理振动原理，使用于肺外，促进肺部痰液排出的一种仪器，是危重急救常用的一种医疗仪器，具有作用强劲而刺激性较小并且容易操作等优点。该仪器临床应用已有二十多年的历史，大量临床使用证明，振动排痰仪对排除和移动分泌物和代谢废物有明显作用。正确、合理地使用振动排痰仪可以改善体位引流的治疗效果，缩短治疗时间，减少患者痛苦。全胸振动排痰仪可以通过产生的高频脉冲气流反复、轻柔地拍打患者的胸腔，在同一时间内对整个胸腔进行全面和均匀的振荡，促进呼吸道及肺叶深部分黏稠分泌物产生共振、松动、脱落，并促进痰液向中央气管移动，最后使痰液从支气管移动到主气管后通过咳嗽或者人工吸引排出体外。带叩击头的振动排痰仪可综合叩击、震颤和定向挤推所产生的定向治疗力，使其在患者身体表面垂直方向产生的叩击、震颤促使呼吸道黏膜表面黏液和代谢物松弛和液化，水平方向产生的定向挤推、震颤帮助已液化的黏液按照选择的方向（如细支气管→支气管→气管）排出体外。具体有如下临床作用：①可治疗呼吸系统疾病，有效清除呼吸道分泌物，减少细菌感染，减轻或预防肺炎、肺脓肿、肺不张等疾病；②可改善肺部血液循环，预防静脉淤滞，松弛呼吸肌，改善胸部肌张力，并增强呼吸肌力，产生咳嗽反射，有利于机体康复；③对其他疾病或手术前后患者进行呼吸道护理，保证呼吸道通畅，预防呼吸道感染等并发症。在呼吸道疾病的治疗和术后护理中可减少抗生素用量，降低副作用，对患者的康复及以后健康有着积极作用。

在美国和欧洲国家，该仪器已广泛应用于 ICU、呼吸内科、神经外科、外科、CCU、小儿科、老年科、传染科及职业病防治。在我国（包括台湾地区）的大、中型医院呼吸科、胸外科、小儿科、ICU、急诊科等临床科室中也有使用，其操作方便，减轻了医护人员的工作强度。振动排痰仪以它所拥有的功能和特点，成为胸部物理治疗（chest physiotherapy，CPT），尤其是体位引流必要的工具，对CPT技术的普及应用有重要的推动作用。

二、工作原理

正常人可通过正常的黏膜纤毛运动及咳嗽来清除呼吸道黏液。气道的表面覆盖有黏液纤毛的结构，它负责清除由鼻腔后部的2/3、咽、喉到终末细支气管之间的所有吸入性的颗粒以及外来的微生物。位于下鼻道前端的颗粒和微生物，被黏液带到前方鼻孔内，然后被呼出或被扫除；而到达鼻咽部或气管、支气管的颗粒和微生物，常被黏液纤毛清洁系统转运到口咽部被咳出或咽下。呼吸道有非常精密的清洁系统，从不间断地打扫呼吸道，使其保持清洁。

而当黏液正常清理功能损坏（如纤毛功能失调、呼气的气流受限、肺过度充气等）或呼吸道黏液分泌过多时，黏液等分泌物将在肺部堆积，引起严重病症，例如慢性阻塞性肺疾病、慢性支气管炎等。危重患者建立人工气道以后气道热能和水分丢失，使黏膜纤毛运动减弱，甚至纤毛脱落以及痰液黏稠；滤过功能丧失，失去鼻腔的清除尘粒作用，>10 μm的颗粒进入气管或支气管及肺泡；另外，本身疾病造成支气管痉挛、气道水肿可能阻塞呼吸道，黏液分泌过多可造成咳嗽和清除呼吸道困难；昏迷者咳嗽能力下降，或肺深部痰液无力咳出，痰液淤积在气管、支气管、肺泡，引起肺不张、肺部感染，通气功能障碍。

（一）全胸振荡排痰仪

全胸振荡排痰仪采用"高频胸壁振荡"（HFCWO）技术，通过主机发出脉冲信号，患者所穿的背心（或胸带）与高速脉冲泵连接，通过向充气背心（或胸带）中的气囊反复充气放气，使充气背心（或胸带）高频振荡，产生的高频脉冲气流反复、轻柔地拍打患者的胸腔，在同一时间内能对整个胸腔进行全面和均匀的振荡，解决了每次只能拍打一个部位，不能同时对全胸廓拍打的问题，可以有效使呼吸道及肺叶深处黏稠分泌物产生共振、松动、脱落，并促进痰液向中央气管移动，最后使痰液从支气管移动到主气管后通过咳嗽或者人工吸引排出体外。

（二）带叩击头的振动排痰仪

该类振动排痰仪在临床应用过程中会产生振动和叩击两种作用。振动会使支气管、淋巴管扩张，使气道通过性增强、分泌物吸收增加。叩击所具有的垂直力可松弛、击碎、脱落黏性分泌物，水平力可推动分泌物定向移动。叩击作用可刺激浆液细胞分泌，稀释痰液，刺激神经末梢，加强纤毛蠕动，排除痰液，刺激咳嗽，咳出痰液。

其根据临床胸部物理治疗原理，可促使呼吸道黏膜表面黏液和代谢物松弛和液化；水平方向治疗力产生的定向挤推、震颤帮助已液化的黏液按照选择的方向（振动排痰仪是根据物理定向叩击原理设计的）排出体外。在患者身体表面产生特定方向、周期变化的治疗力，对排除和移动肺内部支气管等小气道分泌物和代谢废物有明显作用。它同时提供两种力：一种是垂直于身体表面治疗力产生的叩击、震颤，对支气管黏膜表面黏液及代谢物起松弛液化作用，另一种是平行于身体表面的水平力，帮助支气管已液化的黏液按照选择的方向排出体外，如沿着细支气管→支气管→气管方向排出体外。

该类振动排痰仪每分钟 20～30 Hz 的使用频率和人体组织的自然频率相近，能很好地传导到肺深部组织，作用于深部的细小气道，有很好的深穿透性，可以有效地排出细小气道中的痰液。由于该类振动排痰仪的深穿透性，产生的定向力可穿透皮层、肌肉、组织和体液，对深度的痰液排出效果明显，在叩击、震颤或定向挤推工作间隔期间，作用力变化较为缓和，患者舒适感增强，尤其是耐受力较差的患者。

三、基本结构

除手持式振动排痰仪外，任何一款振动排痰仪，都由底座与立柱（手持式振动排痰仪无）、主机、传动系统和动力输出装置等四部分组成。

1.底座与立柱起支撑和固定作用。

2.主机面板包括时间控制旋钮、频率强度控制旋钮、时间频率显示窗和通电指示灯。

3.传动系统包括传动软轴或导气软管。

4.动力输出装置由各类叩击头或者充气背心、充气胸带组成。

（一）全胸振荡排痰仪

该类振荡排痰仪由主机、手控器、导气软管和充气背心组成。

以 YSQ01B 型为例，其中导气软管采用 PVC 材料。充气背心采用 TPU 高强度复合面料；充气背心分标准全胸充气背心及简易半胸充气胸带。机壳为塑料外壳。

1.YSQ01B 型全胸振荡排痰仪前面板如图 1-3-1 所示。

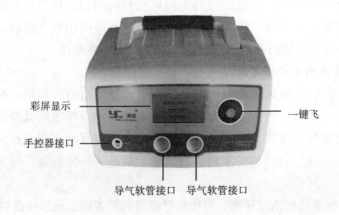

彩屏显示

一键飞

手控器接口

导气软管接口　导气软管接口

图 1-3-1　YSQ01B 型全胸振荡排痰仪前面板

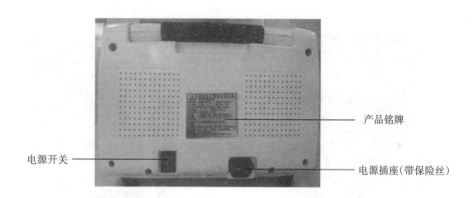

图 1-3-2 YSQ01B 型全胸振荡排痰仪后视图

2. YSQ01B 型全胸振荡排痰仪后侧面如图 1-3-2 所示。

产品铭牌：产品的相关信息，包括仪器名称、产品型号、执行标准、产品编号、主要技术参数、联系方式等。

电源插座（带保险丝）：电源的输入接口，接 AC 220 V 电源。

3. 全胸振荡排痰仪充气背心、充气胸带及手控器示意图见图 1-3-3 到图 1-3-9。

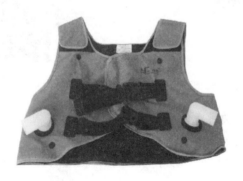

图 1-3-3 标准全胸充气背心

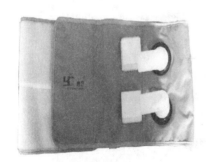

图 1-3-4 简易半胸充气胸带

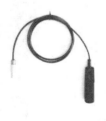

图 1-3-5 手控器

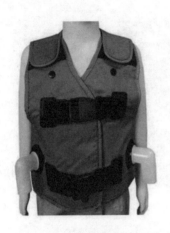

图1-3-6　儿童全胸背心

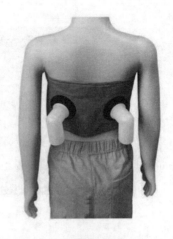

图1-3-7　儿童半胸背心

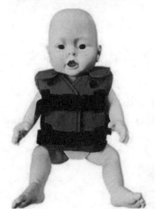

图1-3-8　幼儿全胸背心

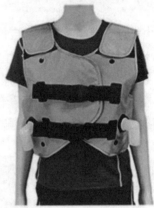

图1-3-9　倒V形全胸背心

（二）带叩击头的振动排痰仪

以YK700-1型多频振动排痰仪为例。

该振动排痰仪主要由主机、动力软轴、治疗头组成，其正面如图1-3-10所示，背面如图1-3-11所示。

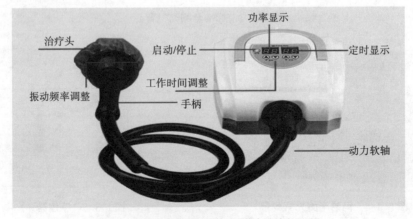

图1-3-10　YK700-1型多频振动排痰仪正面

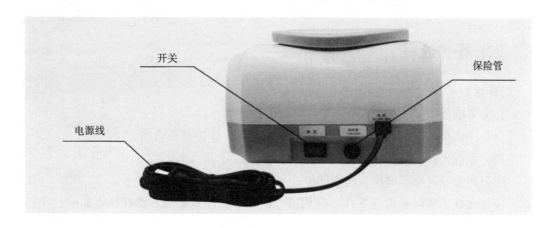

图1-3-11　YK700-1型多频振动排痰仪背面

四、临床应用

【应用范围】

适用于肺部分泌物排出困难或由黏液阻塞肺部引起的肺膨胀不全患者，起到促进气道排痰或改善支气管引流的作用。

【主要功能】

促进分泌物及痰液的排除；缓解支气管平滑肌痉挛；消除水肿，减轻阻塞；提高血氧浓度；可改善呼吸音。

【适应证】

外科手术后；支气管扩张症；哮喘；慢性支气管炎；慢性阻塞性肺气肿；急性肺炎；肺囊性纤维性病变；老年病；艾滋病；气管切开术后；职业性肺部疾病；术前气道清洁；昏迷；烧伤；呼吸衰竭；肺不张；新生儿肺炎。

【禁忌证】

1.胸部接触部位皮肤及皮下感染。

2.肺部肿瘤（包括肋骨及脊柱的肿瘤）及血管畸形。

3.肺结核、气胸、胸水及胸壁疾病。

4.未局限的肺脓肿。

5.出血性疾病或凝血机制异常、有出血倾向者。

6.肺部血栓。

7.肺出血及咯血。

8.心房颤动（简称房颤）、心室颤动（简称室颤）、急性心肌梗死、戴有心脏起搏器、心脏内有附壁血栓等心功能异常的患者。

9.不能耐受振动的患者。

五、操作流程

【评估】

1. 患者准备

（1）评估患者意识状态、合作程度、活动情况，体位是否恰当。

（2）掌握患者病史，符合适应证，无禁忌证。

（3）熟悉患者胸部胸片、病变部位。

（4）做好患者解释沟通工作，交代治疗时的有关注意事项、治疗所需时间，使得患者配合治疗。

（5）餐前 1~2 h 或餐后 2 h 进行治疗。

2. 环境准备

（1）安静，光线适宜，温湿度适宜，必要时屏风遮挡。

（2）整理床单位。

（3）核对床头卡上的床号、姓名、住院号与医嘱单上的是否一致。

3. 用物准备

医嘱执行单/医用 PDA、振动排痰仪装置、痰杯、吸引器设备、一次性使用吸痰管、无菌手套、一次性换药碗、灭菌注射用水 2 瓶。根据患者的不同胸围选择合适的充气背心或充气胸带；或者根据患者情况选择合适的叩击头（备一次性叩击帽）。

4. 护士准备

衣帽整洁，着装规范，正确洗手，佩戴口罩。

【操作流程】

（一）全胸振荡排痰仪

1. 做好准备

推用物至床旁，再次检查用物、环境、自身仪表。

2. 解释核对

采用两种以上身份识别方法进行患者身份确认（如：腕带+提问），核对患者的床号、姓名、住院号，核对医嘱内容。向患者解释操作目的、方法、注意事项，并简要介绍配合要点，取得患者配合。

3. 开机

将排痰仪置于床旁，插上插头，开启电源开关键，治疗仪呈待机状态，触摸显示屏亮。

4. 选择模式

按"一键飞"中键，进入"模式选择"界面，根据患者情况及医嘱选择相应模式。

5. 体位准备

协助患者取坐位或半坐卧位。

6. 选择合适的充气背心或胸带

根据患者的不同胸围选择合适的充气背心或充气胸带，按照要求穿好合适的充气背心或充气胸带。

7. 设置合适的时间、强度和频率

（1）治疗时间：初始值为 10 min，可在 1～99 min 设置，步距为 1 min。

（2）压力强度：初始值为 3 档，可在 1～10 档调节。

（3）振动频率：初始值为 5 Hz，可在 5～30 Hz 调节。注意：振动频率设置 20 Hz 以上时请谨慎使用。

注意：治疗中密切观察患者反应，再进一步调整时间、强度和频率。

8. 操作中查对与观察

再次查对患者信息及医嘱内容，准确无误后开始治疗，治疗过程中密切观察患者的病情变化，包括面色、心率、呼吸、血压、血氧饱和度，如诉不适或者有异常情况，应立即停止治疗。

9. 振动完毕

关机，断开电源，取下充气背心或充气胸带。

10. 有效咳嗽咳痰

指导患者有效咳嗽，协助患者漱口，用纸巾或毛巾为患者擦口角；对于无自主咳痰能力及昏迷者给予吸痰。观察患者的痰液量、性质、颜色。

11. 整理床单位

协助患者采取舒适的体位，整理处理用物后，洗手。

12. 操作后查对及记录

操作后查对患者信息及医嘱内容，准确无误后书写护理记录（记录振动排痰的时间，完成情况，痰液的色、质、量）。

13. 健康宣教

指导患者有效咳嗽的方法和要点，对于可行走的患者，鼓励其下床活动。

14. 消毒仪器

回治疗室，用消毒毛巾擦拭振动排痰仪的机体、导线、支架、充气背心或充气胸带。

15. 定点放置

将振动排痰仪放于指定位置，便于取用。

附注一：充气背心及充气胸带的穿戴方法

1）全胸充气背心的穿戴（建议在全胸充气背心里面穿一件棉质衣服）

①松开全胸充气背心拉带锁扣，将充气背心的左右片分开，穿上充气背心。

②根据胸围初步调整拉带的长度。

③将背心左右片拉带上的锁扣锁紧。

④为了达到最佳的贴合效果，应深呼吸，然后再次调整拉带的长度及前后片刺毛搭。

⑤确保充气背心与身体贴合，但不会因为太紧而感觉不适。

2）简易半胸充气胸带的穿戴（建议在简易半胸充气胸带里面穿一件棉质衣服）

①将未充气的简易半胸充气胸带垂直放到患者身体腋下位置。

②拉出简易半胸充气胸带以便将患者的身体包住。

③拉动简易半胸充气胸带的两端包住患者的胸部，然后使用钩环搭暂时将两端连在一起。

④让患者深呼吸，然后连接简易半胸充气胸带的两端，使其与身体贴合，并且确保舒适。

附注二：导气软管连接方法

将两根导气软管的一端与充气背心或充气胸带的两个接口相连，轻轻地将导气软管旋入接口中，使导气软管固定到位。

将两根导气软管的另一端连接到治疗仪的两个气道接口，轻轻地将导气软管旋入气道接口中，使导气软管固定到位。

（二）带叩击头的振动排痰仪

1. 做好准备

推用物至床旁，再次检查用物、环境、自身仪表。

2. 解释核对

采用两种以上身份识别方法进行患者身份确认（如：腕带+提问），核对患者的床号、姓名、住院号，核对医嘱内容。向患者解释操作目的、方法、注意事项，并简要介绍配合要点，取得患者配合。

3. 开机

将振动排痰仪置于床旁，插上插头，开启电源开关键，治疗仪呈待机状态。

4. 体位准备

根据患者具体情况，安置合适体位，一般采用侧卧体位。

5. 选择合适的叩击头

根据患者情况及医嘱，选择合适的叩击头，带上叩击帽，叩击头帽一人一换，避免交叉感染。

6. 连接叩击头

叩击接合器的一端旋进缆线装配头的面板，另一端旋入叩击头，将接好的叩击头置于主机支架上。

7. 设置合适的频率和时间

治疗的开始频率为20 Hz，每次的治疗时间建议为10~20 min。治疗中观察患者反应，再进一步调整时间和频率。

8. 叩击部位的选择

将叩击头轻加压力（以便感觉患者的反应），放在患者肺部下叶处，持续30 s左右，提起叩击头，向上移动，放在另一个部位，进行叩击，从下向上，从外向里，直到覆盖整个肺部及肋部，要缓慢、有次序地移动，不要快速、随意移动，以免影响治疗效果。在下叶部及肺部感染部位，可叩击时间长一些，同时加大一些压力，使积蓄的黏液从毛细支气管振落，流向大的支气管，在大的支气管中，黏痰刺激咳嗽中枢，从而排出痰液。

9. 操作中查对与观察

再次查对患者信息及医嘱内容，准确无误后开始治疗，治疗过程中密切观察患者的病情变化，包括面色、心率、呼吸、血压、血氧饱和度，如诉不适或者有异常情况，应立即停止治疗。

10. 振动完毕

关机，断开电源，将一次性叩击帽放入黄色垃圾袋。

11. 有效咳嗽咳痰

指导患者有效咳嗽，协助患者漱口，用纸巾或毛巾为患者擦口角；对于无自主咳痰能力及昏迷者给予吸痰。观察患者的痰液量、性质、颜色。

12. 整理床单位

协助患者采取舒适的体位，整理处理用物后，洗手。

13. 操作后查对及记录

操作后再次查对患者信息及医嘱内容，准确无误后，书写护理记录（记录振动排痰的时间，完成情况，痰液的色、质、量）。

14. 健康宣教

指导患者有效咳嗽的方法和要点，对于可行走的患者，鼓励其下床活动。

15. 消毒仪器

回治疗室，对振动排痰仪的机体、导线、支架、叩击头，用消毒毛巾进行擦拭。

16. 定点放置

将振动排痰仪放于指定位置，便于取用。

【注意事项】

（一）全胸振荡排痰机

1. 治疗前的注意事项

（1）操作者必须熟知使用和操作方法，并告知患者振动排痰机的作用和治疗的必要性，取得患者和其家属的同意及配合。

（2）通电前检查电源线连接是否良好、导气软管与充气背心是否连好、拧紧，检查无误后再开机。

（3）如果治疗仪的电源开关指示灯不亮，请检查供电电源是否有电或治疗仪的电源保险丝是否熔断，如果熔断请及时更换保险丝。

（4）充气背心或充气胸带不要直接接触皮肤（建议在使用时内穿棉质衣物）。

（5）上次关机至下次开机的时间间隔必须大于5 s，否则易导致治疗仪程序出错。

2. 治疗过程中以及治疗结束后的注意事项

（1）治疗仪不使用时，请关闭电源，拔去电源线插头。

（2）建议首次使用本产品时选择有人看护的环境。

（3）使本设备及其电源线远离热源。

（4）如果发现难以去除患者上气道中的分泌物（例如患者患有进行性假肥大性肌营养不良或其他严重的神经肌肉功能失调或神经功能失调），可能在使用本设备的同时还必须采用专门的治疗规程，这些规程可能包括人工或机械辅助咳嗽或其他治疗。

（5）如果对儿童或残障、智障患者使用本设备，应在整个治疗过程中密切看护。

（6）切勿向本设备的任何开口部位投入或塞入任何异物。

（7）根据患者病情严重程度等情况，每天治疗 1 次或上、下午各 1 次，每次 10 min，10 天为一个疗程，疗程之间间隔 1～3 天。一般情况下，每天治疗次数及时间越多，治疗效果越明显，且疗效也巩固持久。

（8）对于不能自主咳嗽尤其气管切开的患者，治疗中随时观察患者情况，及时吸痰。

（9）治疗中注意观察患者反应，如患者出现不适，操作者可以适当减低频率、强度，缩短治疗时间，或者暂停治疗。

3. 严重注意事项

（1）如果患者状况不宜使用全胸振荡排痰仪，切勿使用，否则可能导致人身伤害或设备损坏。

（2）治疗期间请勿进食，否则可能会引起窒息。

（3）头部受伤或颈部受伤尚未稳定及脑、肺部由于血流动力不稳出现活动性出血的患者不宜使用本设备。

（4）对于缺乏言语表述能力或肢体存在障碍的患者，须在医护人员看护下使用本设备，并密切关注患者使用本设备的状态。

（5）治疗过程中请配合体位引流使用。

（二）带叩击头的振动排痰仪

1. 告知患者振动排痰仪的作用和治疗的必要性，取得患者和其家属同意及配合。

2. 振动排痰叩击部位的选择

（1）治疗时患者一般采用侧卧位，治疗时先做一侧，然后给患者翻身，再做另外一侧，对于不能翻身的患者，可选择前胸、两肋部位进行治疗。

（2）治疗时，先从患者的肺部下叶开始，慢慢向上叩击（从外向里，从下向上），覆盖整个肺部，要缓慢、有次序地移动，不要快速、随意移动，以免影响治疗效果。

（3）对于感染部位，延长叩击时间，增加频率，同时用手对叩击头增加压力，促进其深部痰液排出。

3. 对于不能自主咳嗽尤其气管切开的患者，治疗中随时注意吸痰。

4. 排痰仪的基本治疗频率为 20 ~ 35 CPS，使用叩击接合器治疗时，频率不能超过 35 CPS。对体弱及术后的患者，建议从较低频率开始。

5. 使用一次性叩击罩（如无时，可使用一次性手术帽或鞋套）包住治疗头，以避免交叉传染。

6. 对于有外科伤口和皮肤破损的患者，应远离患处 10 cm 以上。

7. 每日治疗 2 ~ 4 次，每次治疗 5 ~ 20 min，在餐前 1 ~ 2 h 或餐后 2 h 进行治疗，治疗前进行 20 min 雾化治疗，治疗后 5 ~ 10 min 吸痰。

8. 定向转向器只能用于平面叩击头，轭状叩击头不可选用定向转向器。对于无自主翻身能力、肢体瘫痪的患者建议不要选用叩击转向器。

9. 传动软轴应尽量避免以很小的曲率（近似直角）进行弯曲，尽量拉大主机与操作手柄之间的距离；不允许将传动软轴缠绕、打结、直角打折使用。

10. 叩击头更换安装时应认真检查是否安装到位，否则会产生额外的振动和噪声。

11. 使用本仪器时，在调整频率过程中，应手持叩击头并暂时脱离患者身体。

12. 进行叩击治疗过程中，如患者出现不适，操作者可以相应适当减低频率，缩短治疗时间，减轻叩击头对治疗部位的压力。

13. 如遇下列情况，考虑停止使用。

（1）操作部位出现出血点和／或皮肤淤斑。

（2）新出现的血痰。

（3）使用仪器过程中，患者精神高度紧张。

（4）危重患者使用过程中，出现明显的心率、血压等生命体征改变。

14. 对于正在使用其他监护设备的患者，要在使用振动排痰仪前，详细了解患者情况，并随时观察监护设备情况。

15. 对于正在静脉输液的患者，要在使用振动排痰仪前详细检查是否有渗漏、脱针现象。

16. 使用叩击接合器治疗时，要让叩击接合器的红箭头对向患者的主气道。

17. 对于可以行走的患者，在进行振动排痰治疗后，可请患者下床活动，以帮助肺部纤毛运动，利于排痰。

18. 振动排痰效果观察

（1）患者痰液减少，少于 5 ml/24 h。

（2）患者肺部病变部位呼吸音改善，啰音减弱或无啰音。

（3）胸片改善。

（4）患者感觉呼吸轻松通畅。

六、常用参数调节

(一) YSQ01B型全胸振荡排痰仪

根据选择的不同模式进行相应参数设置。模式选择界面如图1-3-12。

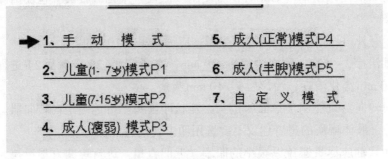

图1-3-12　YSQ01B型全胸振荡排痰仪模式选择界面

1. 手动模式

在模式选择界面选择"手动模式"后，按一键飞中键进入排痰功能手动模式参数设置界面，如图1-3-13。

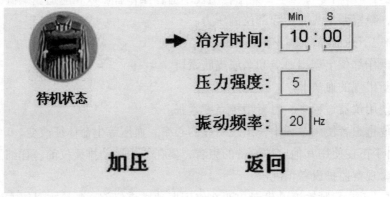

图1-3-13　YSQ01B型全胸振荡排痰仪"手动模式"界面

参数设置：

（1）治疗时间

治疗时间设置是调节空气振动输出的运行时间。

初始值为10 min，可在1～99 min设置，步距为1 min。

旋动一键飞旋钮增加或减少治疗时间，按中键保存退出，设定所需要的治疗时间。

（2）压力强度

压力强度设置是调节治疗仪气压输出的强度。

初始值为3档，可在1～10档调节。

旋动一键飞旋钮增加或减少强度，按中键保存退出，设定所需要的压力强度档位。

（3）振动频率

振动频率设置是调节治疗仪气流振动输出的频率。

初始值为5 Hz，可在5 ~ 30 Hz调节。

旋动一键飞旋钮增加或减少，按中键保存退出，设定所需要的振动频率。

注意：振动频率设置20 Hz以上时请谨慎使用。

2.自动模式

选择界面选中"自动模式P1 ~ P5"中任一模式，则进入排痰功能"自动模式"。

选择自动模式P1进入儿童（1 ~ 7岁）模式，其参数设置界面见图1-3-14。

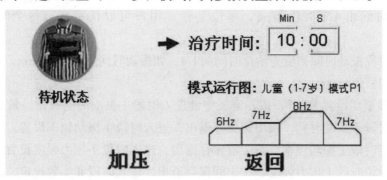

图1-3-14　YSQ01B型全胸振荡排痰仪"自动模式"界面

治疗参数设置：

（1）治疗时间

治疗时间设置是调节自动模式下空气振动输出的运行时间。

初始值为10 min，可在5 ~ 20 min设置，步距为5 min。

旋动一键飞旋钮增加或减少，按中键保存退出，设定所需要的治疗时间。

（2）治疗模式

根据程序设定，自动运行。

3.自定义模式

在模式选择界面选中"自定义模式"，进入排痰功能"自定义模式"的参数设置界面，如图1-3-15。

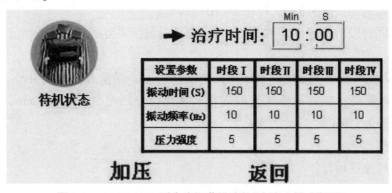

图1-3-15　YSQ01B型全胸振荡排痰仪"自定义模式"界面

治疗参数设置：

（1）治疗时间

治疗时间设置是调节自定义模式下空气振动输出的总的治疗时间。

初始值为10 min，可在5～20 min设置，步距为5 min。

旋动一键飞旋钮增加或减少，按中键保存退出，设定所需要的总的治疗时间。

（2）振动时间

振动时间由4个时段组成，单位是秒，用户可以任意调节每个时段的运行时间。

每个时段振动时间初值为治疗时间的1/4。如振动时间设定为10 min，则每个时段振动时间初值为150 s。

光标移至"设置参数"，按一键飞中键进入时段Ⅰ振动时间设定，旋转一键飞旋钮，设定时段Ⅰ振动时间，按中键保存退出，进入时段Ⅰ振动频率设置。旋转一键飞旋钮，设定时段Ⅰ振动频率，按中键保存退出，进入时段Ⅰ压力强度设置。旋转一键飞旋钮，设定时段Ⅰ压力强度，按中间保存退出，进入时段Ⅱ参数设定，依次设定其余时段参数。

注：①若某一时段的振动时间调为0，则该时段将被取消，该时段的振动频率及压力强度参数将无效而不能被调节。②由于总治疗时间一定，某一时段的振动时间设定会影响到其他时段的振动时间。

（3）振动频率

振动频率设置可分别调节每个时段治疗仪气流振动输出的频率。

每一时段的初始值为10 Hz，可在5～30 Hz调节。

选中不同时段，旋转一键飞旋钮，可设定该时段所需要的振动频率。

注：振动频率20 Hz以上请谨慎设置。

（4）压力强度

压力强度设置可分别调节每个时段治疗仪气压输出的强度。

每一时段的初始值为5档，可在1～10档调节。

选中不同时段，旋转一键飞旋钮，可设定该时段所需要的压力强度档位。

4. 定时功能

1）手动模式定时时间为1～99 min，步距为1 min，误差为±10%；

2）自动模式、自定义模式定时时间分4档，分别是5 min、10 min、15 min和20 min，误差为±10%。

5. 运行模式

治疗仪可连续运行。

（二）带叩击头的振动排痰机

进入模式选择界面，选择自动模式或手动模式，进行相应参数设置。

1. 自动模式

自动模式分P1～P4四种模式，操作飞梭键盘可以选择四种模式中的任意一种进入启动治疗界面。

操作飞梭键盘选择所需要设置的参数，按下中键进入该参数的设置项。

1）治疗时间（启动后不可调节）

时间默认值为10 min，可在5～20 min调节，即四种默认时间段5 min、10 min、15 min、20 min，操作飞梭键盘选到时间区域，按下中键进入治疗时间参数设置，旋转飞梭可改变治疗时间。

2）治疗振频

振频在自动模式下，根据P1～P4模式的频率范围自动调节。建议在使用标准型治疗头治疗时参考以下选择。

（1）P1模式适合年老体弱，或需要重点护理的患者，初次治疗可选择。

（2）P2模式适合正常治疗或护理的患者。

（3）P3模式适合体质较好或需要进行治疗的患者。

（4）P4模式适合体质强壮的患者。

2. 手动模式

操作飞梭键盘选择所需要设置的参数，按下中键进入该参数的设置项。

1）治疗时间（启动后不可调节）

时间默认值为10 min，可在1～60 min任意调节，步距为1 min，操作飞梭键盘选到时间区域，按下中键进入治疗时间参数设置，旋转飞梭可改变治疗时间。

2）治疗振频

振频默认值为10 Hz，可在10～60 Hz调节，步距为1 Hz，操作飞梭键盘选到振频区域，按下中键进入振频参数设置，旋转飞梭可改变振动频率的大小。

注：①手动模式在工作状态下，可以根据患者的承受能力，通过调节振频，增强或减弱治疗频率。②在对患者耐受力不了解的情况下，建议操作人员先选择较低频率，然后根据实际情况增加。一般临床使用频率范围在20～30 Hz。

3. 在使用仪器时，操作人员应注意叩击转向器上的标识红色箭头，使呼吸系统痰液排出的方向与叩击转向器上的标识方向一致。

4. 在使用过程中，应依据肺叶形状按从外向内的轨迹移动治疗头，以便使呼吸系统中的痰液按照细支气管→支气管→气管→体外的方向蠕动并排出。

5. 参数设置完成后的操作说明

治疗参数设置完成后操作飞梭键盘，选到启动区域，按下中键，治疗仪根据设定的模式及参数开始治疗。治疗仪进入工作状态后，液晶屏幕显示倒计时。当时间至0

时，治疗完成，治疗仪的蜂鸣器发出提示声音。

七、常见报警及仪器故障处理

（一）全胸振荡排痰仪

全胸振荡排痰仪在长期使用过程中，有可能出现某些故障。由于使用者或医护人员的维修能力和检测设备所限，有的故障不一定能修好，需要报修。有些故障，可以修好。下面列举几种故障现象及原因分析和排除方法（表1-3-1），仅供维修时作为参考。

表1-3-1　全胸振荡排痰仪故障分析与排除示例表

故 障 现 象	原 因 分 析	排 除 方 法
开机后触摸显示屏不亮	1.电源未接通	1.检查有无 AC 220 V 供电电源，治疗仪的电源插头与插座是否连接良好
	2.电源保险丝熔断	2.更换新的保险丝（见保险丝的更换方法）
显示"风机没有连接或不正常"	仪器故障	致电厂家客服部
显示"鼓膜泵没有连接或不正常"	仪器故障	致电厂家客服部
充气背心不振动	1.正在使用手控器，手控器连接松	1.如果正在使用手控器，确保其已牢固连接到手控插座中
	2.没有按手控器启动	2.再按一下手控器以启动治疗仪工作
	3.导气软管与气道接口及充气背心没有连接或连接不好	3.确保导气软管与气道接口及充气背心已可靠连接

（二）带叩击头的振动排痰仪

故障排除方法如下。

1. 电源指示灯不亮：检查电源插座与仪器相连接的插座接触是否良好，电源线是否断路。

2. 叩击头无振动：检查叩击接合器是否旋紧。

八、日常维护与管理

（一）全胸振荡排痰仪

1.排痰仪应定期进行保养。

2.排痰仪不使用时，应放置在通风干燥的地方。

3.排痰仪应防潮、防高温，尽量减少搬运，避免强烈振动。

4.清洁排痰仪之前，必须关掉电源开关并断开电源线。

5.禁止对设备使用任何蒸汽清洁仪，禁止将排痰仪浸入水中或任何溶液中，过度潮湿有可能会损坏设备的机械装置。

6.在清洁排痰仪时，用柔软的干布蘸一点水擦拭。不要让任何清洁液留在治疗仪的任何部位。

7.无论何种情况下，如需打开排痰仪的机箱，请先切断供电电源，以防电击引起人身伤害。

8.充气背心或充气胸带的有关维护与保养说明

（1）放置阴凉处，避免接触具有腐蚀性的化学品。

（2）建议使用清洁剂和温水清洁充气背心。

（3）请勿使用过多腐蚀性强的清洁剂；要清除顽固污垢，请使用标准的家用清洁剂和柔软鬃刷。要软化已经干结的顽固污垢，可能首先需要浸透污渍。

（二）带叩击头的振动排痰仪

1.清洁：机箱、导线、手把、支架和托盘须用中性肥皂水或中性消毒剂进行清洁，同时确保没有液体渗入电机。

2.消毒：用消毒塑料或橡胶的方式对附件进行消毒；聚氨酯海绵头是由结合带固定于塑料架上，不要用酒精清洁，因为它可使塑料或橡胶变质。

3.塑料叩击帽可用常规的方式进行消毒。如果在有可能出现污染的环境下使用，建议配备一次性纸质叩击帽。

4.将振动排痰仪安置在通风、干燥、避免阳光直射的地方。

5.有详尽的工作记录，记录内容包括患者情况、操作时间、操作状况及机器故障情况等。

6.定时请专业人员进行维修和保养。

7.海绵头不应用酒精清洁。

8.不用时仪器用布罩覆盖，以防灰尘。

9.不要向电机及其部件添加润滑剂，所有电机、传动缆等都是密闭的且是自我润滑的，支架的脚轮除外。

（李林珊）

第二节　雾化器

一、基本简介

雾化器是雾化吸入治疗及湿化治疗的装置。雾化吸入治疗是一种将药物通过特殊装置吸入呼吸道和肺内而产生疗效的治疗方式。

1. 与传统的口服、静脉输液、肌内注射等治疗方式相比，雾化吸入治疗具有以下多种优点。

（1）作用强、疗效好。由于药物直接进入呼吸道和肺泡经黏膜表面吸收而发挥作用，药物肺内沉积率高，相比静脉用药肺内药物沉积率为2%，吸入治疗药物肺内沉积率可为10%~30%。

（2）起效快。药物直接吸收，路径短，一般吸入药物用药5~10 min即可起效，而静脉和口服用药起效时间分别为30 min和1 h。

（3）安全性好。药物作用直接，用药剂量小，口服和静脉用药剂量多以毫升计算，而吸收剂量仅以纳克计算，许多药物长期应用而无不良反应。

2. 相比于其他吸入治疗如定量气雾剂吸入、干粉吸入，雾化吸入治疗具有其独特优势。

（1）反复吸入不仅起效快，并且吸入剂量大，进入肺内药量高，沉积时间长，疗效好。

（2）平静呼吸即可，不需患者主动吸气和刻意手口配合，操作简单，使用方便，尤其适用于婴幼儿、高龄以及病情严重者。

（3）药物无须抛射剂，不含刺激物，并且可多种药物联合吸入，疗效好，副作用小，雾化治疗已广泛应用于临床。雾化器根据原理不同有不同种类的雾化装置，根据临床治疗需求选择不同雾化器。

二、基本原理

雾化器根据动力可分为气动和电动两种，即喷射式雾化器和超声雾化器。

（一）喷射式雾化器

其原理是利用氧气或压缩空气为动力的高压射流作用，高速气流通过毛细管孔，在管口产生负压空间，使液体自液槽底部经管口上升出来，冲撞在前方的阻挡物或障板上而被打碎成大小不一的雾滴。其中99%以上为大颗粒的雾滴组成，通过喷嘴两侧挡板的拦截碰撞落回贮液罐内从而去除较大的颗粒，剩下细小的雾滴以一定的速度喷出，撞落的颗粒重新雾化。临床上运用喷射式雾化器可对支气管扩张剂、肾上腺皮质激素、抗过敏药和抗生素等药物进行雾化吸入治疗。一般喷射式雾化器的驱动器流量为6~8 L/min，置于贮液罐内的药物溶液为4~6 ml，常可产生理想的气溶胶雾粒。对于雾化黏性较大的抗生素溶液，可适当调高驱动气流量为10~12 L/min，但注意驱动气流量最高不得超过12 L/min。喷射式雾化器的使用应注意无菌操作，并定期消毒，以防止院内交叉感染。喷射式雾化要求患者以潮气量呼吸或缓慢呼吸即可，特别是对严重呼吸困难无法做深呼吸者和儿童适用。虽然其具有压缩机噪声、雾化容积小、湿化效果差等不足，但其雾化颗粒小、选择性强，并且因用药容积小，无须稀释而浓度高以及能多种药物联合使用，治疗效果好。再者具有机器体积小而耐用，部件容易清洗消毒，不增加气道阻力而患者耐受性好等优点，是目前临床上常用的雾化装置。

（二）超声雾化器

工作原理是将电能转换成超声薄板的高频振动，通过超声发生器薄板的高频振动将药液转化为气溶胶雾粒，其雾粒大小与振动频率呈反比：振动频率越高，气溶胶颗粒越小。相反，超声波振动的强度与其产生气溶胶颗粒的多少成正比：振动越强，产生气溶胶颗粒的量就越多，密度也越大。超声雾化器产生的气溶胶微粒直径为3.7～10.5 μm，根据超声雾化器性能的好坏，使用是否得当，其吸入疗法在肺内的沉降率可为2%～12%。超声雾化器的喷雾器对雾粒无选择性，所以产生的药物颗粒大部分仅能沉积在口腔、喉部等上呼吸道，而且由于肺部的沉积量很少，不能有效治疗下呼吸道疾病。同时，由于超声波雾化器产生的雾粒大，雾化快，使咽喉和呼吸道湿化效果好，但呼吸道内原先部分堵塞支气管的干稠分泌物吸收水分后膨胀，加大呼吸道阻力，患者可能会产生缺氧现象，且超声波雾化器会使药液结成水珠挂在内腔壁上，对下呼吸道疾病效果不佳，对药物需求量大，造成浪费的现象。所以有缺氧或低氧血症的患者要慎用或不能长时间使用超声雾化器，这是因为它产生的气溶胶密度较大，吸入后气道内氧分压相对偏低。一些慢性阻塞性肺疾病或肺心病患者在使用过程中常发生气促和窒息感而拒绝使用。在这种情况下，使用由压缩氧气为驱动压的喷射式雾化器代替超声雾化器临床效果更好，患者也易接受。加上超声雾化器部件不易清洗消毒，可能导致交叉感染，且机器体积大、寿命短等。现在临床上多用于湿化气道帮助排痰，很少用于药物治疗。

三、基本结构

（一）欧姆龙压缩式雾化器

欧姆龙压缩式雾化器属于喷射式雾化器，由主机和组件组成，见图1-3-16、图1-3-17。

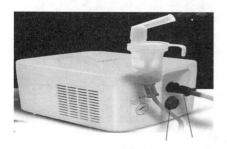

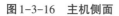
过滤器保护盖　送气管接口

图1-3-16　主机侧面

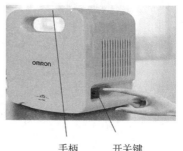
手柄　　开关键

图1-3-17　主机背面

组件包括：药杯及吸嘴、送气管、吸入面罩、过滤片。

（二）鱼跃超声雾化器

鱼跃超声雾化器利用超声雾化原理，由主机和配件组成。

1. 主机

主机如图 1-3-18 所示，由湿化罐和机体组成，主机正面右部有定时旋钮，雾量调节旋钮，运行、水位指示灯，电源开关；右侧顶部凸起部位是风量开关；主机正面左侧为湿化装置，湿化罐顶部为排雾口。

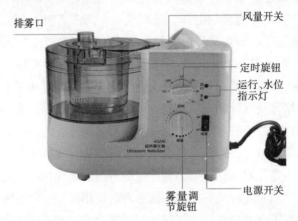

图 1-3-18　主机

2. 配件

配件如图 1-3-19 所示，由以下几部分组成。

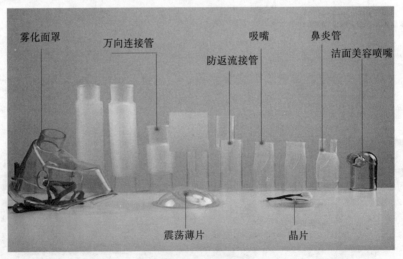

图 1-3-19　配件

四、临床应用

【应用范围】

1. 气道阻塞性疾病。气溶胶吸入疗法可用于防治气道阻塞性疾病，其中雾化吸入肾上腺皮质激素、抗过敏药等主要为预防用药，而吸入 β 肾上腺素受体激动剂和抗胆碱能支气管扩张剂则主要为治疗用药。

2. 肺部感染性疾病。气溶胶吸入抗生素是治疗肺部感染性疾病的一个十分重要的途径，其优点是局部抗生素药物浓度高，全身吸收较少，副作用较低，尤其对消灭口咽部和上呼吸道致病菌效果非常好。如氨基糖苷类抗生素的雾化吸入几乎无肾毒性。国外近年来长疗程应用大剂量抗生素雾化吸入治疗肺囊性纤维化继发铜绿假单胞菌感染、支气管扩张继发感染等疾病取得了显著疗效。戊烷脒的雾化吸入对防治轻、中度艾滋病继发肺孢子菌感染也取得了较好效果。但应当注意肺实质细菌感染应全身应用抗生素，抗生素药物的雾化吸入只能在减少呼吸道致病菌方面起辅助作用。此外，抗生素的长期雾化吸入可能导致耐药菌株的产生。

3. 机械通气患者的雾化吸入。

4. 非呼吸系统疾病的吸入疗法。喷射式雾化器，吸入麦角胺可治疗偏头痛；吸入胰岛素以降低血糖；吸入肝素做抗凝治疗等。

【适应证】

1. 严重的儿童及成人支气管哮喘，常规吸入治疗不能有效控制。

2. 严重的慢性阻塞性肺疾病，常规吸入治疗不能有效控制。

3. 支气管哮喘和慢性阻塞性肺疾病急性发作。

4. 急性支气管炎。

5. 早产儿慢性肺疾病。

6. 急性咽喉炎。

7. 急性气管炎。

8. 婴儿急性喘息。

9. 过敏性肺炎。

10. 其他如肺结核病（陈旧性）等。

【禁忌证】

1. 开放性肺结核及其他呼吸道传染病，雾化时可能导致疾病的传播。

2. 呼吸衰竭和意识障碍时，应在机械通气条件下予雾化治疗。

五、操作流程

【评估】

1. 患者准备

（1）体位选择，雾化吸入时，最好选择坐位，这有利于吸入药液沉积到终末细支气管及肺泡。仰卧位由于潮气量减少，不利于吸入治疗，因此在患者体力许可的条件下尽量采取坐位，对意识模糊、呼吸无力者采取侧卧位，并将床头抬高30°。

（2）雾化吸入前漱口，保持口腔清洁。

2.环境准备

雾化区域保持整洁，室温控制在18～20℃，相对湿度控制在55%～60%。

3.用物准备

（1）雾化溶液的配置：雾化药液加稀释液至6 ml。稀释液通常选择生理盐水或灭菌蒸馏水。如多种雾化药液联合容积达6 ml，可不稀释。

（2）雾化装置，插电开机检查后待用。

（3）如用氧气为雾化的动力，氧气湿化瓶内不宜加蒸馏水，应保持干燥。

4.护士准备

（1）着装整洁，着装符合职业要求。仪表大方，举止端庄，语言流畅，态度和蔼，面带微笑。

（2）洗手，戴口罩。

（3）核对医嘱，耐心给患者解释治疗目的、作用和注意事项，尤其是对小儿、老人及初次进行雾化治疗者，消除其紧张、恐惧的情绪，嘱咐其雾化时注意平静呼吸，主动配合，避免深大呼吸，以免过度通气。

【操作流程】

（一）欧姆龙压缩式雾化器

1.卸下空气导入管。

2.将药液注入药液杯。

3.安装面罩或吸嘴，通常经口雾化效果好，患者易耐受，但在病情严重或意识障碍难以配合时，可用面罩雾化。

4.将空气导入管安装到药液杯中。

5.装送气管。

6.启动开关，开始雾化吸入，雾化时间通常为20～30 min。

7.结束后关闭开关，清洗部件并安放保存。

（二）鱼跃超声雾化器

1.开箱检查。

2.雾化器放至适当的位置。雾量调节旋钮旋至水平最小。定时旋钮对准"ON"，风量开关调至较小位置。转动风量开关，从侧面可看到风门板转动。

3.打开杯盖，取出大小雾化杯，水槽内注入300 ml净水，浮子浮起。雾化杯内注入药液，药液量不能超过刻度线，按以上拆开的逆顺序装好透明塑料等部件。

4.调节定时器开关和雾量调节旋钮。

5.将电源插头插入220 V交流电插座内。

6.打开电源开关，运行指示灯亮，风机工作，控制旋钮，风量开关调至自定要求，如水槽内水位过低或没加水，此时水位指示黄灯不亮，请关机加水。并把喷嘴或面罩接至患者。

7.吸入结束，关机。取下大雾化杯，将本机头部倾斜倒出水槽内的水，并擦干净水槽和芯片，防止氧化，否则将影响晶片寿命。若连续使用可不倒水，但一天工作完应将水槽内的水倒干净。

【注意事项】

1. 雾化过程中或结束后，应注意患者症状和体征的变化，以评估雾化治疗的疗效和不良反应。

2. 使用喷射式雾化器应定期消毒，严格无菌操作，防止污染，避免交叉感染。

3. 雾化吸入支气管扩张剂，特别是 β_2 受体激动剂时，防止过量使用，减少心动过速和心律失常等副作用发生。

4. 少数患者雾化吸入支气管扩张剂后诱发或加重支气管哮喘，即为"治疗矛盾"现象。其可能原因是吸入药液低渗、助推剂或表面物质过敏、气溶胶温度过低等。应仔细寻找原因，注意避免。

5. 雾化吸入青霉素或头孢菌素之前应做相应皮肤过敏试验。

6. 雾化吸入肾上腺皮质激素后应立即漱口，防止口腔菌群失调和真菌感染。

7. 长期雾化吸入抗生素应监测细菌耐药情况，防止呼吸道菌群失调和细菌感染。

8. 对呼吸道刺激性强的药物应避免雾化吸入；油性制剂不宜雾化吸入，否则可导致脂性肺炎。

六、常用参数调节

（一）欧姆龙压缩式雾化器

1. 雾化液量 4～6 ml。

2. 雾化时间 20～30 min。

（二）鱼跃超声雾化器

1. 雾化时间可调节 0～60 min，一般 20～30 min 为宜。

2. 雾量大小调节，根据患者需求量，需要雾量大时旋钮应顺时针由小到大选择。

3. 水槽加净水量 300 ml。

七、常见报警及仪器故障处理

常见报警及仪器故障处理见表1-3-2。

表1-3-2　常见报警及仪器故障处理

异常现象	原因	处理方法
按下电源开关无反应	电源插头未插紧	检查插头是否插入电源插孔中。如有必要，请拔出后再重新插入
电源开启时，不喷雾或喷雾量较少	药液瓶无药液	请装入药液

续表

异常现象	原因	处理方法
	药液过多或过少	请取出或装入适量药液
	喷雾头缺少，或者没有正确安装	请正确安装喷雾头
	出气口无一定压力的气流输出	雾化机内通气管脱落或断裂，需要拆开连接
	送气管未正确连接	务必使送气管正确连接到本体或雾化器上
	送气管弯折或损坏	将送气管伸直，避免弯折
	送气管堵塞	请更换送气管
	过滤片有污垢	请更换新的过滤片
运转声音异常	过滤片盖未正确安装	请正确安装过滤片盖
机器异常发热	通风口被堵塞	请勿堵塞通风口

（李宁香）

第四章

中毒救治

洗胃机

一、基本简介

洗胃是指将一定成分的液体灌入胃腔内,混合胃内容物后再抽出,如此反复多次。其目的是为了清除胃内未被吸收的毒物或清洁胃腔,临床上用于胃部手术、检查前准备。对于急性中毒,如短时间内吞服有机磷、无机磷、生物碱、巴比妥类药物等,洗胃是一项重要的抢救措施,可以分为催吐洗胃术和胃管洗胃术。

自动洗胃机有两个有刻度可计量的大玻璃瓶(一个用于装洗胃液,另一个为收集胃内抽出液)和一正负双向电动机,打开正压向胃内灌注洗胃液,达预定量(一般每次 500 ml)后关闭正压改用负压吸引即可抽出胃内液体。如此反复多次直至清洗干净为止。其插入胃内的导管宜选用较粗胃管或其他胶管,多须经口插入。

中毒患者需要大剂量洗胃,自动洗胃机应运而生,它造型轻巧,操作方便,无须人工调节,可以实现循环洗胃治疗,是一种常用的医疗设备,适用于各个医疗单位、急救中心等抢救服毒、食物中毒患者及手术前的洗胃治疗。但对老年人、心脏病、消化系统综合征等特殊患者应根据实际情况判定并慎重使用,不适宜对婴、幼儿使用。

自动洗胃机具有清毒彻底、出入液量平衡、操作简单、节省人力物力、减少并发症发生的优点,推荐临床使用。

二、工作原理

自动洗胃机的动力是空气泵产生的气体,提供正、负压。气体的正负压完成了向胃内注水和吸水的洗胃过程。

1. 气泵抽吸

气体通过电磁阀和气体压力传感器从封闭工作腔 3 吸入到空气中。由于工作腔 3 中硅胶膜片的中部有孔,因此工作腔 3 中的握力减小,从而使工作腔 3 中的压力均匀且相等。在空气泵和外部大气压的作用下，工作腔3两端的硅囊被吸入中间隔膜，使工作腔1和工作腔2逐渐变大。在工作腔1中，腔内的体积由小变大，腔内的压力逐渐增大，在大气压作用下，药筒中的液体通过管道吸入到工作腔中。胃液经过出胃管被吸入到工作腔2中，由于单向阀3的作用，污水栅中的污水不能被吸入工作腔2。工作腔3中的气体不断被吸出，压力越来越小。当压力达到一定的极限负压值时，电磁换向阀在气压传感器崩溃的情况下工作。此时，气泵将进入下一个工作过程。

2. 气泵排出的气体

排出的气体通过电磁换向阀和气体压力传感器充入工作腔3，增加工作腔3的压力，同时打开2号电磁阀。在压力作用下，在工作腔1中吸收的液体或水通过胃管，通过电磁阀2，从患者的胃排出。由于单向阀1的作用，液体或水可以返回到药桶中。在工作腔2。胃液在压力作用下通过排水管被吸收并排入污水桶。同样，由于单向阀2的作用，胃液也不能回到患者的胃里。

QZD－B型自动洗胃机采用先进的反馈控制系统，可实现全自动循环洗胃。由压力泵（气泵）、控制管路、控制电路、机箱等组成；该洗胃机按防电击类型及程度分类为Ⅰ类设备B型应用部分，运行模式为连续运行，普通设备（IPX0）、非AP型或APG型普通设备。

三、基本结构

（一）SC-ⅠA型/SC-Ⅱ型自动洗胃机

SC-ⅠA型/SC-Ⅱ型自动洗胃机（见图1-4-1、图1-4-2）由主机、液管、胃管组成，其中胃管为一次性无菌洗胃机胃管。

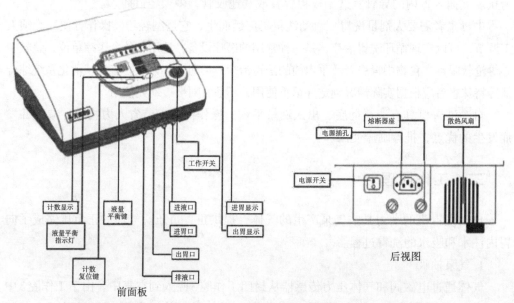

图1-4-1 SC-ⅠA型/SC-Ⅱ型自动洗胃机前面板示意图及后视图

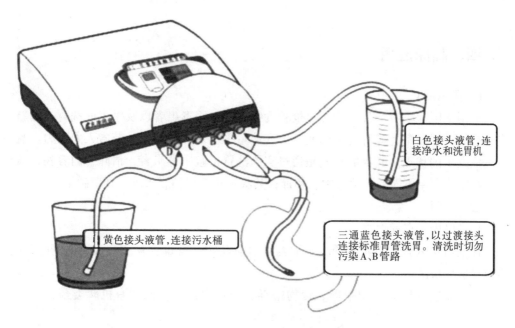

白色接头液管,连接净水和洗胃机

黄色接头液管,连接污水桶

三通蓝色接头液管,以过渡接头连接标准胃管洗胃。清洗时切勿污染A、B管路

图1-4-2　SC-ⅠA型/SC-Ⅱ型自动洗胃机管路连接示意图

（二）SC-Ⅲ型/SC-ⅢA型自动洗胃机

SC-Ⅲ型/SC-ⅢA型自动洗胃机（图1-4-3）由主机、液管、胃管、集液瓶组成，其中胃管为一次性无菌洗胃机胃管。

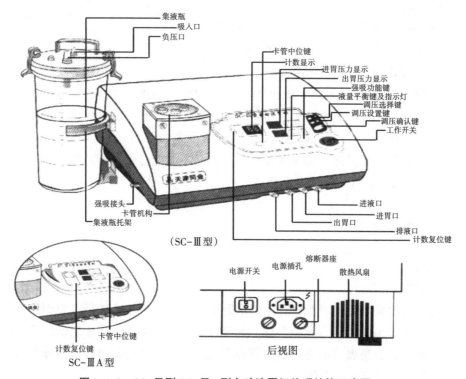

集液瓶
吸入口
负压口

卡管中位键
计数显示
进胃压力显示
出胃压力显示
强吸功能键
液量平衡键及指示灯
调压选择键
调压设置键
调压确认键
工作开关

强吸接头
卡管机构
集液瓶托架

（SC-Ⅲ型）

进液口
进胃口
出胃口
排液口
计数复位键

卡管中位键
计数复位键
SC-ⅢA型

电源开关
电源插孔
熔断器座
散热风扇

后视图

图1-4-3　SC-Ⅲ型/SC-ⅢA型自动洗胃机外观结构示意图

四、临床应用

【应用范围】

适用于医疗单位、急救中心等抢救食物中毒、服毒患者以及手术前洗胃,是新一代理想的洗胃设备,具有清毒彻底、出入液量平衡、操作简单、节省人力物力、减少并发症发生的优点。其目的首先是通过实施洗胃抢救中毒患者,清除胃内容物,减少毒物吸收,利用不同的灌洗液中和解毒;其次是减轻胃黏膜水肿,预防感染。

【适应证】

1. 经口摄入有毒物质

凡经口摄入各种有毒物质,如农药、过量药物、有毒食物者,为迅速清除毒物,均应尽早尽快洗胃。

(1)非腐蚀性的毒物中毒、食物中毒、药物中毒等,例如有机磷类药物、安眠药物。

(2)重金属类中毒,生物制剂、生物碱和食品中毒等。

2. 检查或术前准备

幽门梗阻伴大量胃液潴留患者需做钡餐检查或手术前的准备,急性胃扩张须排出胃内容物减压者均宜置入导管抽吸及灌洗。

【禁忌证】

1. 吞服强腐蚀性的物质及药物,例如强酸或强碱。

2. 肝硬化严重者,伴食管胃底静脉曲张等。

3. 腹主动脉瘤、胸主动脉瘤。

4. 5日内有上消化道大出血及上消化道溃疡者不宜洗胃。

5. 伴有胃穿孔、胃癌等疾病的患者。

6. 口腔严重变形,食管堵塞及不能进行食管插管的患者。

7. 还有相对的禁忌证,如患者躁动、激动而不能配合也是相对禁忌证,中毒的患者毒素不明也是一种相对的洗胃禁忌证。

五、操作流程

【评估】

1. 患者准备

让患者理解操作目的及配合方法,取卧位;了解患者生命体征、意识状态、瞳孔变化等,并了解患者服用毒物的名称、剂量及时间等,判断患者中毒情况及有无洗胃禁忌证,然后检查患者口腔黏膜状况以及有无义齿等,最后向患者解释操作目的及方法、了解患者心理反应与合作程度。

2. 环境准备

环境安全、宽敞，遮挡以保护隐私。

3. 用物准备

检查洗胃仪器的工作性能，进行洗胃机自检，治疗盘内放胃管及连接管一套、压舌板、纱布、弯盘、50 ml 注射器、听诊器、液状石蜡、棉签、橡胶单、治疗巾、胶布、一次性口含器或导管固定器、水温计、一次性手套、量杯、洗胃液治疗车上放置洗胃机（洗胃桶、污物桶及附件），必要时备标本容器、开口器、舌钳。

4. 护士准备

衣帽整洁，洗手，戴口罩。

【操作流程】

1. 备齐用物，推至患者床旁，进行核对并向患者解释，以取得合作。

2. 安装检查：将 3 根橡胶管分别和洗胃机的进液口、接胃管口和排液口连接；将进液管及接胃管另一端放入灌洗桶内（管口必须在液面下），排液管的另一端放入空塑料桶内。接通电源，检查自动洗胃机性能，开机循环两次。启动洗胃机开始运行，以排空管道内空气。

3. 协助患者取左侧卧位，昏迷患者去枕平卧，头偏向一侧。躁动者给予必要的约束。

4. 将橡胶单及治疗单铺于患者颌下，置弯盘、纱布于口角处。

5. 将棉签、胃管等包装打开，戴手套。将一次性口含器或导管固定器固定于患者口中。

6. 再次核对后用正确的方法安置胃管：找剑突定位，右手持镊子夹住胃管前端，左手捏后端测量患者从前额发际至剑突的距离并作标记。用液状石蜡棉签润滑胃管前端 15 cm；自患者口腔缓慢插入，至 10 ~ 15 cm 时，嘱患者做吞咽动作，同时继续插入胃管至所需长度。轻压患者上腹将胃内容物引流出来，必要时留标本送检。

7. 将胃管与洗胃机导管连接，开始洗胃。

8. 观察洗出液的性质、量、颜色、气味等，反复冲洗直至洗出的液体澄清无味，再按"停机"键，机器停止工作。

9. 洗胃完毕，断开胃管与洗胃机连接管，轻压患者剑突下，以充分引流胃内残留液体。

10. 拔胃管方法正确：反折胃管尾端，在患者深呼气末拔除胃管。

拔管注意事项：均应反复灌洗，直至抽出液清亮，与洗胃液色泽透亮度基本相同，无异味（如农药中毒的大蒜味），即可考虑停止洗胃，拔出导管。一般洗胃液量需在 5 000 ml 甚至 10 000 ml。拔管前可向胃内注入导泻剂如 50% 硫酸镁 60 ml 或 20% 甘露醇 250 ml，以通过腹泻清除已进入肠道内的毒物。因镁离子对中枢神经系统有抑制作用，对昏迷患者会使其昏迷加重，且甘露醇导泻效果、口感均优于硫酸镁，故常规推荐使用 20% 甘露醇进行导泻。洗胃完毕可用清水或 0.9% 氯化钠溶液反复清洁口腔。

11. 整理患者床单位，核对后送患者回病房进一步治疗。

12. 处理用物：清洗洗胃机各管腔。洗胃机酒精擦拭消毒。

13. 洗手、记录。

【注意事项】

1. 洗胃是抢救口服毒物患者成败的第一关，为保证及时有效地抢救和治疗，洗胃机须由专业医护人员严格按照医疗规程和使用说明书的要求操作使用。

2. 请务必在本机适用范围内使用。对老年人、心脏病、消化系统综合征等特殊患者应由医护人员根据实际情况判定并慎重操作，本机不适宜对婴幼儿使用。

3. 医护人员在洗胃过程中应随时观察患者脉搏、呼吸、血压及患者腹部情况。

4. 昏迷患者，呼吸道反射缺失患者，有出血、胃肠穿孔风险的患者洗胃宜谨慎。

5. 洗胃过程中发现进胃液量大于出胃液量时，可点液量平衡键进行控制，以防止灌入过多液体而伤及患者，如液体从鼻腔内涌出而引起窒息，产生急性胃扩张，胃内压上升增加毒性吸收，突然的胃扩张兴奋迷走神经引起反射性心搏骤停等。

6. 洗胃溶液的温度在 25～38℃ 为宜。

7. 开机工作前必须将卡管机构的盖子盖紧，以免发生危险。关机前确认卡管机构处在中间位置（可按卡管中位键复位），以免长时间卡管造成液管损坏。卡管机构使用时请配置专用液管，不得使用塑料管，以防功能失效和机器损坏（SC-ⅢB型不适用）。

8. 请使用 2 L 容量强吸集液瓶，容积变化将使压力改变：容积增大，压力下降；容积减小，压力上升。强吸时务必注意液瓶内液面高度，防止液体吸入机器（SC-ⅢB型不适用）。

9. 强吸出胃压力略大于正常洗胃压力，只能经医生判定对饱腹患者使用。胃管要求下正，深度适中，以方便出胃且无危险为好（SC-ⅢB型不适用）。

10. 调压功能，极限设置压力不超过 67 kPa，当设定压力超过 60 kPa 时，机器会发出"嘀"声，提示操作者须根据患者情况，慎重设定压力，以免损伤胃黏膜等。当胃管内径或设定洗胃压力过小时，液体吸出速度较慢。建议设定进胃压力应小于出胃压力，以克服进出胃流体介质不同而产生的压差。由医生确定适用的患者，进出胃压力应设置在 -50～+50 kPa（SC-ⅢB型不适用）。

11. 洗胃机断电后，设置的压力值会自动消失。再次通电后，机器将按出厂预置的安全压力值"+47 kPa"和"-52 kPa"工作（SC-ⅢA型不适用）。

12. 在移动、工作、清洗消毒及存放过程中，应水平平稳放置，保持环境通风良好，无高温、高压及腐蚀性气体，避免震动与磕碰，电气接口处应防止溅水并不得在机器潮湿时使用。

13. 本机采用微电脑控制，在强磁场干扰的情况下有可能出现死机现象，这时请关闭电源开关，稍后再打开，机器即可重新启动。

14. 各接口、接头部位管路连接要牢固，不得松动、漏气。不要使用小管径连通器连接管路，以免因管路阻力增大影响洗胃效果。

15. 每次洗胃工作结束后及时进行清洗消毒，以免机内油垢沉积影响机器再次使用，进液管与排液管、进出胃液管不得放于同一个容器内循环清洗，并建议使用一次性液管、胃管，避免交叉感染。本机不使用期间，每隔一两天要开机运转 2～3 min，以保证机器随时处于良好状态。

16. 本机使用期间，应定期检查进出胃压力、流量和控制状态等是否正常。如发生故障或不能正常工作，请立即停止使用并与厂家联系或请有维修资质人员检修。不要带故障运行以免影响急救、抢救。

17. 因洗胃机临床工作的特殊性，急救医疗部门应配备两台以上洗胃设备，以保证不可预见的故障发生后的急诊抢救应急使用。

18. 工作中应尽量减少洗胃液、洗胃机和患者间的高度差，以减少液位压力差对压力检测系统的干扰。医疗废弃物及报废的机器和零部件，请参照当地相关的医疗废弃物处理法规处置，不得污染环境。

六、常用参数调节

（一）SC-ⅠA型/SC-Ⅱ型自动洗胃机

1. 仪器工作条件

环境温度：5～40℃；

相对湿度：≤80%；

大气压强：86～106 kPa；

使用电源：AC220 V，50 Hz；

输入功率：≤80 VA；

患者位置：患者体位高于药液桶液位，其范围在60～100 cm。

2. 噪声

仪器工作噪声不大于A声级65 dB。

3. 限定压力

仪器的限定压力是仪器设定的额定最大工作压力，正常工作状态下，其压力绝对值应在47～67 kPa。

4. 冲、吸转换装置

（1）仪器的冲、吸应具有状态指示。

（2）自控仪器的自控冲液量应不大于350毫升/次，自控吸液量应不大于450毫升/次，自控吸液量应大于自控冲液量，但相差不得大于150毫升/次。

5. 封闭性

仪器的各部件及管路接口应封闭良好，不得有渗水、漏水等现象。

（二）SC-Ⅲ型/SC-ⅢA型/SC-ⅢB型自动洗胃机

1. 仪器工作条件

环境温度：5～40℃；

相对湿度：≤80%；

大气压强：86～106 kPa；

使用电源：AC220 V，50 Hz；

输入功率：≤150 VA（SC-Ⅲ、SC-ⅢA型号适用）；

输入功率：≤80 VA（SC-ⅢB型号适用）；

患者位置：患者体位高于药液桶液位，其范围在60～100 cm。

2. 噪声

仪器工作噪声不大于A声级65 dB。

3. 限定压力

（1）仪器的限定压力是仪器设定的额定最大工作压力，正常工作状态下即未使用调压功能、强吸功能的状态下，其压力绝对值应在47～67 kPa。

（2）具有调压功能的仪器（SC-Ⅲ、SC-ⅢB型号适用），在使用调压功能时，其最大设置压力的绝对值应在47～67 kPa。

（3）具有强吸功能的仪器（SC-Ⅲ、SC-ⅢA型号适用），在使用强吸功能时，其最大工作压力的绝对值应在47～67 kPa。

4. 冲、吸转换装置

（1）仪器的冲、吸应具有状态指示。

（2）自控仪器的自控冲液量每次应不大于350 ml，自控吸液量每次应不大于450 ml，自控吸液量应大于自控冲液量，但每次不得大于150 ml。

（3）自控仪器应有冲、吸液量平衡装置，或吸液量补充装置（等效手控吸液即强吸功能）；使用液量平衡功能时，冲液量每次应不大于250 ml，吸液量每次应不大于450 ml；使用强吸功能时（SC-Ⅲ、SC-ⅢA型号适用），吸液量每次应不大于450 ml。

5. 封闭性

仪器的各部件及管路接口应封闭良好，不得有渗水、漏水等现象。

七、常用报警及仪器故障处理

常用报警及仪器故障处理如表1-4-1所示。

表1-4-1　常用报警及仪器故障处理

故障	检查	处理
指示灯不亮，机器不工作	电路连接是否可靠	连接可靠
	电压是否正常	调节电压
	熔断器是否损坏	调换熔断器

续表

故 障	检 查	处 理
不吸液或吸液量少	管路连接有无漏气	连接牢固
	进水口沉头滤网是否有异物或堵塞	清除干净
	胃管、管路、接头等管径过细，造成吸液不足或堵塞	更换调整管路，选用标准胃管和接头
	机内容器被污物堵塞	未及时清洗造成。打开机壳和容器盖，清除污物后封好，不得漏气
	泵工作不正常	由专业人员检修
不进胃或不排液	机内容器被污物堵塞	清理容器
	泵或电磁阀不工作	由专业人员检修
	换向缸不工作	由专业人员检修
	光电开关不到位	由专业人员检修
液量平衡键不工作	检查数码管电路	由专业人员检修
计数有误	检查数码管电路	由专业人员检修

八、日常维修与管理

【清洗与消毒】

抢救过患者后，洗胃机、非一次性使用液管、胃管等附件均应及时、严格地进行消毒、清洗。

1.将连接洗胃管的液管一端放入一容积大于5 000 ml、盛有净水的容器内，其他管路不动，并保证净水桶内有充足的水源。打开工作开关让机器工作4~5次以清除管路的内污物。

2.将进水管浸入装有5 000 ml净水的容器内，将胃管连接管浸入加有5 000 ml，1.5倍有效浓度的消毒液和油污清洗剂的容器内，排水管放入另一集液容器内，开机循环10次以上。

3. 消毒后用净水循环3~5次清洗管路，并将净水排空。

（1）洗胃机外壳可用浸过消毒液的抹布擦拭消毒。

（2）清洗消毒液可参照医疗部门对胃管等进入人体的管路广谱消毒剂，例如75%酒精。

4.5~7日无病例使用的洗胃机，应用清水采用分离管路连接，连续循环10次以上，以防止洗胃机内部管路污染，影响患者健康。

5. 必须严格执行：进液管不得与排液管、三通连接组合液管放在一个容器内清洗消毒，以免污染洗胃机内部液路。

【管理制度】

1. 定位放置

洗胃机定位放置于洗胃间，并且标识明显，不得随意挪动位置。

2. 定人保管

各抢救仪器有专人负责保管。

3. 定期检查

（1）每班专人清点记录，保持性能良好，呈备用状态。

（2）护士长每周检查一次。

4. 定期消毒

每次由治疗班次以250～500 mg/L含氯消毒液擦拭洗胃机表面。

5. 仪器不得随意外借，经相关领导同意后方可外借。

6. 定期保养

（1）白班每日清洁保养一次。

（2）保养人每周清洁保养一次并记录。

（3）设备科定期检修。

7. 使用中若洗胃机出现报警等故障，应立即检查报警原因，必要时更换洗胃机，同时通知设备科检修，已坏或有故障的仪器不得出现在仪器柜。

（杨　丹）

第五章

其 他

第一节　多源治疗仪

一、基本简介

多源治疗仪是根据电磁波辐射理论及现代生物医学工程原理研究出的系列治疗、保健治疗仪。多源治疗仪操作简单，临床应用广泛，照射温度不高，费用较低，患者容易接受。它的主要特点在于采用了一种以远红外线为主的电磁波，对人体无害，其产生的人体仿生匹配电磁场能给人体有效地补充能量，使机体得以保持健康。其作用原理，既有生物热效应，又有极其复杂微妙的生物非热效应，其产生的热效应和非热效应共同作用于人体，引起照射组织的一系列生物反应，如血管扩张、血流加速、局部血液循环改善、组织营养代谢加强，可加快渗出物的吸收、促进组织修复和再生等。红外线治疗仪由双开关电源供电，具有安全、高效、可靠、输出稳定、定时精确、操作方便等方面的优点。

二、工作原理

多源治疗仪利用电能通过辐射片（芯片）转化成电磁波和热能达到治疗目的，其主要是接通电源后，通过电源开关、熔断器给控制器提供电源，控制器内的微电脑（单片机）控制板通电后。通过控制器面板上的各功能键可对其功率（温度）进行调节、对工作时间长短进行选择以及对治疗仪的开关、累计时间的查阅进行控制。控制器上的各种控制键给出指令，微电脑接到指令后，按照控制程序作出相应的调整。比如：控制器上按功率键"高"给出指令，微电脑板接到指令后，经过控制程序进行相应处理，对辐射片（芯片）的输出功率（温度）进行调整，相应的功率指示灯亮起；控制器上按时间键"20"给出指令，微电脑板接到指令后，经过控制程序进行相应处理，对治疗仪工作时间进行调整，相应的指示灯也会亮起。

多源治疗仪的电磁波发射源是由产生峰值波长和辐射强度不同的多个辐射体组合而

成。电磁能量密度并不很强，产生的热量不大，温升不明显的情况下，特定功率和频率的电磁波（功率窗、频率窗效应）会在分子和细胞水平上对膜电位、钙离子、酶活性、分子振动等方面产生作用，触发一系列需要生物自身供给的大能量才能完成的生理生化反应。治疗仪的峰值波长十分接近人体红外辐射的峰值波长，可以透过衣服作用于治疗部位。可穿过皮肤，直接使肌肉、皮下组织等产生热效应，加速血液循环、增加新陈代谢、减少疼痛、增加肌肉松弛、产生按摩效果等。红外线主要是从不同水平调动人体本身的抗病能力而治疗疾病，因而更易为人体所吸收并产生生物效应。

三、基本结构

MF-C701B多源治疗仪主要由辐射头、活动臂、气压式升降杆、五星脚座及微电脑控制器组成（详见图1-5-1）。

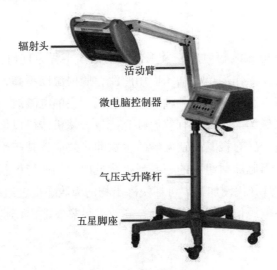

辐射头

活动臂

微电脑控制器

气压式升降杆

五星脚座

图1-5-1　仪器结构简图

1. 辐射头

辐射头为可旋转设计，手握辐射头拉杆，可将辐射头旋转到所需的位置；松开辐射头后四角旋钮锁定装置，可使辐射头在垂直方向调节；当遇到辐射头下垂，不能平衡时，适当调紧活动臂螺钉。注意设备一定要能自动平衡时再使用。辐射头由5片不同阻值的红外辐射片并联构成。治疗仪的辐射头应具有过热保护装置（热保护器的动作温度为170℃），保护装置动作断开辐射片组，动作温度的误差不得过标称值±10℃。治疗仪辐射头上方贴有防止过热灼伤的警告标志，提醒用户注意照射距离。

（1）辐射片表面温度误差不大于标称值的±10%。

（2）辐射片表面温度不均匀度不超过20%。

（3）防护罩的表面应在明显位置处有"禁止触碰"的标记。

（4）辐射片的热响应时间不超过20 min。

（5）辐射片表面温度标称值：三种黄140℃、红绿白150℃、黑170℃。

（6）辐射片尺寸为：长×宽×厚（256.0±2.0）mm×（20.0±1.0）mm×（6.0±0.5）mm。

（7）使用电源：（220±22）V，50±1 Hz。

（8）辐射片产生的波长为2～25 μm，峰值波长为7～10 μm的远红外线。

（9）辐射片不含放射性物质，不发出对人体有害的射线。

（10）在正常使用的条件下，工作寿命＞12 000 h。如出现损坏，须向厂家购买原配新辐射片。

2. 活动臂

活动臂采用连杆机构，前后高低可任意固定，随机平衡，伸缩自如。扳动上活动臂或下活动臂，两活动臂均可沿垂直方向在70°范围内转动。

3. 微电脑控制器

控制治疗仪工作，设置工作参数，治疗仪控制器上装有一个黄色的指示灯，以指示治疗仪处于工作状态

4. 气压式升降杆

行程为≤200 mm，治疗仪中部配有气动升降装置，以使辐射头等能上下升降自如：向上扳动升降手柄，升降杆可自动上升，松开升降手柄上升即自动停止（上升时请在控制盒上施加向下力量，使其缓慢上升）。向上扳动升降手柄，向下施以5 kg左右的力，升降杆即向下运动，松开升降手柄，升降杆向下运动亦停止。

5. 五星脚座

治疗仪下部的五星脚装有5个轮子，推动治疗仪可使整机沿水平方向任意移动到所需要的位置。五星脚在旋转范围内任意位置均能处于自然平衡状态。

6. 控制器面板如图1-5-2所示。

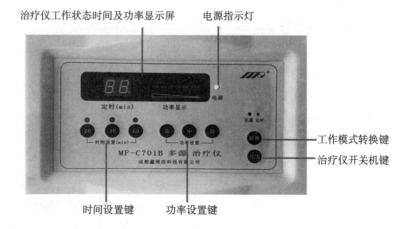

图 1-5-2 控制器面板

四、临床应用

【应用范围】

适用于临床各科多种疾病治疗及辅助治疗。可应用于医院、诊所、保健康复中心及各类运动俱乐部。

1. 改善血液循环

（1）多源弱功率复合电磁波能量的"热效应"除了保持体温外，同时还是引起循环加速、血管扩张的基本因素。"热效应"可使血管周围神经丛兴奋引起轴索反射，使血管平滑肌松弛。

（2）"热效应"刺激下丘脑体温调节中枢使末梢血管扩张。

（3）"热效应"还可使局部产生组胺或血管活性肽等血管活性物质，让血管松弛扩张。

（4）多源能量使红细胞表面负电荷增加，"同性相斥"，红细胞不易凝聚，血液黏滞度下降。

（5）红细胞膜流动性增加（照射8天以上才可出现此效应）。

（6）红细胞变形能力增加，这对疏通毛细血管，改善毛细血管功能意义十分重大。

（7）血液流变学有上述改变，对全身各脏器均有裨益。所以，照射局部或穴位经络等敏感部位，可以治疗某些全身性疾病，改善全身状态。

（8）多源能量辐射可为微血管的自律运动及血液流动增加动能，使局部及全身血液循环得到改善。

2. 增强免疫力

（1）多源照射具有显著增强细胞免疫的作用，对体液免疫亦能提高。

（2）非特性免疫方面，经多源照射，可使自然杀伤（NK）细胞活性增加。白细胞特别是淋巴细胞上升明显。

（3）吞噬细胞功能显著增加。

（4）皮肤角质形成细胞及郎格罕细胞被激活，产生免疫活性因子。

3. 平衡神经体液调节

多源照射具有平衡神经体液调节的功效，并有"双向调节"作用。对甲状腺功能亢进（简称甲亢）、甲状腺功能减退（简称甲减）、高血压、低血压、消化性溃疡、溃疡性结肠炎、糖尿病均有一定疗效。

4. 促进组织修复再生

实验研究表明，伤口经多源照射后，皮肤生长因子活性增加，创面渗出减少，纤维细胞、纤维母细胞再生活跃，创口愈合时间缩短。皮肤创口撕裂张力测定表明，照射组皮肤伤口愈合后抗撕裂力高于对照组。经照射的伤口感染机会少，形成瘢痕少。同时，多源治疗仪对压疮的显著疗效得到国内外专家的高度评价。

5.改善亚健康状态

多源治疗仪照射后，机体新陈代谢活跃，酶活性增强，组织中乳酸下降，细胞摄氧能力升高，抗氧化、抗自由基能力增强，肌肉组织顺应性改善，动作反应潜伏期缩短。中枢神经系统功能改善，全身血脉通畅，代谢旺盛，体能增加，情绪轻松。实践证明多源治疗仪在改善亚健康状态方面功效卓越。

6.消炎作用

多源照射除可改善局部微循环，减少渗出，促进吸收外，尚可使小动脉及毛细血管周围出现白细胞移行、浸润，吞噬细胞功能增强，抗体增多，对慢性炎症疗效优异（对渗出多、发炎过程进展迅猛的急性感染性病灶，应配合强有力的抗菌治疗）。

7.止痛作用

（1）多源"热效应"可降低感觉神经兴奋性，提高疼痛阈值，从而减轻疼痛。

（2）温热刺激与疼痛刺激同时向中枢传导，干扰了神经中枢对疼痛的感觉。

（3）肌肉痉挛在温热刺激下消除，疼痛减轻或消失。

（4）循环改善，局部消肿，组织压力减少，引起疼痛的各种生物活性物质被稀释带走，所以在多源治疗仪照射下，疼痛可减轻甚至消失。

【适应证】

1.基础护理：如对压疮、慢性溃疡有良好的愈合效果。

2.烧伤护理：严重烧伤、小面积烧烫伤、烧伤后慢性溃疡、烧伤后感染。

3.妇产科护理：痛经、月经不调、盆腔炎等。

4.老年常见病治疗及护理：帮助脑卒中后遗症（偏瘫）患者的功能训练、肌力训练。关节功能恢复、膀胱炎、前列腺炎、淋巴炎、血液循环较差患者。

5.康复护理：腰痛、腰椎间盘膨出、功能训练、肌力创伤恢复、韧带重建后关节体感觉功能康复、软组织损伤、腰肌劳损、坐骨神经痛、肩周炎。

6.外科护理：大手术炎症、创伤愈合、外周损伤病症、皮瓣微循环改善、整形美容后的修复。

【禁忌证】

1.出血患者。

2.妊娠期妇女、儿童。

3.高热患者。

4.肿瘤患者。

5.体内有金属植入物者（包括起搏器、除颤器等）。

6.对红外线过敏者、有感觉障碍或感觉麻痹的患者禁用。

7.不得照射患者头部。

五、操作流程

【评估】

1. 患者准备：取合适体位，充分暴露照射部位。

2. 环境准备：环境整洁、床单位干净整洁、关闭门窗。

3. 用物准备：多源治疗仪，必要时准备接线板、屏风。

4. 护士准备：洗手，戴口罩、帽子，仪表大方，举止端庄，态度和蔼，服装、鞋帽整齐。

【操作流程】

1. 携用物至床旁，核对患者信息及医嘱，做好解释工作，取得患者理解与配合。关闭门窗，将电源线的电源插头插入有接地保护的交流电源插座内，打开电源开关，电源指示灯（绿色）会亮；工作时指示灯为黄色。

2. 协助患者取合适体位，充分暴露照射部位，注意保暖及保护患者隐私。

3. 将多源治疗仪灯移至照射部位的上方或侧方，建议治疗仪的照射距离在15～40 cm，以患者感到温热舒适为佳，当感觉过热时，可远离辐射头工作面，感觉过冷可靠近辐射头工作面。

4. 将时间定时设置为"20"；并将功率档置于强档"高"，使治疗仪预热。

5. 预热完毕后，治疗仪进入可正常使用状态，患者在第一次使用时，应从低档位进行选择，以免被烫伤，在气候较冷的使用环境下可选择中、高档位，但要注意安全，以免烫伤。

6. 根据照射部位的不同，可利用调节活动臂和升降杆长度来进行位置调节，治疗仪可以在允许的范围内旋转。

7. 治疗过程中要经常询问患者感觉和观察局部反应，随时调整灯距，防止烫伤，及时处理异常情况。

8. 治疗完毕后，关闭多源治疗仪，检查局部皮肤，拭去局部汗水，协助患者及时穿好衣服，以免受凉，整理床单位，安排患者取舒适体位，洗手。

9. 清理用物，拔下电源线插头，将治疗仪推回治疗室，洗手。做好患者多源治疗仪治疗时间记录及护理记录。

【注意事项】

1. 第一次使用或较久时间没用后重新使用时，应对治疗仪进行检查和排潮处理。

1）检查

（1）检查电源插头与所用的插座是否符合。

（2）检查治疗仪的电源开关、熔断器座有无损坏。

（3）检查辐射头组件有无破损或断裂。

2）排潮处理

（1）将电源线插在网电源插座上，接通电源，打开电源开关。

（2）将功率档调至高档档位。

（3）将时间设置为"20"档位。

（4）治疗仪开始进行排潮处理。

2. 多源治疗仪是依靠远红外线来进行治疗的，档位的选择是根据在使用时患者对温度的感应不同和人体个体差异以及环境温度不同，选择患者感到温热舒适的档位和照射距离。当感觉过热时，可降低档位或增加照射距离；感觉过冷可增加档位或缩短照射距离。对于其接受治疗部位热敏感性差的患者，须在医生指导下进行。

3. 照射部位的皮肤必须裸露，才能达到满意治疗效果。

4. 照射温度以患者感觉舒适为宜。

5. 治疗面部时，必须在医生指导下进行，必须闭上眼睛或戴上眼罩。

6. 瘫痪患者、智力障碍患者或皮肤感觉异常者，应有护理人员监护使用。

7. 体表急性感染性病灶、炎症进展迅猛者应配合强有力的抗菌治疗并以弱档照射。

8. 癌症患者术后或化疗后可照射脚部涌泉穴等作支持疗法，避免照射病灶部位。

9. 皮肤勿直接与防护网罩或受热部分接触，功率大小及辐射头与照射部位的距离，由患者感觉温度适宜为佳，功率过大及辐射头与照射部位的距离过近有过热灼伤的危险。

10. 切勿在使用治疗仪时用棉被或其他衣物等覆盖治疗仪，以免温升过高发生意外。

11. 使用过程中严禁用手接触治疗仪的辐射头网罩及机壳上的其他金属件，以免灼伤。

12. 使用本治疗仪治疗时，建议照射时间每次为20～60 min为宜，以免灼伤。

13. 治疗完毕后，30 min内要避凉风及凉水。

14. 治疗仪使用要求

（1）环境温度：5～40℃；

（2）相对湿度：应不大于80%；

（3）大气压力：700～1 060 hPa；

（4）供电电源：（220±22）V，（50±1）Hz；

（5）预热时间：20 min。

15. 空气中无酸、碱等腐蚀性气体，无易燃、易爆气体，环境中无高浓度粉尘。

六、常用参数调节

1. 多源治疗仪属于Ⅰ类非接触式医用电气设备

（1）无应用部分。

（2）按进液的防护程度分类为普通设备（IPX0）。

（3）运行模式为：连续运行。

（4）供电电源：（220±22）V，（50±1）Hz。

（5）输入功率：200 VA。

（6）无信号输入和信号输出部分。

（7）不具有对除颤放电效应防护的应用部分。

（8）治疗仪为可移动设备，按使用方式分类：非接触式设备。

2. 技术参数

1）控制器

（1）治疗仪工作状态的开启、停止。

（2）控制器工作功率分高、中、低三档控制。

（3）控制器工作时间分为长通和定时两种状态；定时状态分为三挡固定时间。

2）定时装置本机有长通和定时两种工作方式

（1）定时方式

①数码管显示计时时间，倒计时方式。达到预设时间后，加热器立即停止工作。②工作时间控制范围：20、40、60分钟三挡。③开机预设时间为20 min。④定时器的误差为±10%。

（2）长通方式：治疗仪工作时不受时间控制。

3. 微电脑的时间设置

（1）治疗仪采用LED数码管显示，自动预置工作时间为20 min。有长通和定时两种工作方式。

（2）定时方式时间的改变由三个按键控制，可设置为20 min、40 min、60 min。每位时间按键均有指示灯显示。长通工作方式时治疗仪不受时间控制。

（3）时间以倒计时方式显示。长通工作方式时时间显示"88"。

4. 微电脑功率设置

（1）三档功率由六只发光二极管显示。每两只发光二极管代表一挡功率。

（2）三档功率高、中、低档由三个按键控制。

七、常见报警及仪器故障处理

常见报警及仪器故障处理见表1-5-1。

表1-5-1　常见报警及仪器故障处理

序号	常见故障	处理方法
1	没有电源	检查电源线插头与插座的接触是否良好
		检查熔断器是否完好，可更换熔断器

续表

序号	常见故障	处理方法
2	电源指示灯不亮	检查电源开关是否完好，更换电源开关
		检查电源插头是否接触良好
		查看熔断器是否完好，否则更换熔断器
3	辐射头不发热	检查控制器后面的输出插头是否插好
		检查电路板是否被损坏，可更换电路板
		检查辐射头内部接线有无烧坏，更换内部接线
4	微电脑死机	取下电源线，再重新插入，再重新开机
5	脚轮转动不灵活	将脚轮中的缠绕物清除即可
6	活动臂螺钉掉或损坏	更换螺钉或换活动臂

八、日常维护与管理

1. 接通电源前，请阅读治疗仪上的标贴，以确认治疗仪所适用的电压与使用的电压一致。治疗仪必须接上保护接地线，使用前务必接上保护接地线，以免导致人身伤害和财产损失。

2. 切忌将任何导电的物件插入防护罩及治疗仪上的任何孔、隙、缝内，以免被电击或损坏治疗仪。

3. 在环境湿度较高地区，请经常开机通电，保持仪器内元器件干燥。

4. 使用环境应在无易燃、易爆气体，无高粉尘环境。

5. 多源治疗仪辐射头转动范围约300°，不能强行转动，否则会损坏治疗仪的限位装置。

6. 建议本机连续使用时间应不超过4小时，可延长治疗仪使用寿命。

7. 熔断器损坏后，必须用技术参数中规定的规格和型号的熔断器进行更换，不得用其他物品代替。

8. 治疗仪超过一个月时间不用时，应用塑料薄膜包装好，以免受潮或灰尘污染；再次使用时，应先进行除尘，再通电 20 min 排潮后，方能使用。

9. 请将仪器置于干燥、通风的环境下。

10. 治疗仪受潮后，务必确保干燥后再通电使用。

11. 辐射片上出现斑点、花纹或色泽变化，对使用性能及效果无影响，可放心使用。

12. 外观：治疗仪表面棱角应无锐边、毛刺，喷涂色泽应光滑均匀，不得有划痕损伤和锈蚀。装配应牢固、无松动，转动部分灵活可靠。塑料件应无起泡、开裂、变形现象。油漆件表面应平整光滑、色泽均匀。

13. 当不用本机时，请务必使电源开关处于关机状态，并拔掉电源插头。

14. 清洁时请用棉布蘸少许液体涂擦，切勿浸泡或喷淋。本机的消毒建议根据需要采用紫外线、臭氧消毒，对仪器外部可采用酒精涂擦，切勿浸泡或喷淋。

15. 治疗仪允许使用一般交通运输工具，但须防止运输过程中的剧烈冲击、震动及雨雪淋溅。亦可按供货合同规定的方法运输，但不得与腐蚀性的物品混装、混运。

16. 包装后的治疗仪，应贮存在环境温度 -40 ~ +55℃，相对湿度不大于95%，大气压力 50 ~ 106 kPa，无腐蚀性气体，通风良好的室内。

,7. 辐射芯片损坏，应购买符合 GB9706.1—2007 要求的元器件。建议向原厂家购买辐射芯片，由专业电工将防护罩拆开后，取下防护网罩进行更换。在更换前，请务必断开电源。

18. 多源治疗仪在使用时应避免在电力站、通信基站等具有强电磁干扰环境下使用，以免设备受干扰导致安全方面的危险。

19. 治疗仪辐射头内温度较高，为避免因线路老化造成意外事故，治疗仪最长使用年限为6年或24 000 h。

20. 多源治疗仪在使用期限满后，其电路板、元器件、外壳、管道等设备部件可能会对环境造成污染，因此建议应根据国家相关规定对设备部件进行处理：对可回收的部件应回收，不可回收的按相关规定进行处理。

21. 整机使用寿命为6年。

22. 若发生机电故障应向厂家咨询，由厂家的专业人员维修，以确保使用安全。

（高轶诸）

第二节　气压治疗仪

一、基本简介

压力疗法是指对肢体施加压力，以改善肢体血液循环或提高心、脑、肾等重要器官的血流量，以纠正上述组织器官缺血、缺氧，达到治疗疾病的目的的一种治疗方法。

早在17世纪，Fabricine 就提出持续对手部加压可促进手功能的恢复；1968年 Larson 等开始应用压力疗法治疗烧伤后瘢痕，取得了良好的临床效果。国内最早于20世纪80年代开始应用压力疗法，经过国内外广大康复工作者的努力及实践，压力疗法从种类到应用都得到了丰富和推广，目前在临床康复中有多种应用方法。

压力疗法可分为正压疗法、负压疗法和两种压力交替的正负压疗法。假设正常的环境下大气压为零，则把高于环境大气压的压力称为正压，低于环境大气压的压力称为负压。

压力疗法通过改变机体的外部压力差，从而改善因血液黏滞度增大或有形成分性质的改变而引起的物质交换障碍，还可以促进血管内外之间的物质交换，促进溃疡、压疮等的愈合以及机体组织的再生修复和水肿的吸收等。

目前临床上常用的方法包括改善血液淋巴循环的正压循环顺序疗法（肢体加压疗法）和防治瘢痕增生的皮肤表面加压疗法（压力衣）。在正压的作用下，受压组织中的各种流体克服阻力，迅速向外扩散，使停滞在组织中的各种病理、代谢和输送物质迅速排出。

间歇性充气加压治疗仪是采用阶梯式压力挤压肢体，促进组织液回流的装置。一般临床上主要用于术后或卧床患者深静脉血栓的预防。因其治疗无侵入性、操作简单、便于使用，淋巴水肿患者亦喜欢在家庭使用治疗淋巴水肿。

在国内，现在已经广泛应用于康复科、骨科、内科、妇科、风湿科、心内科、神经内科、周围神经血管科、血液病科、内分泌科、ICU等。在应用中，其展现出了以下特点：

1. 安全、绿色、无创伤，符合现代医学发展方向。

2. 治疗舒适。

3. 治疗成本低廉。

4. 治疗设备操作越来越简单，医用、家用皆可以，效果有保证。

5. 对某些疾病具有多重功效。

6. 病种的治疗越来越广泛。

二、工作原理

间歇性充气加压治疗仪的原理是利用气密室（单腔或者多腔）气囊可以依次充气与放气，对肢体和组织循环施加压力。位于远心端的腔室先充气加压，进而向近心端连续进行，如此可对整个肢体产生均匀有序的挤压，促进静脉血向近心端回流。这些气密室产生的梯度压力为100%→80%→60%，模拟人体所需的肢体远端至心脏的压力差异，增加静脉血流速度，有助于增加静脉回流，减少水肿，甚至可以增加动脉受阻肢体的动脉血流。还可预防凝血因子的聚集及对血管内膜的黏附，防止血栓形成；增加纤溶系统的活性，刺激内源性纤维蛋白溶解酶活性；加速新陈代谢，提高人体体温。有助于预防血栓的形成，预防肢体水肿，能够直接或间接治疗与血液淋巴循环相关的诸多疾病。

通过被动均匀的按摩作用，随着血液循环的加速，间歇性充气加压治疗仪可以加速血液代谢废弃物，促进炎症因子、致痛因子的吸收。可以防止肌肉萎缩，防止肌肉纤维化，加强肢体的含氧量，有助于解决因血液循环障碍引起的疾病（如股骨头坏死等）。

该仪器对机体产生的生物学效应分为以下两个方面：

1.血液动力学效应

人体静脉管壁比较薄，对外部压力非常敏感，受到挤压后，管腔内的血液会向阻力较小的方向流动。

2.血液学效应

物理刺激调动生理机制，能增加纤维系统活性，无论正常人或有静脉血栓的患者，使用后即能刺激内源性纤维蛋白溶解活性。

三、基本结构

任何一款间歇性充气加压治疗仪都由主机、电源线、气管管路、套筒几部分组成。

间歇性充气加压治疗仪主机前面板如图1-5-3所示。

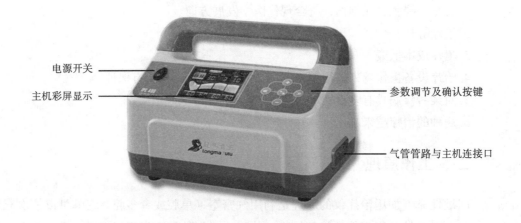

电源开关

主机彩屏显示

参数调节及确认按键

气管管路与主机连接口

图1-5-3　间歇性充气加压治疗仪主机前面板示意图

常用套筒示意图如图1-5-4到图1-5-7。

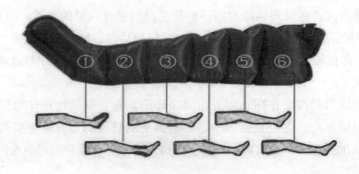

① ② ③ ④ ⑤ ⑥

图1-5-4　下肢套筒六腔款

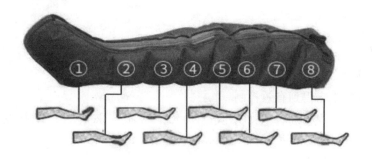

图1-5-5 下肢套筒八腔款

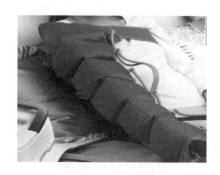

图1-5-6 上肢套筒

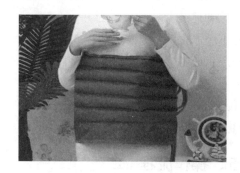

图1-5-7 腹部套筒

四、临床应用

【应用范围】

该治疗仪通过对肢体施加周期性的空气压力，促进血液和组织液循环，防止静脉血栓形成，缓解由肢体静脉水肿和下肢动脉缺血引起的水肿、疼痛、酸胀、肢体沉重感、间歇性跛行的临床症状。

该治疗仪主要功能为：

1. 提高组织液静水压。

2. 促进静脉血和淋巴回流。

3. 增加纤溶系统的活性。

4. 减轻水肿后的继发效应，降低疼痛，改善关节活动范围。

【适应证】

1. 上、下肢体水肿。

2. 瘫痪的患者。

3. 糖尿病足、糖尿病末梢神经炎。

4. 糖尿病足肢体麻木者。

5. 肢体血液循环不良者。

6. 静脉功能不全。

7. 中老年人。

【禁忌证】

1. 下肢深静脉血栓症、血栓性静脉炎或肺栓塞。

2. 肢体重度感染未得到有效控制。

3. 下肢局部情况异常者（如皮炎、丹毒、坏疽、脓肿、近期接受皮肤移植手术）。

4. 有出血或出血倾向者。

5. 下肢血管严重硬化或其他缺血性血管病。

6. 感觉迟钝者。

7. 下肢严重畸形、水肿等。

8. 严重心力衰竭。

9. 心源性水肿。

10. 肾源性水肿。

11. 未经纠正的重度高血压。

五、操作流程

【评估】

1. 患者准备

（1）评估患者意识状态、合作程度、活动情况，体位恰当。

（2）掌握患者病史，符合适应证，无禁忌证。

（3）熟悉患者肢体或治疗部位情况（有无出血倾向、有无尚未结痂的溃疡或者压疮）、有无血栓史、局部血运情况。

（4）做好患者解释沟通工作，交代治疗时的有关注意事项、治疗所需要时间，使得患者配合治疗。

（5）穿裤子、袜子。

2. 环境准备

（1）安静，光线适宜，温、湿度适宜，必要时屏风遮挡。

（2）整理床单位。

（3）核对床头卡上的床号、姓名、住院号与医嘱单上的是否一致。

3. 用物准备

医嘱执行单/医用PDA、气压治疗仪（性能良好）、病号服、袜子（患者自备）、电源、卷尺。

4. 护士准备

衣帽整洁、着装规范，正确洗手，佩戴口罩。

【操作流程】

1. 做好准备。推用物至床旁，再次检查用物、环境、自身仪表。

2. 解释核对。采用两种以上身份识别方法进行患者身份确认（如：腕带+提问），核对患者的床号、姓名、住院号，核对医嘱内容。向患者解释操作目的、方法、注意事项，并简要介绍配合要点，取得患者配合。

3. 开机。悬挂气压治疗仪主机于床尾或治疗车，插上电源插头，开启电源开关键，治疗仪呈待机状态。

4. 体位准备。根据患者具体情况，安置合适体位；可取平卧位，外展患肢，引流管妥善固定，整理衣裤，注意保暖。

5. 选择合适的套筒。根据患者情况、治疗部位及医嘱，选择合适的套筒（如：按照测量的患者小腿、大腿腿围长度选择合适型号的腿套），将套筒正确连入主机。

6. 穿戴套筒。给患者穿戴好合适的套筒，应避免与皮肤直接接触，以免引起皮肤不适；妥善固定气管导管，以防脱出；对于腿套，膝关节部位应暴露在腿套之外，连接管位于肢体上方，没有扭曲、打折的现象，套筒的松紧度以能伸进两指为宜。

7. 设置合适的模式、压力和时间，每次的治疗时间建议为25～30 min。

治疗中观察患者反应，再进一步调整模式、压力和时间等参数。

8. 操作中查对与观察。再次查对患者信息及医嘱内容，再次检查连接管道无扭曲、受压、充气囊置于肢体下方、松紧适宜（间隙能伸入两指为宜），确认正确后按启动键开始治疗，治疗过程中密切观察患者的情况，包括生命体征、面色、疼痛情况，检查患者的皮肤情况，如患者主诉不适或者异常，应立即停止治疗。

9. 治疗完毕。机器自动停止，关机，断开电源。

10. 整理床单位。协助患者采取舒适的体位，整理用物后，洗手。

11. 操作后查对及医嘱执行。操作后再次查对患者信息及医嘱内容，准确无误后书写护理记录（记录气压治疗的时间，完成情况，患者反应）。

12. 健康宣教。指导肢体活动的方法和要点，对于可行走的患者鼓励其下床活动。

13. 消毒仪器。回治疗室，对气压治疗仪的机体、电源导线、气管管路，用消毒毛巾进行擦拭。用75%酒精的消毒液气雾剂喷洒消毒处理套筒，有污染时清洗消毒。将整理好的套筒、气管和电源线放入专用治疗车下方的整理箱内。

14. 定点放置。将气压治疗仪放于指定位置，便于取用。

【注意事项】

1. 治疗前检查设备是否完好。

2. 注意禁忌证，必须询问有无血栓病史、有无出血。

3. 每次治疗前检查患肢，若有尚未结痂的溃疡或压疮，如有应加以隔离保护后再进行治疗，若有出血伤口则应暂缓治疗。

4. 治疗应在患者清醒时进行，患者应无感觉障碍。

5. 操作者注意根据患者情况（如患者胖瘦）选择好压力。

6. 治疗过程中应注意观察患肢的肤色变化情况，并询问患者的感觉，根据情况及时调整治疗压力级别。

7. 向患者说明治疗作用，解除其顾虑，鼓励患者积极参与配合治疗。

8. 告知家属及患者不要自行调整参数，以免给患者带来伤害。

9. 对老年患者，血管弹性差的患者，压力值开始时应较低，逐步增加到患者能够耐受为止。

10. 患者如果暴露肢体/部位，请注意穿一次性棉质隔离衣或护套，防止交叉感染。

11. 下肢套筒的正确使用

（1）使用前应测量下肢周径以确定压力腿套的型号，确定无使用禁忌后即开始使用。

（2）拉链锁头向下至拉链底部（下止）5～10 cm，建议不要让拉链全部拉开。

（3）患者下肢伸入套筒内，足跟紧贴套筒踝部拐弯处。

（4）拉链上止大腿根部，扣上尼龙搭扣。

（5）在关闭拉链的过程中，应避免内衬进入拉链，造成拉链闭合不畅。

12. 上肢套筒的正确使用

（1）用另一侧手提起套筒袖山（套筒最高处）部位，把需要治疗的上肢伸入套筒内。

（2）袖山应尽量靠近颈部。

（3）袖下紧贴腋窝。

（4）两条尼龙扣带于对侧腋窝处交叉扣牢。

13. 插拔套筒上连接气管时，须一手固定套筒插口处，一手垂直插拔连接气管。

14. 在治疗过程中出现患肢疼痛或不适，首先检查足踝部是否自然放松，位置是否合适，足踝部是否呈背曲位，足趾有无叠加、弯曲。

15. 建议临床多备用几套套筒使用，有条件的患者建议购买一次性套筒，防治交叉感染。

16. 治疗过程中多巡视患者，及时处理异常。

17. 注意通气筒不要落地，用后将套筒、通气筒、电源线一同放进储物栏。由当班护士负责。

注意：所有加压疗法开始前，都应为患者进行全面血管检查，以排除严重的外周动脉性疾病。

若患者足背动脉搏动减弱或消失，应计算该侧的踝肱指数，即计算肱动脉收缩压与足背动脉或胫后动脉的收缩压（取二者中较大值作为踝部血压）的比值。

如果患者患有动脉硬化性疾病或者糖尿病，需要进行踝肱指数（光学体积描记法）的测量。测量原理是使用由发光二极管与光传感器组成的光电设备探测皮肤血流的改变。测量时利用脚趾袖带充气后放气，当放气使袖带压力达到足趾收缩压时，可以检测到波形。用肱动脉压力除以得到的足趾动脉压力，即可得到踝肱指数。正常情况下，踝肱指数应大于0.7。

一般认为当患者的踝肱指数大于0.8的时候，采用加压疗法是安全的。但当踝肱指数在0.5～0.8时，建议降低压力进行治疗，同时推荐患者前往血管专科门诊进行评估。当踝肱指数小于0.5的时候，应避免使用加压疗法，仅在血管科专家会诊后可考虑采用间歇加压疗法。

六、常用参数调节

间歇式充气加压治疗设备的参数可进行调节，包括压力、模式与循环时间等。治疗时，要求患者放松，为增强治疗效果，应略抬高患肢。加压间歇时间一般设定为10～15 s，治疗时间为每次25～30 min，每日1～2次，15～20天为一个疗程，每个疗程中间休息1周左右。如病情需要，可实施第二个疗程。根据患者承受程度设定压力，初始时压力设置较低，适应后逐渐增加到有效压力。

间歇式充气加压治疗仪设备的参数：

（1）每腔压力0～200 mmHg，单独可调，可设为零压力跳过伤口或脆弱部位。

（2）工作时间5～99 min。

（3）循环充气间隔时间0～90 s。

（4）腔室压力保持时间0～12 s。

（5）预防模式，适用于防止下肢静脉血栓形成。

（6）静脉模式，适用于静脉回流不好的患者。

（7）水肿增强模式，适用于兼有严重水肿患者。

（8）动脉组合模式，适用于下肢动脉缺血情况。

（9）轻柔按摩模式，适用于老年患者及虚弱患者。

（10）主机自动检测套筒类型，并有实时压力检测及提示功能；

（11）可选单肢体治疗或双肢体同时治疗。

可根据每个患者的疾病类型、分级和局部表现对间歇式充气加压治疗进行量化。针对不同的疾病及病情，间歇式充气加压可以发挥抗血栓形成和促进微循环、清除血液中代谢废物、改善氧和物质交换等功能。不同功能，对应设置的压力、模式、频率等参数相应有所不同，应根据患者自身情况及医嘱进行参数设置。

1.静脉血栓栓塞症的预防

（1）压力：非梯度性为30～45 mmHg；3级梯度为100%，80%，60%；制造商的内置梯度。

（2）模式：静脉模式。

（3）治疗时机：手术（从手术到自由行走）；临床科室（从入院到出院）。

（4）频率：术后3～4天，4次/天，然后2次/天；其他科室，2次/天。每次25～30 min。

（5）套筒：全长或大腿高的套筒更好。

2. 淋巴水肿

（1）压力：40 ~ 50 mmHg；上限为 60 mmHg。

（2）模式：水肿增强模式。

（3）频率：2 次/天，每次 30 ~ 60 min，3 ~ 4 周/疗程。

3. 下肢外周动脉疾病

（1）压力：60 ~ 80 mmHg。

（2）模式：动脉优于静脉。

（3）频率：每天 1 ~ 3 h，持续数月。

4. 康复治疗

（1）压力：60 ~ 80 mmHg。

（2）模式：轻柔按摩模式或静脉模式。

（3）频率：每次 25 ~ 30 min，（2 ~ 3)次/天；疗程根据患者的康复情况而定。

七、常见报警及仪器故障处理

间歇式充气加压治疗仪是一种电子产品，在长期使用过程中，有可能出现某些故障。由于使用者或医护人员的维修能力和检测设备所限，有的故障不一定能修好，需要报修。有些故障，可以修好。下面列举两种故障现象及产生的可能原因（表 1-5-2），仅供维修时作为参考。

表 1-5-2　间歇式充气加压治疗仪故障分析与排除示例表

故障现象	原因分析	排除方法
通电后无任何显示	电源未接通	检查有无 AC 220 V 供电电源，治疗仪的电源插头与插座是否连接良好
	电源保险丝熔断	更换新的保险丝
无输出	输出连接管损坏	更换输出连接管
	气囊连接管与主机连接处松动	将气囊连接管与主机重新连接
	输出管路折弯或破损	更换气囊连接管

八、日常维护与管理

1. 仪器的清洁

（1）仪器及附件平时应放置于阴凉、干燥的地方，避免潮湿、灰尘和阳光直接照射。

（2）若长时间不用，应放置在包装箱内。

（3）设备正常使用过程中，只需正常的清洁维护即可。

（4）需要清洁时，可用干净毛巾或酒精擦拭仪器表面。

（5）请不要用油、苯、汽油、化学品清洁仪器。

2.套筒清洁与消毒处理

根据《医疗机构消毒技术规范》低度危险性物品，宜采用低水平消毒方法，或做清洁处理。

（1）每周要做清洗消毒套筒一次，套筒若被血液、体液污染，应在清洗的基础上用含有效氯500 mg/L溶液浸泡消毒30 min后再清洗干净，晾干备用。

（2）每次使用后用75％酒精的消毒液气雾剂喷洒消毒处理，有污染时清洗消毒。

（3）臭氧消毒机做终末处理。

（4）建议临床多备用几套套筒，有条件的患者建议购买一次性套筒，以防交叉感染。

（5）根据使用经验：用阿司匹林片剂溶解后清洗有血渍的套筒效果更佳。

（6）绝对禁止使用油、苯、汽油、化学品等清洁套筒和导气管。

（李林珊）

第三节　电动气压止血仪

一、基本简介

止血带是用于四肢大出血急救时简单、有效的止血方法，它通过压迫血管阻断血行来达到止血目的。自1886年埃斯马发明了橡皮管止血带起，人们一直在临床应用中不断地探索和研究，经历了数次的改进过程，其功能已从单一化，逐渐发展成了多元化。由马丁橡胶膜带逐渐发展到手动空气止血带，直至现如今的电动气压止血仪。通过实践，众多学者对气压止血仪的使用时间、并发症及其防治有了较统一的认识，但对止血仪充气压力还存在争议。如何选择最适合患者的充气压力值，既发挥其良好的止血效果，又减少并发症的发生，进一步提高止血仪使用的安全性和有效性，是今后研究的方向。电动气压止血仪在骨科中应用日益广泛，其能有效控制术中出血，保持手术视野清晰，方便手术操作，缩短手术时间，减少血液资源浪费，减轻患者的经济负担。但如使用不当或使用时间过长，可造成远端肢体缺血、坏死，造成残疾。

电动气压止血仪因具有压力达到设定值自动停止泵气、保持恒定压力、漏气时自动补气到设定压力、术中可随时增减压力、自动计时、达到设定时间自动脉动式放气等优点，成为临床止血时的首选。电动气压止血仪采用电脑数字化控制，通过高效气泵快速泵气，充气于止血带，从而压迫肢体阻断血流，达到止血效果，经过研究电动气压止血仪应用于四肢手术，止血效果好，可避免或减少并发症的发生。目前，电动气压止血仪已经在临床中得到了广泛应用。

电动气压止血仪的应用有效地控制了术中出血量，确保切口无渗血，达到术野清晰、方便手术者操作、缩短手术时间等目的，并且在应用中安全可靠、操作灵活简便，是保证无血手术必备的理想器材。为了有效地避免或减少并发症的发生，手术室护士必须熟练掌握电动气压止血仪的性能、操作方法及针对性地对患者做好术前访视工作，做好完善的护理工作，预防并发症发生，确保无血手术的安全保障是手术成功的关键。VBM2*500ELC止血带仪（单/双气囊止血带）的规格如表1-5-3。

表5-3-1　VBM2*500ELC止血带仪(单/双气囊止血带)规格

项目	具体信息
重量（桌面仪器）	8.1 kg
尺寸	
长	150 mm
宽	320 mm
高	300 mm
电压（可选）	230 V
安全频率	50~60 Hz
耗电量	100 VA
保险丝	2*2A（T）
操作压力	2 bar
调节范围	0~600 mmHg
调节准确度	±2~3 mmHg
调节压力限制	600 mmHg
测量显示准确度	±10 mmHg
时间报警	时间归零时报警（倒计时功能）
噪音水平	<70 dB（A）
连接管线	蓝色及红色螺旋管（以区别双侧肢体），带卡锁接口
环境条件	−10~+60℃
运输、储存	10~40℃
操作	无冷凝条件大气湿度30.95%

二、工作原理

（1）电动气压止血仪主要由主机、气囊止血带、电源线3部分组成，采用电脑数字化控制，可以电子调控，将电子气压止血仪作用于止血的创面，可以有效制止创面出血情况。设置参数，通过高效气压泵快速泵气，充气于止血带，从而让止血带压迫肢体，暂时性阻断血流流向肢体，阻断血液循环，为手术过程提供一个无血的手术视野，同时还能减少手术过程中的出血量，有利于手术操作过程。

（2）开始使用时，气压泵快速泵气，当压力到达设定值时，自动停止泵气，当系统中有微小的漏气时，气泵及时补气，保持恒定设定压力；当肢体位置改变引起袖带压力变化时，随时放气或补气，保持止血带恒定的压力；时间设置好后，自动计时，剩余10分钟时自动报警提示，时间到，不会自动放气。

三、基本结构

电动气压止血仪基本结构见图1-5-8到图1-5-12。

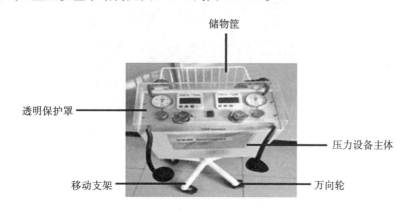

图1-5-8　电动气压止血仪主体

1.储物筐：用于储放止血带。

2.透明保护罩：保护仪器装置。

3.移动支架：支撑仪器主体。

4.万向轮：移动及固定支架。

5.计时器彩色螺旋管（蓝色／红色）：带有自锁接头，连接止血带。

6.手动充气球囊：断电时自动切换至手动模式（安全系统），止血带系统中原设定的止血带压力保持不变，此时止血带需要通过手动充气球囊继续充气，按下放气按钮，可使止血带放气。

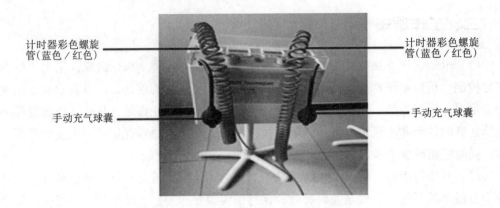

计时器彩色螺旋管(蓝色／红色)　　　　　　　　　　　　　计时器彩色螺旋管(蓝色／红色)

手动充气球囊　　　　　　　　　　　　　　　　　　　手动充气球囊

图 1-5-9　电动气压止血仪压力连接部分

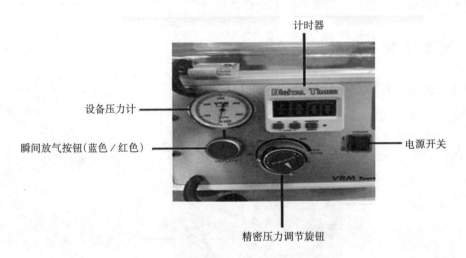

计时器

设备压力计

瞬间放气按钮(蓝色／红色)　　　　　　　　　　　　　电源开关

精密压力调节旋钮

图 1-5-10　电动气压止血仪主体

7.电源开关：接通电源，开电源开关（Ⅰ位），关电源开关（O位），开电源后指示灯显示绿色正常，红灯短暂闪烁以示报警系统启动。

8.设备压力计：压力显示范围为0~600 mmHg，始终显示实际止血带压力。

9.瞬间放气按钮（蓝色／红色）：充气后，持续按压瞬间放气按钮，压力降至0 mmHg，松开按钮压力回归设定的压力值。

10.精密压力调节旋钮：精确调节压力，顺时针调节为充气压力变大，逆时针则为变小，调节范围为0~600 mmHg。

11.计时器：最多可预设99分59秒，当倒计时完毕时间归零时，红色 LED 闪烁，同时发出声音报警，从这时开始正计时。此外该计时器无记忆功能，计时器有电池，按键详见图1-5-11。

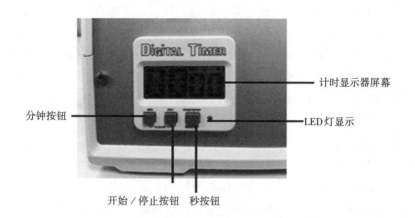

计时显示器屏幕

LED灯显示

分钟按钮

开始／停止按钮　秒按钮

图1-5-11　计时器

（1）计时显示器屏幕：左边数字为分钟，右边数字为秒。

（2）LED灯显示：当倒计时完毕时间归零时，红色LED闪烁。

（3）分钟按钮：设置分钟数。

（4）秒按钮：设置秒数。

12.止血带：VBM单/双气囊止血带有颜色编码，单气囊止血带为蓝色，双气囊止血带为蓝色（近心端）和红色（远心端）。见图1-5-12。

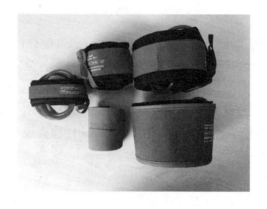

图1-5-12　止血带

四、临床应用

【应用范围】

电动气压止血仪为一种电动设备，配有止血带，为骨科做肢体手术而设计，可应用于急诊抢救室及手术室，作为四肢大出血的急救及外科肢体手术的辅助工具。

【适应证】

（1）电动气压止血仪可用于四肢大出血时急救，是简单、有效的止血手段，它通过压迫血管阻断血行来达到止血目的，并能很好的控制压力。

（2）电动气压止血仪为外科肢体手术维持一个安全无血的区域，如某些骨折复位、膝关节、手、手指或肘部关节镜检查、骨移植、创伤性或非创伤性截肢术、肿瘤和囊肿切除术、皮下筋膜切开术、神经损伤、肌腱修复等。当患者肢体需要手术时，应先将手术肢体的血液自肢体远心端驱赶向近心端，然后给缠在肢体近心端的止血带充气，充气后止血带起到了阻止血液向远心端流动的目的，由此在手术区域形成暂时的无血区，以便手术顺利进行。

【禁忌证】

1.伤肢远端明显缺血或有严重挤压伤时禁用止血带。

2.不要在有爆炸危险的区域使用止血仪，这可能导致麻醉剂和消毒剂爆炸。

五、操作流程

【准备】

1.患者准备：体位舒适、适合操作。

2.环境准备：环境整洁安静、温度适宜、光线良好。

3.用物准备：手套、电动气压止血仪、无菌敷料、无菌纱布、棉垫、绷带、薄垫。

4.护士准备：着装整洁，洗手、佩戴口罩及手套。

【操作流程】

（一）评估

1.病情：了解出血部位、出血量、出血性质，患者配合程度。

2.仪器：检查压力是否归零，检查控制板上的主电源开关在关闭状态。插上电源，开启设备，电源指示灯亮绿灯，充气达到600 mmHg最大压力，按瞬间放气按钮，压力降至0 mmHg，松开按钮压力必须回归设定的600 mmHg，将压力设置为"0"，关闭电源，用手动充气球囊充气，可以达到600 mmHg检查设备压力计上止血带系统的压力稳定性，在5分钟内设备压降不得超过30 mmHg。

（二）操作过程

1.告知患者操作目的，注意患者情绪反应、合作程度，做好人文关怀，必要时做好患者隐私保护。

2.使用止血带前将患肢抬高2~3分钟，先用无菌敷料覆盖伤口，然后用纱布、棉垫或绷带做成垫子放在无菌敷料上，再用绷带加压包扎。

3.置电动气压止血仪于床旁：检查电源线连接处的情况，保证接通电源后能够正常开机，打开设备电源，电源指示灯为绿色，把两个精确压力调节器逆时针归零。

4.将VBM止血带平行缠绕出血部位肢体近心端并且用拉扣将其固定（蓝色连管向上），系好扎带以确保止血带不滑动。

5.将止血带上的蓝色连管与机器上的蓝色螺旋管连接并拧紧，要旋紧接口以保证连接安全。

6.根据出血情况按最低期望值给止血带充气。把压力调节钮的压力设定到期望值，止血带机会自动给止血带充气到期望值，也可手动按压气囊调节，实际止血带压力值会立刻显示在压力显示计上。

7.根据病情设定使用时间。

8.向患者交代注意事项。

9.整理用物及床单位。

10.脱手套，洗手。

11.做好记录。

【注意事项】

1.电动气压止血仪要连接带有地线的电源，请使用三向插口，检查压力调节器在电源打开之前设定在零。

2.电动气压止血仪应远离水源，仪器后部的电源要保持干燥，仪器内部进水不得使用。

3.VBM单/双气囊止血带有颜色编码，单气囊止血带为蓝色，双气囊止血带为蓝色（近心端）和红色（远心端），确保VBM止血带红色一端放置在远心端。

4.建议在皮肤与VBM止血带之间加一层薄垫，因为硅胶材料与皮肤接触时，可能使皮肤有皱褶，而给皮肤带来损伤。

5.封紧护套的边缘，不让液体（消毒液）浸入皮肤与止血带或垫布之间。因为浸入液体再加上止血带的压力有可能使皮肤产生化学性烧伤。

6.当止血带没有放置于合适位置时不要给止血带充气。

7.操作过程中要持续检查止血带压力，仪器的测量永远显示当前止血带的准确压力。

8.止血带的压力可以通过压力调节钮在任何时刻调节。手动模式和压力调节器是互不相干的，如果在仪器接通电源开机的情况下，通过手动充气球调节压力，止血带无论如何都会充气到压力调节钮设定的压力值，因此检查压力调节钮的位置是十分重要的。

9.电动气压止血仪可以通过手动充气球进行手动操作。这样有两个益处，在不供电的情况下使患者不用移动，在原位就能进行手术。在停电的情况下手术仍可正常进行。在断电或停电的情况下，电动气压止血仪自动转换为手动模式，仪器工作仍然进行，这意味着在止血带系统中，设定的止血带压力仍然继续保持，未来为止血带的充气必须由手动充气球完成，止血带的放气可以通过持续按压红色、蓝色的瞬间放气阀完成。考虑到手动操作可能的泄露问题不能自动补偿，所以设备一般情况下要在有电源的情况下工作，手动安全系统仅仅是以防电源故障时的一个附加选择。

10.按量低期望值给止血带充气，建议止血带上肢压力不超过300 mmHg，下肢不超过400 mmHg。

11.操作之后，止血带必须要缓慢放气，逆时针旋转压力调节钮至零。

六、常用参数调节

（一）压力调节器

通过顺时针旋转压力调节钮调节压力，最大可调至600 mmHg，按住瞬间放气按钮，压力降至0 mmHg，松开按钮压力将回归设定的压力值。断电时自动切换至手动模式（安全系统），止血带系统中设定的止血带压力保持不变，止血带需要通过手动充气球囊继续充气，按下放气按钮，可使止血带放气。

（二）计时器

1.正数功能：通过同时按下 MIN 和 SEC 按钮将计时清零。

按下开始按钮来启动或暂时停止正数功能。当正数时，字母 M 和 S 将会在右上角闪烁，此时计时器没有记忆功能。

2.倒数功能通过同时按下 MIN 和 SEC 按钮将计时清零，按下单个按钮 MIN 或 SEC，计时器将被设置，按下开始键开始或暂时停止倒数功能。

七、常用报警及仪器故障处理

（一）常用报警

1.计时器报警：当时间到达零时，红色的 LED 会闪烁，M TIME UP — S 将会在显示屏右上角闪烁，同时将会报警。此时正数计时将自动开始来显示从报警开始过去的时间按下开始键来停止报警，此时时间再次显示预设时间，可以通过按下开始键重新开始计时。

2.电源报警：将面板上的压力调节钮逆时针调至"0"，接通电源，打开电源开关，电源指示灯显示绿色，同时报警红灯短暂闪烁以示报警系统启动。

（二）仪器故障处理

详见表1-5-4，说明：其余故障请联系厂家售后服务。

表1-5-4　VBM2*500ELC止血带仪故障处理

故障现象	原因分析	排除方法
通电后无任何显示	电源未接通	检查有无230 V供电电源，电源插头与插座是否连接良好
	电源保险丝熔断	更换新的保险丝

续表

故障现象	原因分析	排除方法
无充气压力	充气压力泵或压气调节钮损坏 彩色螺旋管连接管与主机或止血带连接处松动 彩色螺旋管连接管或止血带气囊破损	更换充气压力泵或压气调节钮 彩色螺旋管连接管与主机或止血带 连接处重新连接 更换彩色螺旋管连接管或止血带
无压力显示	压力表损坏	更换压力表
无计时显示	计时器损伤	更换计时器

八、日常维护与管理

(一) 仪器的清洁

1.清洁设备前，关闭电源，拔除电源线。

2.清洁：用一块微湿的软布擦拭仪器。

3.消毒：擦拭设备，用一块沾湿低浓度消毒剂的毛巾擦拭，消毒剂为普通市面可买到的消毒剂，千万不要把设备浸泡于液体中。

4.灭菌：不要对止血仪灭菌。

(二) 止血带的清洁

此设备非无菌设备，在第一次使用和每次使用时请参照再处理规程表进行处理，不适当的处理可能导致设备损坏。使用者必须确认规程，设备和附件，并且在每次再处理时遵从使用参数。硅胶设备禁止接触油和油脂。

1. 自动清洁/消毒

（1）注意消毒器具、洗涤剂的使用：使用去离子水。

（2）注意清洁药剂和消毒剂的使用：当使用碱性清洁剂时，清洁剂随后必须被中性化，不要使用干燥的清洁剂。

（3）止血带上的管道连接处必须用适合的塞子封住来阻止液体渗透进入硅胶囊。

（4）将设备松散摊开放置于冲洗器上。

（5）用20℃去离子水预冲洗，暴露时间1 min。

（6）用去离子水和Sekumati预清洁剂（浓度：0.5%）。

（7）用Sekumatic FNZ 20℃中和2 min（剂量：0.1%）。

（8）用20℃去离子水冲洗，暴露时间2 min。

（9）用去离子水，在9℃热灭菌5 min。

（10）在100℃干燥。

（11）检查可见污染，如有必要重复以上步骤。

2. 手动清洁/消毒

（1）注意消毒的使用：在每一次手动循环之前准备好消毒液，使用去离子水。

（2）准备2%的Sekusept Aktiv和20℃的去离子水消毒液，15 min后消毒液即可使用。

（3）将设备在消毒溶液中放置15 min，确保整个设备被溶液浸泡。

（4）仔细地用去离子水漂洗掉消毒溶液，残留的消毒溶液可能会缩短设备寿命或者导致材料损坏。

（5）将无卷曲的设备挂在一个滤水器上干燥。

（6）检查可见污染，如有必要重复处理。

3. 擦拭消毒

用于基于酒精适合的便捷表面消毒。当选择一个产品来消毒时，应该使用适合的消毒剂。擦拭消毒后，设备必须对看得见的污染进行视检，如有必要，重复擦拭消毒。

4. 灭菌

（1）轻卷止血带消毒，并且用带子轻巧地固定。

（2）设备或消毒包禁止受到机械损坏。

（3）自动或手动清洁和消毒过之后，设备必须包好于适合蒸汽灭菌的包内。

（4）设备必须用少量真空工艺蒸汽灭菌。

（5）暴露时间5分钟，134℃。

（李宁香　张潇予）

第二篇

重症监护仪器设备

第一章

呼吸支持设备

第一节　有创呼吸机

一、基本介绍

有创呼吸机属于呼吸机的一类，有创呼吸机又称多功能呼吸机，在生物体自主呼吸不能满足正常生理需要时，用来支持呼吸，适用于各类医疗机构。其可用于心肺脑复苏的呼吸支持，各种原因导致的急性呼吸功能不全或氧合功能障碍，如术中、术后呼吸支持及其他需要呼吸机治疗者。以下介绍以 Puritan Bennett 840 呼吸机为例。

二、工作原理

有创呼吸机的工作原理是一种人工的机械通气装置，用以辅助或控制患者的自主呼吸运动，以达到肺内气体交换的功能，降低人体的消耗，以利于呼吸功能的恢复（见图 2-1-1）。

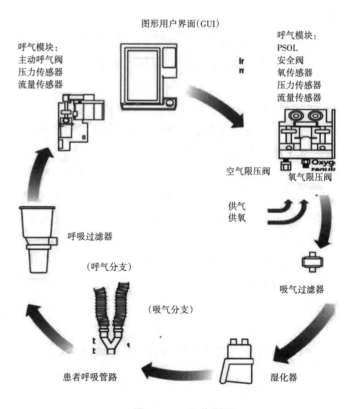

图形用户界面(GUI)

呼气模块：
主动呼气阀
压力传感器
流量传感器

呼气模块：
PSOL
安全阀
氧传感器
压力传感器
流量传感器

空气限压阀

氧气限压阀

供气
供氧

呼吸过滤器

（呼气分支）

吸气过滤器

（吸气分支）

患者呼吸管路

湿化器

图 2-1-1　工作原理

三、基本结构

（一）Puritan Bennett 840 呼吸机

1.操作者通过 GUI 触摸屏、屏外按键和 GUI 旋钮来选择呼吸机参数并输入数据。GUI CPU 处理信息后存储到呼吸机内存。BDU CPU 根据存储的信息来控制和监测患者吸入和呼出的气体流量。两个 CPU 对新的呼吸机参数或报警限进行相互传输和校验。然后每个 CPU 会不间断地进行操作和数据完整性的后台校验。

2.压力与流量触发

（1）呼吸机采用压力或流量触发来确认患者的吸气努力。采用压力触发时，呼吸机监测患者回路中的压力变化。当患者吸气使气道压力下降并达到压力触发灵敏度设置值时，呼吸机就进行一次通气。

（2）采用流量触发时，呼吸机监测吸气和呼气流量传感器测量值之差。由于呼吸机送出的基础流量保持恒定，在患者吸气时，呼吸机会监测到呼气流量的下降，也就是说吸气端和呼气端流量的差增大了。当这一差值达到流量触发灵敏度的设置值，呼吸机就进行一次通气。

（3）如果患者没有吸气，那么吸气端和呼气端流量差的增加就可能是由于传感器故障或患者端漏气造成的，为补偿患者端的漏气量，避免误触发，操作者应加大流量触发灵敏度的设置值。

（4）作为流量触发的后备方式，压力触发同时有效，触发灵敏度默认为 $2\ cmH_2O^*$，这一数值是既能足以避免误触发同时患者触发又可以确认的最敏感的设置值。

3.气体混合

（1）钢瓶、墙壁或压缩机（只供应空气）中的空气和氧气通过管道和接口（接口有多种型号）进入呼吸机，在呼吸机内部，将空气和氧气调节至适当压力，并按预设的氧浓度进行混合。

（2）呼吸机通过吸气模块将混合的空气和氧气输送给患者，吸气模块内的电流式氧传感器用来监测吸入气的氧浓度，电流式氧传感器产生的电压与氧浓度成正比，如果氧传感器打开，氧浓度的监测值超过或低于设置值的 7%，或在氧浓度稳定后监测值低 18%，就会发生报警。

（3）吸气模块还包括一个安全阀，其作用是在必要的时候（例如患者管路打折或堵塞时）释放过高的气道压力，另外吸气模块会根据操作者设置的湿化类型调节吸入气的温度和湿度。

4.吸气气路

（1）呼吸机的吸气气路包括两个基本相同的并联通路，氧气通路和空气通路，吸气气路最主要的部分就是两个比例电磁阀（PSOLs），其作用就是控制送气的流量，

---

* $1\ cmH_2O \approx 100\ Pa$。

BDU CPU根据氧气和空气流量传感器的反馈和患者回路中的压力信号来控制这两个比例电磁阀。

（2）于是，呼吸机按照操作者设置的参数给患者输送混合气体，空气和氧气混合后经患者管路送出，通过管路上的Y形管后进入患者呼吸系统内。

5.患者呼吸管路

患者呼吸管路位于呼吸机外部，是呼吸机和患者之间的气体通路，由以下部件组成。

（1）吸气过滤器：防止患者与呼吸机之间的交叉污染。

（2）湿化器：连接在患者呼吸管路上。

（3）患者呼吸管路的吸气支与呼气支：输送患者吸入和呼出的气体。

（4）集水杯：防止呼气气路受到呼出气体中大量湿气的影响。

（5）呼气过滤器：防止患者呼出气中的微生物和颗粒物质进入室内空气中或呼吸机呼气气路中。

（6）呼吸机在患者吸气与呼气过程中利用软件精确定位，主动控制呼气阀，呼气阀允许呼吸机在强制通气的同时压力过冲最小，PEEP稳定，并且能释放过高的患者呼气压力。

6.AC电源与备用电源系统

（1）呼吸机使用AC电源或备用电源系统（BPS）。

（2）BDU前面板上有一个电源开关护盖，可起到防溅作用，并防止意外关闭AC电源的事件发生。

（3）呼吸机与BPS连接，当AC电源断电时可向呼吸机提供DC电源，在正常环境条件下，充满电的BPS至少可支持呼吸机运行60 min（2007年7月前的机型为30 min），BPS不能为压缩机或湿化器供电，和AC电源供电时不同，当呼吸机由BPS供电时，GUI上面会有相应的指示。

7.呼吸机的紧急状态

（1）紧急状态包括呼吸机停止工作（Vent Inop）和安全阀打开（SVO）。当发生Vent Inop情况时，总会同时伴随SVO状态。SVO状态也可能独立于Vent Inop情况而发生。

（2）如果空气和氧气气源都中断，或检测到堵塞情况，或呼吸机进入Vent Inop状态，呼吸机便会进入SVO状态。

（3）SVO状态下，患者可以在没有呼吸机辅助的情况下呼吸室内空气。在引发紧急状态的情况得到纠正前，呼吸机会一直保持在SVO状态。

（4）当呼吸机进入SVO状态时，BDU前面板上的SVO指示灯会亮起，同时发出高度紧急报警声。

（5）如果故障导致软件无法打开安全阀，在系统压力超出100 cmH$_2$O时，还可以通过一个模拟电路打开安全阀。

（6）如果发生可能威胁到患者通气安全的硬件故障或严重的软件错误，呼吸机会提示进入停止工作状态。

（7）发生 Vent Inop 时，BDU 前面板上的 Vent Inop 指示灯会亮起，呼吸机进入 SVO 状态，并发出高度紧急报警声。

（8）如果发生了 Vent Inop 情况，应立即停止使用呼吸机，等待具备合格资质的维修人员查找原因，排除故障。

（9）呼吸机提示发生 Vent Inop 时，开机自检（POST）一定首先检查呼吸机的功率电平是否合适，主要电子系统的功能是否合格，经过核实后才会恢复正常通气，专业维修人员必须对呼吸机进行修理，排除故障并成功执行 EST 后，才能允许正常通气。

（二）图形用户界面

1. Puritan Bennett 840 呼吸机的图形用户界面（GUI）由 DualView 触摸屏、位于触摸屏下方的屏外按键和一个旋钮组成（见图 2-1-2）。使用旋钮可设置选定控制参数的值。按下"确认"键——旋钮右上方的屏外按键——将选择值或参数输入内存中。

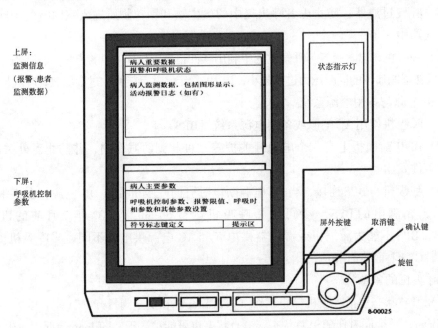

图 2-1-2　GUI 组件以及 DualView 触摸屏上信息位置示意图

2. 用户界面按键与指示灯：图形用户界面上的按键与指示灯说明见表 2-1-1。

表 2-1-1　Puritan Bennett 840 呼吸机 GUI 按键与指示灯

按键或指示灯	功能
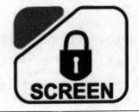	屏幕锁定键：当屏幕锁定键上的黄灯亮时，触摸屏或屏外按键（包括旋钮和"确认"键）不再起作用，再次按下屏幕锁定键时解锁。发生新报警时，屏幕与按键自动解锁

续表

按键或指示灯	功能
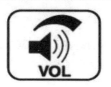	报警音量键：按下该键同时转动旋钮可调整报警音量
	报警静音键：关闭声音报警2 min。静音过程中报警静音键上的黄灯亮起。如果没有更高优先级的报警激活，触摸屏下方显示"报警静音进行中"和一个"取消"键。按"取消"键即可退出报警静音。2 min过去后，系统自动退出报警静音。发生高度紧急报警时，如设备警告、安全阀打开、堵塞以及任何一种气源断开，报警静音即取消。每次按下报警静音键时，静音时间便恢复到2 min。每次按下报警静音键时（无论是否是报警处于激活状态），报警日志中都会记录
	报警复位键：清除活动报警或高度紧急报警复位和取消活动报警静音。每次如果在有活动报警时按下复位键，报警日志中就会做出记录。"设备警告"报警无法复位
EXP PAUSE	呼气暂停键：如果在一次指定呼吸（强制或自主）的呼气期之后是一次时间启动的强制吸气时，可按下该键封闭患者的呼吸管路。呼吸机进行的暂停操作有两种：一种是自动暂停，瞬时按下 EXP PAUSE（呼气暂停）键即可启动，另一种是手动暂停，须持续按住该键来控制。自动暂停操作将会一直持续到压力稳定时为止，然后系统会采集测量数据。暂停持续时间至少为 0.5 s，但不会超过3.0 s。在手动暂停过程中，压力一稳定下来或暂停一结束呼吸机便立即测量。呼吸机将会持续保持在呼气暂停状态，直到操作者松开 EXP PAUSE键时为止。暂停时间不能超过20 s
INSP PAUSE	吸气暂停键：在一次指定的压力或容量强制吸气结束之后，按下该键即可封闭患者的呼吸管路。这种吸气暂停操作可以帮助操作者对患者静态胸肺顺应（CSTAT）、静态阻力（RSTAT）和平台压（PPL）进行测量。吸气暂停操作可以维持肺部的充气状态。呼吸机进行的暂停操作有两种：一种是自动暂停，瞬时按下 INSP PAUSE（吸气暂停）键即可启动，另一种是手动暂停，须持续按住该键来控制。自动暂停操作将会一直持续到压力稳定时为止，然后系统会采集测量数据。暂停持续时间至少为 0.5 s，但不会超过3.0 s。在手动暂停过程中，操作会一直持续到松开 INSP PAUSE 键时为止，但不能超过 7 s。呼吸机在平台期结束时计算 CSTAT 和 RSTAT，并在操作结束时显示计算值。平台期过程中测量 PPL 并持续更新，最终数值在平台期结束时确定

续表

按键或指示灯	功能
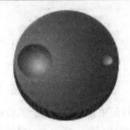	旋钮：调节参数设定值。触摸屏上突出显示的键表示旋钮与该设定值之间有关联。应用时，顺时针转动旋钮使突出显示值增大，逆时针转动旋钮使突出显示值减小
CLEAR	取消：取消呼吸机参数的更改操作
ACCEPT	确认：应用并保存新的呼吸机参数值
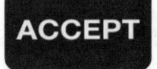	（1）高度紧急情况报警红色指示灯：处于激活状态时该报警指示灯快速闪动；自动复位时会一直亮起 （2）中度紧急情况报警红色指示灯：处于激活状态时该报警指示灯慢速闪动；自动复位时关闭 （3）低度紧急情况报警黄色指示灯：处于激活状态时该指示灯会一直亮起；自动复位时关闭 （4）呼吸机正常工作绿色指示灯：当通气处于激活状态并且不存在报警状况时，该指示灯会一直亮起。如果呼吸机未处于通气模式，例如在维修模式或快速自检（SST）过程中，该指示灯关闭
VENT INOP	呼吸机停止工作（Vent Inop）红色指示灯：呼吸机不能支持通气，需要维修。呼吸机进入安全状态（安全通气）并中断新患者监测数据或报警状态的检测。必须由专业维修人员修理呼吸机、排除故障并成功执行 EST 才允许正常通气。该指示灯会伴随有声音信号，且无法复位
SAFETY VALVE OPEN	安全阀打开（SVO）红色指示灯：呼吸机已进入安全状态并打开了安全阀，允许患者在未得到辅助的状态下呼吸室内空气
BATTERY READY	BPS就绪绿色指示灯：呼吸机感应到 BPS 已安装、可使用，并且估计至少可工作2 s

续表

按键或指示灯	功能
BATTERY ON	电池工作指示灯：当亮起的"BPS 就绪"指示灯右侧的黄条亮时，说明呼吸机正在由 BPS 供电，AC 电源不能维持呼吸机的运行。在使用 BPS 时，无法给压缩机和湿化器供电
COMPRESSOR READY	压缩机就绪绿色指示灯：压缩机电缆和空气源管与呼吸机相连。压缩机已经达到了工作压力但未向呼吸机供气。压缩机电机间断开启，保持压缩室的压力
COMPRESSOR ON	压缩机工作绿色指示灯：点亮时，说明压缩机正在向呼吸机供气。只有当压缩机确实正在向呼吸机供气时，该指示灯才会点亮
DISPLAY （GUI） INOP	GUI 故障红色指示灯：呼吸机已检测到功能异常，使 GUI 无法可靠地显示或接收信息

屏上符号标志键与缩略语：触摸屏上符号标志键，在显示屏下屏左下角即显示出该符号标志键的定义。

3. 表 2-1-2 为呼吸机所使用符号标志键与缩略语一览表。

表 2-1-2　呼吸机所使用符号标志键与缩略语一览表

符号标志键或缩略语	定义
↑	报警上限
↓	报警下限
（图标）	按下该键访问报警日志
（图标）	报警日志包含操作者尚未查看的事件
P %	压力上升时间百分比

续表

符号标志键或缩略语	定义
E_{SENS}	自主呼吸呼气灵敏度百分比
EST	全面自检
f	呼吸频率（呼吸机控制参数）
f_{TOT}	总呼吸频率（监测值）
$\uparrow f_{TOT}$	呼吸频率过高报警
HME	热湿交换器
I : E	吸呼比
O_2	氧浓度监测值（患者监测数据）
O_2	氧浓度 （呼吸机控制参数）
$\uparrow O_2\%$	输送氧浓度过高报警
$\downarrow O_2\%$	输送氧浓度过低报警
PC	压力控制（强制呼吸方式）
P_{MEAN}	呼吸管路平均压力
$\uparrow P_{PEAK}$	呼吸管路压力过高报警
$\top P_{PEAK}$	呼吸管路高压报警界限

续表

符号标志键或缩略语	定义
$\downarrow P_{PEAK}$	呼吸管路压力过低报警
$\underline{\downarrow} P_{PEAK}$	呼吸管路低压报警界限
P_{PEAK}	呼吸管路峰值压力（患者监测数据）
PFFP	呼气末正压（呼吸机控制参数）
$PEEP_H$	高 PEEP（呼吸机控制参数，仅适用于 BI LEVEL 模式）
$PEEP_I$	内源性 PEEP（患者监测数据）
$PEEP_L$	低 PEEP（呼吸机控制参数，仅适用于 BI LEVEL 模式）
$PEEP_{TOT}$	总 PEEP（患者监测数据）
PEEP	呼气末压力（患者监测数据）
PI	吸气压力（呼吸机控制参数）
PI END	吸气末压力（患者监测数据）
PPL	平台压（患者监测数据）
POST	开机自检
PS	压力支持（自主呼吸方式）
PSENS	压力触发灵敏度
PSUPP	压力支持（呼吸机控制参数）
P-TRIG	压力触发
$\uparrow P_{VENT}$	呼吸机内部压力过高报警
RSTAT	静态阻力

续表

符号标志键或缩略语	定义
SIMV	同步间歇强制通气模式
SPONT	自主呼吸模式
SST	快速自检
TA	窒息间隔
TE	呼气时间
TH	高 PEEP 时间（仅适用于 BILEVEL 模式）
TI	吸气时间
↑ $T_{I\ SPONT}$	自主呼吸吸气时间过长报警
RAMP SQUARE	流量形式
	呼吸机控制参数的设定值超出了推荐界限值（相对界限），需要确认后才能继续或设定值超出了可容许的最低界限或最高界限（绝对界限）
	按下该键可查看更多患者监测数据
	按下该键可查看波形
	按下该键可查看其他屏幕
◁ ▷	波形的 X 轴（时间或压力）调节
△ ▽	波形的 Y 轴（压力、容量或流量）调节

续表

符号标志键或缩略语	定义
←┼→	基线压力（PEEP）调节
A/C	辅助控制通气模式
AV	窒息通气
CSTAT	静态顺应性
$\overline{T}\,T_{I\,SPONT}$	自主呼吸吸气时间过高报警界限
TL	低 PEEP 时间（仅适用于 BILEVEL 模式）
TPL	平台时间
$\dot{V}_{E\,SET}$	设置分钟通气量（根据呼吸机控制参数计算而得）
$\dot{V}_{E\,SPONT}$	自主呼吸分钟呼气量
$\uparrow \dot{V}_{E\,TOT}$	分钟呼气量过高报警
$\downarrow \dot{V}_{E\,TOT}$	分钟呼气量过低报警
VC	容量控制（强制呼吸方式）
$\dot{V}_{MAX}$	峰流量（呼吸机控制参数）
$\dot{V}_{SENS}$	流量触发灵敏度
V_T	潮气量（呼吸机控制参数）
V_{TE}	呼气潮气量
$\uparrow V_{TE}$	呼气潮气量过大报警
$\downarrow V_{TE\,MAND}$	强制呼气潮气量过小报警

续表

符号标志键或缩略语	定义
$\downarrow V_{TE\,SPONT}$	自主呼气潮气量过小报警
V_{TI}	吸气潮气量
$\uparrow V_{TI}$	吸气（强制或自主）潮气量过大报警*
$V_{TI\,MAND}$	强制吸气潮气量
$\uparrow V_{TI\,MAND}$	强制吸气潮气量过高报警*
$V_{TI\,SPONT}$	自主吸气潮气量
$\uparrow V_{TI\,SPONT}$	自主吸气潮气量过高报警*
$\dot{V}$-TRIG	流量触发
ON	电源开关位置："ON"代表电源开启位，代表电源关闭位。电源开关位于 BDU 前面板上，可用于打开/关闭 BDU 和 GUI。当电源开关处于关闭位置的时候，只要连接 AC 电源，BPS 便会持续充电
⚠	参阅手册：当产品上出现这一符号时，操作者应从参考文件中获取相关信息
🧍	B 类设备，符合 IEC60601-1 标准
⏚	电位均衡点（接地）设备与电气连接的电位均衡母线之间的连接点。整个呼吸机的共用接地点

续表

符号标志键或缩略语	定义
	表示机壳防护等级（防渗）
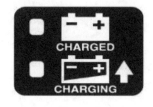	BPS充电指示灯：当呼吸机由交流电源供电时，BPS前面上部的符号（灰色电池图标旁边的绿色指示灯）表示BPS电量已充满，BPS前面下部的符号（灰色电池图标旁边的黄色指示灯）表示BPS正在充电过程中
Data Key	数据卡插槽。不要取出数据卡。操作者可以利用数据卡选择软件，存储呼吸机运行时间、压缩机运行时间及BDU与GUI的序列号。没有制造商安装的数据卡，呼吸机将无法运行
TEST	自检键。在利用屏幕按键选择了"快速自检（SST）"之后（仅在呼吸机启动阶段可以使用），操作者必须在5 s钟内按下"TEST"键，进入快速自检程序
PTS 2000	Puritan Bennett PTS 2000TM性能测试系统连接口，只能由有合格资质的维修人员使用
DISPLAY（GUI）	GUI连接
Ventilator circuit breaker	呼吸机电源的断路器，位于BDU中
Compressor & humidifier circuit breaker	呼吸机压缩机与湿化器的断路器
	交流电（在AC电源接口及AC电源指示灯旁）
Compressor outlet：5.6 A max	辅助电源插座的最大允许输出（压缩机电源接口）
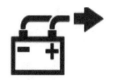	BPS接口

续表

符号标志键或缩略语	定义
	呼气过滤器锁定装置开锁/锁定
	呼气过滤器锁定装置打开指示器：红色指示灯位于锁定装置后面，当锁定装置打开时，方便操作者看到
	GUI 设备锁定装置开锁/锁定
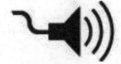	远程报警端口
	RS-232端口
	容易受到静电放电的危害
	电击风险
	爆炸风险
	火灾风险

四、临床应用

1. 窒息通气模式

（1）窒息通气模式是一种备用模式。如果患者在指定的窒息间隔时长（TA）内没有成功地呼吸，系统将会进入窒息通气。TA为操作者设置值，它决定着当前吸气循环与下一次吸气起始之间存在的最大可允许时间间隔。窒息通气设置参数包括呼吸频率（f）、氧浓度、强制方式（容量控制VC或压力控制PC）、潮气量（VT）、流量形式、峰值吸气流量（V_{MAX}）、吸气压力（PI）与吸气时间（TI）。如果窒息模式中的强制呼吸方式为VC，则平台时间（TPL）为0 s。如果窒息模式中的强制呼吸方式为PC，则压力上升时间百分比为50%，TI在呼吸频率变化期间保持恒定。

（2）因为TA的最小值为10 s，所以当非窒息f值大于或等于5.8次/分时，系统将无法进入窒息通气模式。如果TA等于呼吸周期间隔，呼吸机便不会进入窒息通气。操作者无法将TA设置成小于预设或当前呼吸周期间隔时长的数值，正因为如此，系统才能一方面允许患者发起呼吸动作，一方面保护患者受到窒息的影响。

（3）窒息设置应符合如下规则：窒息通气模式的氧浓度必须等于或大于非窒息通气模式的氧浓度。

（4）窒息通气模式f的最小值为60。窒息通气模式的设置参数不会使I：E值大于1：1。

（5）在窒息设置符合要求的情况下［即当TA＜60时］，如果操作者增加了非窒息模式的氧浓度，那么窒息模式的氧浓度也会自动更新到更新匹配（如果原来的设置值不高于新的设置值）。如果操作者降低了非窒息氧浓度的设置值，则窒息通气模式中的氧浓度便不会自动更新。每当窒息设置出现变化时，呼吸机的图形用户界面（GUI）显示屏上便会显示相应的信息，子显示屏上将会显示设置的具体内容。

（6）在窒息通气期间，操作者可以更改TA及所有非窒息模式的设置参数；但在呼吸机恢复正常通气之前，系统不会采用新的设置参数。操作者可以在窒息通气模式中对TA值进行修改，这样一来，在恢复到正常通气模式后，呼吸机便不会马上重新进入窒息模式之中。

2. 呼吸管路类型与理想体重（IBW）

呼吸管路类型与IBW的数值共同决定着新患者监测数据的设置范围及其他多种窒息模式与非窒息模式中的设置数值的界限，见表2-1-3（包括VT与V_{MAX}）。在更改过管路类型之后，操作者必须运行SST程序。此外，操作者只能在新患者进行呼吸机启动阶段对IBW值进行修改。在操作者设置或查看IBW的具体数值时，呼吸机显示屏上将会显示以"千克（kg）"为单位的数据值。

表2-1-3　根据管路类型及 IBW 计算 VT 值

管路类型	新患者默认 VT	最小 VT 值	最大 VT 值
新生儿型	大于 5 ml，或 7.25 ml/kg ×IBW	5 ml	45.7 ml/kg× IBW，且小于 VC ＋ 呼 吸 方 式 中 VTIMAND 报警上限
儿童型	7.25 ml/kg×IBW	25 ml	
成人型	7.25 ml/kg×IBW	1.16 ml/kg×IBW	

呼吸机可以根据管路类型及以下公式计算出 V_{MAX} 的设置数值：

● V_{MAX} ＝30 L/min（新生儿患者型呼吸管路）

● V_{MAX} ＝60 L/min（儿童患者型呼吸管路）

● V_{MAX} ＝150 L/min（成年患者型呼吸管路）

注意：在 NIV 期间，如果 DSENS 被设置为"关闭"，呼吸机仍然有能力发布"管路断开"报警

3. 断连灵敏度（DSENS）

DSENS设置值决定着返回气体容量流失的百分比；当系统中气体容量流失量超出这一数值时，呼吸机将会发出"管路断开"报警。当 DSENS 被设置为下限值（20％）时，系统检测管路断开或漏气的灵敏度会变得最高。而当 DSENS 被设置为上限值（95％）时，系统检测管路断开或漏气的灵敏度会变得最低。在 NIV 期间，DSENS 的默认设置为"关闭"，相当于被设置为 100％（气体全部流失）。

4. 呼气灵敏度（ESENS）

（1）ESENS设置值决定着峰值吸气流量百分比（呼吸机从吸气转换为呼气状态的触发因素）。当吸气流量低于 ESENS 设置值时，呼气进程开始。在每次自主呼吸之中，ESENS 均处于活跃状态。ESENS 是一项重要的设置参数，操作者可以从 GUI 显示屏下屏访问该设置参数。ESENS 新设置值可以在吸气或呼气进行中的任意时刻得到应用。

（2）ESENS可以对压力上升时间百分比进行补偿。压力上升时间百分比应予调节，使之与患者吸气力度相匹配，并且ESENS设置值应能够在最适合患者进行呼气的时候使系统转入到呼气状态之中。ESENS 的设置值越高，吸气时间就越短。一般来说，最适宜的 ESENS 设置值应与患者实际呼吸情况相匹配，不能高出也不能低于患者原本的吸气阶段间隔时长。

5. 呼气时间（TE）

TE决定着呼气阶段间隔时长，仅适用于PC强制与VC＋呼吸方式。更改后的 TE 设置值将会在吸气开始时得以应用。f与TE的设置值可自动确定I：E值与TI值。

6. 流量形式

（1）流量形式的设置参数决定着容量控制（VC）强制呼吸的气体流量形式。VT

与 V_{MAX} 选定数值适用于方形或递减斜线形气流类型。如果 VT 与 V_{MAX} 保持恒定，那么在流量形式从递减斜线形转换成方形之后，TI 的值就会接近减半（在流量形式从方形转换成递减 斜线之后，TI 的值就会接近增倍），同时 I：E 的值也会出现相应的变化。流量形式的更改信息将会在呼气期间或吸气开始时得到应用。

（2）流量形式的设置数值、VT、f 与 V_{MAX} 相互之间都存在着一定关联，在某一项数值发生变化之后，其它设置值也会出现相应的变化。如果设置数值的更改操作致使以下情况出现，那么呼吸机将不再允许操作者继续执行修改工作，并显示超限信息：I：E 比值＞4：1，TI＞8.0 s 或 TI＜0.2 s，TE＜0.2 s。

7. 流量触发灵敏度（VSENS）

（1）VSENS 设置决定着患者吸入气体的速率，触发呼吸机传送强制或自主呼吸。在 VSENS 开启时，患者管路中将会获得基础气流。患者可以依靠基础气流进行呼吸。当患者吸入气流的大小等于 VSENS 的设置值时，呼吸机将会传送呼吸。在流量触发灵敏度选定之后，呼吸机传送的基础气流的流量将会是（VSENS+1.5）L/min（成人型）或（VSENS +1）L/min（儿童型或新生儿型），操作者无法对基础流量进行选择。在呼气开始时或吸气进行中，操作者可以对 VSENS 进行设置。

（2）例如，如果选定 VSENS 为 4 L/min，呼吸机在患者管路中传送的基础气流就会是 5.5 L/min。在患者吸气流量达到 4 L/min 时，基础气流中相应下降呼吸 4 L/min 时将会触发患者传送呼吸气体；在 VSENS 处于活跃状态时，它将可以取代压力触发灵敏度（PSENS）。VSENS 的设置不会对 PSENS 的设置造成影响。VSENS 在任何通气模式下都能被激活（包括压力支持类型、容量控制类型、压力控制类型与窒息通气类型）。在 VSENS 处于活跃状态时，2 cmH_2O 的 PSENS 将为作为系统检测患者吸气努力的备选方案（即使流量传感器未检测到气流）。

（3）尽管 0.2 L/min（成人型或儿童型）或 0.1 L/min（新生儿型）的 VSENS 最小设置值会使系统自动触发（即当呼吸机根据非患者需求而引起的波动流量而传送呼吸时），该设置值仍适用于十分虚弱的患者。VSENS 的最大设置值 20 L/min（成人型或儿童型）或 10 L/min（新生儿型），可以避免系统在患者呼吸管路发生明显漏气时自动触发。系统将会在吸气期间，或在呼气开始时采用 VSENS 的新设置值（如果患者无法利用以前的灵敏度设置值触发呼吸）。

8. 自主吸气时间上限

（1）操作者仅可以在 NIV 期间的 SIMV 或 SPONT 模式下对自主吸气时间上限进行设置，并对系统由吸气状态转入呼气状态的最大间隔时间进行设置。它可以取代在 IN-VASIVE 通气类型中的 "吸气时间过长" 的非可选择性报警。自主吸气时间上限的设置基础是管路类型与 IBW。对于新生儿型呼吸管路来说，新患者默认数值为：1+（0.1 ×IBW）秒；对于儿童/成人型呼吸管路来说，新患者默认数据为：1.99+（0.02 × IBW）秒。

（2）系统在呼吸机发起的呼气开始时便会显示自主吸气时间上限的指示灯，并在呼吸机为回应自主吸气时间上限设置值而对呼吸进行修整时一直处于一种可视状态。在患者的吸气时间降至自主吸气时间上限之下时，或在呼气开始后 15 s 时，自主吸气上限指示灯将会消失。

9. 湿化器类型

（1）操作者可以通过加湿器类型设置来选择呼吸机所使用湿化器系统的类型（加热呼气管路型、非加热呼气管路型或热湿交换型——HME），并可在正常通气或快速自检（SST）期间予以修改。系统将会在吸气开始时对湿化器类型的修改信息加以应用。

（2）SST在定标肺活量测定程序某种程度上会以湿化器类型为依据。如果在更改湿化器类型之后没有运行SST，那么肺活量测定结果与呼吸传送的精准度便可能会受到影响。

（3）呼气流量传感器的输出取决于呼出气体中水蒸气的含量，而后者的多少又由系统使用的湿化器类型决定。由于进入呼气过滤器中的气体的温度与湿度会因为湿化器类型的不同而各不相同，所以肺活量测量值也会受到湿化器类型的影响。为了获取最佳精准度，在加温器类型发生变化时，操作者应重新运行SST。

10. I∶E

I∶E的设置值代表强度 PC 呼吸中吸气时间与呼气时间的比值。如果所形成的 TI 与 TE 的设置值没有超出强制呼吸的设置界限，那么系统将会确认所规定的 I∶E 直接比值的范围。操作者无法直接在 VC 强制呼吸状态下对 I∶E 值进行设置。系统将会在吸气开始时对 I∶E 值的更新信息加以应用，I∶E 值的设置值可自动确定 TI 与 TE 的值。4.00∶1 的 I∶E 值是最大设置值，使呼气时间充足，并用于反比压力控制通气。

11. 吸气压力（PI）

（1）PI 设置决定着呼吸机在 PC 强制呼吸期间向患者传送气体时的压力。PI 设置只可以影响 PC 强制呼吸的传送。所选定的 PI 是高出 PEEP 之上的压力。例如，如果 PEEP 为 5 cmH_2O，而 PI 为 20 cmH_2O，那么呼吸机将会在 25 cmH_2O 时向患者传送呼吸气体。系统将会在呼气期间或吸气开始时 PI 修改后的设置加以应用。

（2）6PEEP＋PI＋2 cmH_2O 的和不能超过管路压力上限值（↑P_{PEAK}）。如果想提高该压力之和的值，操作者应在升高 PEEP 或 PI 值前首先升高压力上限的设置。

12. 吸气时间（TI）

（1）TI 设置决定着呼吸机向患者传送 PC 强制呼吸的时长。在 VC 强制呼吸状态下，操作者无法设置 TI 值。只要在 I∶E 值与 TE 设置有效的情况下，呼吸机便会确认 TI 的设置。系统将会在吸气开始时对 TI 的设置加以应用。

（2）如果由于 TI 设置而引致的 I∶E 值大于 4∶1，或 TI 大于 8 s 或小于 0.2 s，或 TE 小于 0.2 s，那么系统将拒绝确认 TI 的设置操作，以保证患者能够获取足够的呼气时间。例如，在 f 设置值为 30 次/分的情况下，如果 TI 被设置为 1.8 s，I∶E 值将会变为9:1，这将超出I:E的设置范围；由于TI设置值通常用于儿童和婴儿通气并且在呼吸频率较低的情况下可能更适用，因此在此I:E值之外还会提供吸气时间。在操作者设置f与TI时，系统会自动调整I:E与TE的值（60/f-TI=TE）。如下等式可以反映出TI、I:E、TE与周期时长（60/f）四者之间的关系。

（3）TI=(60/f)[(I:E)/(1+I:E)]，在f恒定的条件下，其他三种变量（TI、I:E或TE）的任何一种都可以决定吸气与呼气时间的间隔时长。如果f设置值较低（需要进行附加的自发性患者呼吸尝试），那么设置TI变量会比设置I:E比更适用。如果f设置值增加（患者触发呼吸减少），则I:E比值的作用会更大。不论操作者选择哪种变量进行设置，系统显示屏上的呼吸计时条都会反映出TI、I:E、TE与f之间的相互关联。

13.模式与强制呼吸方式

对系统为有创与无创通气类型指定呼吸方式与呼吸顺序的模式进行说明，详见表2-1-4。

表2-1-4 840呼吸机的模式与呼吸方式

模式	强制呼吸方式	自主呼吸方式	顺序
A/C	有创：VC、VC+或PC 无创：VC或PC	不允许	所有强制呼吸（呼吸机/患者/或操作者发起的呼吸）
SIMV	有创：PC、VC或VC+ 无创：VC或PC	有创：压力支持（PS）、导管补偿（TC）或"无"（即CPAP呼吸） 无创：PS或"无"	每次新的呼吸都以强制呼吸开始，在此期间，患者的呼吸努力会产生一次同步强制呼吸。如果在强制呼吸区间期间没有检测到患者的吸气努力，系统将会传送一次强制呼吸。如果在呼吸结束前检测到患者的吸气努力，系统将会产生一次自主呼吸
SPONT	不允许（PC或VC仅适用于手动吸气）	有创：压力支持（PS）、导管补偿（TC）、容量支持（VS）、按比例辅助（PA）或"无"（即CPAP呼吸） 无创：P或"无"	所有自主呼吸（手动吸气除外）
BILEVEL （仅适用有创通气类型）	PC	PS、TC或"无"	混合强制与自主两种呼吸模式

在进行设置之前，必须对呼吸的类型进行指定。呼吸方式共分两种：强制呼吸与自主呼吸。强制呼吸又分为容量控制（VC）型或压力控制（PC或VC+）型。840呼吸机目前能够提供如下类型的自主呼吸：压力支持（PS）型、容量支持（VS）型、导管补偿（TC）型、成比例辅助（PA）型或非压力支持型（即无压力支持的典型CPAP呼吸）。

（1）在辅助/控制（A/C）模式下，呼吸机可以按照操作者指定的设置界限对通气进行控制。所有呼吸均为强制方式，可能是PC、VC或VC+。

（2）在自主（SPONT）模式下，呼吸机允许患者对通气进行控制。在这种情况下，患者必须能够独立进行呼吸，并能够成功地做出可触发呼吸机支持的呼吸努力。

（3）"同步间歇强制通气"（SIMV）为混合型呼吸模式，允许系统出现强制与自主两种类型的呼吸。在SIMV模式中，呼吸可以是自主呼吸或强制呼吸，强制呼吸与患者呼吸努力同步，呼吸传送由f的设置值确定。

（4）BiLevel模式也是一种混合型呼吸模式，允许系统出现强制与自主两种类型的呼吸。在选定PC类型的情况下，其传送呼吸的方式与SIMV模式传送呼吸的方式相类似，但可提供了两种级别的PEEP。在BiLevel模式下，患者可以用任意一种PEEP级别自由地发起自主呼吸。

（5）系统将会在吸气开始时对有关模式的更改设置加以应用。强制与自主呼吸可以是流量触发方式，也可以是压力触发方式。

（6）呼吸机会自动地将强制呼吸方式设置与模式设置链接起来。在A/C或SIMV模式下，如果操作者对容量或压力进行了指定，呼吸机将会在显示屏上显示相应的呼吸参数。系统将会在呼气期间或吸气开始时对呼吸强制方式的更改加以应用。

14. 氧浓度

（1）840呼吸机的氧传感器可以利用原电池对氧浓度进行监控。原电池安装于BDU的吸气集管之中，用以对混合气体中的氧浓度进行监测（此处监测的氧浓度数值并不等于患者实际吸入气体中氧气的浓度）。系统将会在吸气或呼气开始时对氧浓度的设置加以应用。

（2）氧浓度设置范围为室内空气标准21%~100%。原电池可以与氧气发生反应，并产生一定的电压，该电压值与混合气体中的部分压力成一定比例。由于大气中氧气含量约为21%，因此原电池不断与空气中的氧气发生反应并产生电压。840呼吸机中原电池传感器的使用寿命约为750 000个小时。如果长期暴露在100%氧气环境中，原电池的使用寿命仅为7 500个小时（44.5周）；如果长期暴露在氧气含量为21%的室内空气环境中，原电池的使用寿命为35 000个小时（4年加4周持续使用）。此外，原电池传感器的使用寿命还可能由于暴露于高温及高压下而缩短。在ICU的正常条件下，原电池的使用时长很容易便可以超过10 000个小时（常规维护性预防工作的间隔时长）。

（3）因为原电池可以与氧气持续发生反应，所以相关人员应定期开展定标工作，以预防系统发出不准确的氧浓度报警。在操作者按下"100％O_2/CAL 2 分钟"键后，呼吸机在 2 分钟间隔时间结束时会对氧传感器进行定标。如果操作者在 2 分钟时间结束之前取消了"100％O_2/CAL 2 分钟"进程，呼吸机便不会对氧传感器做出定标。一旦经过定标的氧传感器和 840 呼吸机达到了稳定状态操作温度，监测到的氧浓度应在至少 24 小时处于实际值的 3％以内。操作者应至少每隔 24 小时按一次"100％O_2/CAL 2 分钟"键对系统的氧传感器检查一次，以确保传感器保持经过定标的状态。

15. 峰值吸气流量（V_{MAX}）

（1）V_{MAX} 设置值决定着呼吸机在强制 VC 呼吸过程中向患者传送最大潮气量的最大速率。系统将会在吸气开始时对 V_{MAX} 的设置修改加以应用。V_{MAX} 设置值只会影响到强制呼吸的传送。即便是在 V_{MAX} 设置值达到最大的情况下，强制呼吸也会受到顺应性补偿。

（2）在操作者修改 V_{MAX} 设置值时，呼吸机将把新的设置参数与 VT、f、流量形式与 TPL 进行对比。如果 V_{MAX} 设置值会使 I∶E 比值超出 4.00∶1，或使 TI 大于 8.0 s 或降至 0.2 s 以下，或使 TE 值降至 0.2 s 以下，那么系统将不会确认此次设置。

16. 呼气末正压值（PEEP）

（1）该设置值确定的是呼气末正压值（PEEP），又被称为"基线压力"。PEEP 指的是在呼气阶段患者呼吸管路中所维持的正压数值。系统将会在呼气起始时（在 PEEP 的值出现提升或下降的情况下）或在吸气起始时（仅在 PEEP 值出现下降的情况下）对 PEEP 的设置修改加以应用。

（2）以下数据之和不能超过峰值压力上限，（PEEP+7）cmH_2O，或（PEEP+PI+2）cmH_2O（在 PC 处于激活状态），或（PEEP+PSUPP+2）cmH_2O（在 PS 处于开启状态）。为了增加数据之和，操作者在上调 PEEP、PI 或 PSUPP 的设置值之前，必须首先提升峰值压力上限值。

（3）PEEP 恢复，如果由于某种原因 PEEP 出现流失，例如堵塞、断连、安全阀门打开或电源丢失，那么呼吸机将会通过传送一次 PEEP 恢复呼吸而对 PEEP 进行重新确定（在消除故障条件之后）。PEEP 恢复呼吸是一次 1.5 cmH_2O 的压力支持型呼吸，其呼气灵敏度为 25％，压力上升时间百分比为 50％。在"通气启动"阶段结束之后，系统也会传送一次 PEEP 恢复呼吸。在 PEEP 恢复之后，呼吸机将会按照当前的设置参数继续传送呼吸。

17. 平台时间（TPL）

（1）平台时间指的是吸气结束后患者呼吸管路之中吸气压力稳定的时长。TPL 仅在 VC 强制呼吸状态下适用（A/C 与 SIMV 模式，及操作者发起的强制呼吸）。TPL 不适用于 PC 强制呼吸。系统将会在吸气起始时或在呼气阶段对 TPL 的设置修改加以应用。

（2）在对 TPL 进行设置时，呼吸机将会利用给定的 VT、f、V_{MAX} 与流量形式数据重新计算 I∶E 值与 TI 值。如果 I∶E 值大于 4∶1，或如果 TI 大于 8 s 或小于 0.2 s，或 TE 值小于 0.2 s，系统将会不确认此次设置修改。为了方便 I∶E 值计算，TPL 被视为吸气阶段的一部分。

18. 压力触发灵敏度（PSENS）

（1）压力触发灵敏度所选择是开始患者发起呼吸（强度或自主）所需要的低于基线压力（PEEP）的值。系统将会在呼气或吸气期间的任意时刻对 PSENS 的设置修改加以应用。PSENS 的设置值对 VSENS 设置值不会产生影响，且仅在触发方式为 P-TRIG 类型时方可被激活。

（2）压力触发灵敏度设置越低，患者的舒适度就越大，并且在患者做出较小的呼吸努力之后，呼吸机便会传送一次呼吸。不过，在管路系统中出现压力波动时，如果压力触发灵敏度设置过低，会引起呼吸机自动触发呼吸。在压力触发灵敏度设置至最高值时，即便是在最恶劣的情况下，系统能够最大限度上避免自动触发呼吸的产生（前提是患者管路漏气没有超出指定标准），如果患者无法利用以前的压力触发灵敏度触发呼吸，呼吸机将会立即（而不是在下一次吸气时）对当前的压力触发灵敏度设置修改加以应用。

19. 压力支持（PSUPP）

（1）PSUPP 设置值决定着在系统处于自主呼吸阶段呼吸机向患者管路中传送气体的正压等级。PSU 仅适用 SIMV、SPONT 与 BILEVEL 模式，因为这些模式均允许自主呼吸的出现。PSUPP 的等级加在 PEEP 之上。在患者吸气阶段，PSUP 值将会一直保持不变，系统中的流量速度取决于患者的实际需求。系统将会在呼气期间或在吸气开始时对 PSUPP 的设置修改加以应用。压力支持的设置数值仅会对自主呼吸造成影响。

（2）（PEEP ＋ PSUPP＋2）cmH_2O 之和不能超过峰值压力上限。在提升 PEEP 或 PSUPP 设置值之前，操作者必须首先提升峰值压力上限的设置值。由于峰值压力上限被认为是可保证患者安全的最高压力，如果 PSUPP 设置会引发系统峰值压力过高报警，则需要操作者对管路中的最大安全压力进行重新评估。

20. 呼吸频率（f）

（1）呼吸频率决定着呼吸机在传送呼吸机起始的强制呼吸（PC、PV 与 VC＋）期间系统中每分钟出现的强制呼吸的最小次数。在 PC 强制呼吸与 VC＋ 呼吸状态下，f 值设置与以下任意一项参数设置的变化都会触发系统对其它设置参数进行自动调整：I∶E 值、TI 与 TE。呼吸机将会在吸气阶段起始时对 f 值的设置修复加以应用。

（2）如果呼吸频率的设置数值使新的 TI 或 TE 降至 0.2 s 以下，或使 TI 超出 8 s，或使 I∶E 值超出 4.00∶1，那么系统将不会确认此次的设置操作（系统同样会对窒息模式中呼吸频率的设置修改进行限制，但此时窒息 I∶E 值不能超过 1.00∶1）。

21.压力上升时间百分比

（1）操作者可以利用压力上升时间百分比对呼吸机为传送以压力为基础的呼吸［即有压力支持自主呼吸（包括设置值为 0 cmH$_2$O 的情况）］、PC 强制呼吸或 VC+呼吸而生成吸气压力的时间。压力上升时间百分比的设置值越高，系统中压力从吸气压力等级升至目标压力等级［等于 PEEP+PI（或 PSUPP）］的速度便越快。只有在呼吸机可以传送以压力为基础的呼吸的情况下（当系统选定 PC 时或在系统可以进行自主呼吸时），操作者方可对压力上升时间百分比进行设置。

（2）在 PC 呼吸阶段，如果提升时间被设置为最短，系统中的压力将会在 2 s 或 2/3TI 内提升至吸气目标压力（PEEP+PI）的 95%，以较短的一个为准。

（3）在自主呼吸阶段，如果提升时间被设置为最短，系统中的压力将会在固定的一段时间（通过 IBW 的值确定）内提升至吸气目标压力（PEEP+PSUPP）的 95%。

（4）在 PC 与自主呼吸被激活的情况下，吸气压力目标值与压力提升轨道都可以出现变化。在 TI 与 PI 发生变化时，PC 压力轨线也将会随之改变。系统将会在呼气期间或吸气开始时对压力上升时间百分比的设置修改加以应用。

（5）当 PSUPP=NONE 时，压力上升时间百分比的设置值将会决定呼吸机内压力升至（PEEP+1.5）cmH$_2$O 的时间长短。

（6）为使气流以最佳方式传送到具有高阻抗（即低顺应性，高阻力）的肺部，操作者可以对压力上升时间百分比进行调整。为了能够配合主动呼吸的患者的气流需求，操作者应观察同步压力–时间与流量–时间变化曲线，并对压力上升时间百分比进行调整，使系统内的压力能够平稳地提升至目标压力。如果压力上升时间百分比的设置过短，使系统内的压力在吸气阶段结束之前便达到了目标值，那么呼吸机将会为患者提供多余的气体供应。这种多余的气体供应是好是坏，医护人员还需根据患者的实际情况进行具体分析。一般来说，对于呼吸较弱的患者，最适宜的压力上升时间百分比不会超过默认值（50%）；而对于呼吸较强的患者，最适宜的压力上升时间百分比不会低于 50%。

（7）警告：在某些临床条件下（如患者出现肺僵硬问题或患者吸气力度十分微弱），如果将压力上升时间百分比设置为超过 50%，那么系统便很可能会出现瞬时的压力过增及呼气转换过早的问题，或吸气期间压力出现起伏。在将压力上升时间百分比设置为 50% 以上之前，应注意检查患者的健康情况（查看患者的压力–时间与流量–时间曲线图）。

22.安全通气

安全通气是保证患者生命安全的一种通气模式，适用于所有患者。在系统通电初始化阶段，安全通气模式的程序便会得到调用；或者如果在"呼吸机启动"结束之前出现了电源丢失问题，且断电时间长达 5 min 或更长，在管路连接正常的情况下，呼吸机将会进入安全通气模式。

23. 除表 2-1-5 的情况以外，系统均将会根据"新患者监测数据"对安全通气进行设置。

表 2-1-5　安全通气设置

呼吸机的设置	报警界限
模式：A/C	峰值压力上限：20 cmH$_2$O
强制方式：PC	每分钟呼气容量上限：报警上限"关闭"，报警下限：0.05 L
f：16 次/分	呼气潮气量上限：关闭
TI：1 s	呼吸频率上限：关闭
PI：10 cmH$_2$O	强制呼气潮气量下限：关闭
PEEP：3 cmH$_2$O	自主呼气潮气量下限：关闭
触发方式：P-TRIG	
压力上升时间百分比：50%	
PSUPP：2 cmH$_2$O	
氧浓度：100% 或 40%（在 NeoMode 条件下）（21%，若无氧气供应）	

自主呼吸方式：

A. 自主呼吸方式的设置决定着呼吸机传送的自主呼吸是否是需要压力支持（PS）的压力辅助型。在将自主呼吸方式设置为"无压力支持"的情况下，相当于将压力支持设置为"0 cmH$_2$O"

B. 在选定自主呼吸方式之后，操作者可以选择压力支持（PSUPP）等级，并指定压力上升时间百分比与 ESENS。呼吸机将会在呼气期间或在吸气阶段开始时对自主呼吸方式的设置修改加以应用

C. 在自主呼吸期间，患者的呼吸控制中枢会有规律地刺激吸气肌肉。操作者可以通过设置压力支持的类型为患者的压力产生能力进行补偿

D. 注意：在呼吸机传送自主呼吸时（有创或无创），目标吸气压力 1.5 cmH$_2$O 始终适用，即使是在"压力支持"被设置为"无"或 0 的情况下

24. 潮气量（VT）

（1）潮气量决定着呼吸机在 VC 强制呼吸期间向患者传送的气体容量大小。系统将会根据 BTPS 与管路顺应性的具体情况对 VT 进行补偿。系统会在呼气期间或吸气开始时对 VT 的修改值加以应用。VT 的设置值只会对强制呼吸的传送造成影响。

（2）在操作者对 VT 设置值进行修改时，呼吸机将会比较以下新旧设置参数：f、V$_{MAX}$、流量形式与 TPL。如果提议修改的 VT 设置没有超过限定范围，但它却会导致 I：E 值超过 4.00：1，或使 TI 大于 8.0 s 或小于 0.2 s，或使 TE 小于 0.2 s，那么呼吸机将拒绝确认本次设置操作。

25. 通气类型

（1）呼吸机总共有两种通气类型选项：INVASIVE（有创）通气类型与NIV（无创）通气类型。有创通气类型为常规通气类型，配合使气管内套管或气管切除手术应用管路。在有创通气过程中，所有安装的软件选项、呼吸模式、呼吸方式与触发方式都可应用。

（2）无创通气接口包含非通气型口鼻式或鼻式面罩、鼻管或无套TE管路。

（3）警告：在选择无创通气类型之后，不要使用气管内套管或气管切除手术应用管路对患者与呼吸机进行连接。

（4）在NIV通气模式中，840呼吸机能够处理系统中的大型漏气，提供以压力为基础的断连报警、降低错误断开报警的发生概率并用"自主吸气时间高限报警"取代"吸气时间过长"报警，并带有指示灯。以下为NIV过程中处于活动状态的INVA-SIVE设置的子集数据，以及在NIV不适用的设置参数：模式——A/C、SIMV与SPONT（BiLevel模式在NIV期间不适用）。强制呼吸方式——PC或VC（VC+在NIV期间不适用）。自主呼吸方式——PS或None（TC与VS在NIV期间不适用）。触发方式——流量触发（压力触发在NIV期间不适用）。在有创类型与无创类型发生转变期间，系统将会根据可允许模式与呼吸方式对设置进行自动更改。在NIV报警设置期间，医护人员可以将报警设置为"关闭"状态，但首先医护人员必须确定这种做法是否适合于患者的具体治疗情况。

五、操作流程

【操作流程】

1. 连接电源

（1）正常情况下，呼吸机是由交流电源供电的。而在没有AC电源或其电量降至最低水平以下时，BPS便可以继续为呼吸机供电；

（2）一个充满电的新BPS可以保证呼吸机（不包括压缩机或湿化器）正常运行至少60 min（2007年7月以前的型号为30 min）；医护人员可以利用这段时间对患者和呼吸机进行院内转移处理；

（3）警告：802 BPS只适用于短时间内应用，并不能作为主要替换电源使用。BPS只会为BDU和GUI供电。在没有AC电源的情况下，压缩机或湿化器的电源将会中断。

（4）如果在呼吸机电源断开相当长一段时间之后打开呼吸机时，可能会听到"电池电量过低"的报警声。此时请接通呼吸机的AC电源，重新充电8小时（无须打开呼吸机电源开关）。如果在充完电后断开电源打开呼吸机时仍然能听到"电池电量过低"或"电池无运行"的报警声，则应请资质合格的维修人员更换BPS电池。

（5）图2-1-3（该图来至官方使用手册）为电源线与AC电源的连接方法示意图。内置电源线固定片可以防止意外断开事件的发生。在使用呼吸机之前，应确保电源线已牢固地插装到了AC插座中。按住插头顶部和底部的固定片向外拉，可以把电源线拔出来。

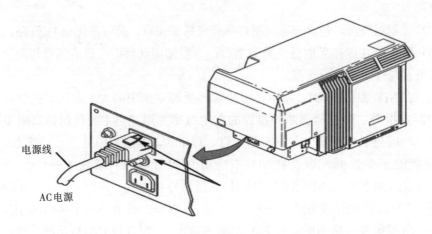

图 2-1-3　呼吸机电源线的连接方法

（6）图2-1-4为电源开关与 AC 电源指示灯示意图。当 AC 电源指示灯点亮时，说明呼吸机已 经连接了 AC 电源，并且BPS可以根据需要补充电量。AC 电源指示灯不受电源开关的控制， 同时电源开关也不会切断 AC 电源与呼吸机之间的连接。当电源开关与AC电源指示灯均处于"开启"状态时，湿化器与压缩机便会得到供电。

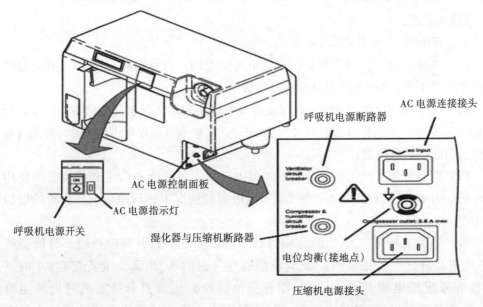

图 2-1-4　呼吸机电源开关、AC 电源指示器与 AC 电源控制电板

（7）如果呼吸机电源断路器（位于呼吸机的 AC 电源控制面板之上，见图 2-1-4）打开，而 AC 电源却依然连通，呼吸机依靠备用电源运行，此时湿化器与压缩机的接头处仍然会有电流供应（尽管呼吸机的软件中止了压缩机的运行）。

2.连接空气与氧气气源

（1）呼吸机的空气与氧气可以由钢瓶或墙壁供气管路供应。

（2）确保供气压力范围为 241~690 kPa，并且医院气体管路系统符合 ISO 7396：1987 标准、非易燃性医疗气体管线系统标准或与此相当的标准。气体软管必须符合 EN739：1998、用于医疗气体的低压软管装置、NFPA 99：2002 和医疗设施的标准。

（3）将气源导管连接至呼吸机后面的入口接头。

（4）警告：只能将空气源与空气接口连接，氧气源与氧气接口连接。不要把氧气和空气接反，也不要连接其他气体。

（5）呼吸机至少要连接两个气源，才能保证患者能够得到持续的气体供应。呼吸机有以下三种气源接头：压缩机、空气入口与氧气入口。

（6）不要在呼吸机气路系统中使用防静电或导电性软管。

（7）只能使用 Puritan Bennett 公司推荐使用的管路。其他类型的软管可能会影响通气的效果，最好不要使用。

（8）注意：确保空气与氧气气源干净清洁且不含任何润滑剂，并且供应的空气或氧气中不含水分，以免对呼吸机造成损害，如果怀疑供应气体中含有水分，应给墙壁气源外接一个集水杯，以防对呼吸机或呼吸机的部件造成损害。

（9）注意在呼吸机与加压空气或氧气源连接到一起后，呼吸机空气与氧气调节阀的最大排气流量 3 L/min（即便是在没有使用呼吸机的情况下）。在计算空气与氧气使用量时，需要考虑到排气流量。

3.连接患者呼吸管路部件

（1）警告：在安装吸气与呼气过滤器必须要多加注意，在使用过程中要将其与呼吸机连接好，把细菌污染或部件损坏的可能性降到最低。

（2）呼吸机只能使用适合于富氧环境的患者呼吸导管，以降低患者受到意外伤害的风险。呼吸机气路系统中切勿使用防静电或导电管路。为确保接头防漏，只能使用带 ISO 标准锥窝接合式接头与导管（或使用适配器将带侧纹的管套连接到 ISO 标准配件之上）。

（3）如果在呼吸机上使用了外接气动雾化器，它将会提高患者呼吸管路之中的气体流量，并对肺容量测量值、实际氧浓度、递送潮气量与呼吸触发造成负面影响。另外，呼吸机管路之中的雾状颗粒还会增加呼气过滤器的阻力。

4.选择与连接患者呼吸导管

（1）使用低顺应性的呼吸管路来保证最佳的顺应性补偿；当患者理想体重（IBW）

超过7 kg但小于或等于24 kg时，应使用儿童型患者呼吸管路。对于理想体重小于或等于7 kg的患者，应使用NeoMode软件选项及新生儿呼吸管路；

（2）理想体重小于或等于24 kg的患者，其顺应性补偿容量上限为设定潮气量的4倍（不包括设定潮气量）。为避免激活严重堵塞报警，在NeoMode软件选项下只能使用新生儿呼吸管路。

表2-1-6详细列出了IBW数值与患者呼吸管路类型方面的信息。"允许但不推荐"的范围可以忽略。

表2-1-6　患者呼吸管路与理想体重（IBW）值

推荐	理想体重（IBW），单位为kg
推荐范围	新生儿：0.5~7.0 kg 儿童：7.0~24 kg 成人：25~150 kg
允许但不推荐范围	新生儿：不适用 儿童：3.5~6.5 kg与25~35 kg 成人：7~24 kg

图2-1-5是患者呼吸管路的连接方法，其中包括吸气过滤器、湿化器（若使用的话）、吸气支、Y形管、呼气支、集水杯与呼气过滤器。

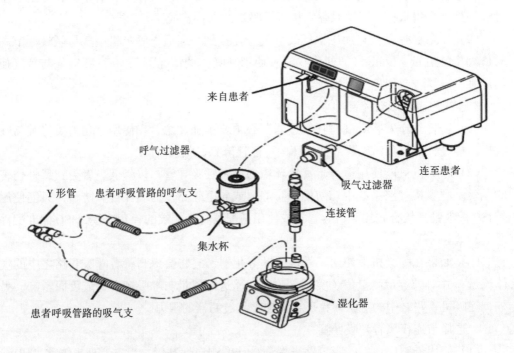

图2-1-5　患者呼吸管路连接方法

①警告：每次在呼吸机上安装完呼气过滤器之后，都应运行快速自检进行管路漏气测试 以确保呼吸管路的连接位置密封良好。

②警告：给呼吸机增加附件将会增大系统的阻力。一定要确保对呼吸机管路配置所做的更改不会使吸气阻力或呼气阻力超出规定界限。如果向患者呼吸管路之中添加了附件，那么在开始通气前一定要运行快速自检对管路的顺应性进行测定。

5. 如何安装呼气过滤器与集水杯

安装呼气过滤器与集水杯的步骤，把呼气过滤器锁定装置抬起至开锁位置（见图2-1-6），将呼气过滤器沿滑轨放入相应位置，使呼气支接口朝外，按下呼气过滤器的锁定装置，固定好过滤器，将患者呼吸管路的呼气支连至过滤器呼气支的接口上，如果没有使用排水袋，那么一定要将呼气过滤器上的排水口盖好。

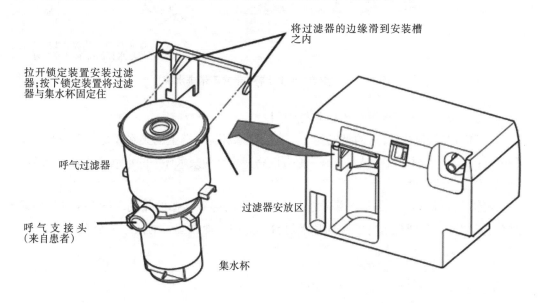

图2-1-6 如何安装呼气过滤器与集水杯

在使用排水袋的情况下：

（1）安装呼气过滤器（参考上述说明）。

（2）在排水袋管路上安装夹子，并保证夹子已闭合。

（3）将位于集水杯底部的集水杯排水口的封盖打开。

（4）将集水袋的管路连至集水杯排水口上。

（5）将管路的另一端连至排水袋。

（6）如果呼吸机安装于台车上，则将排水袋放在台车的抽屉里（见图2-1-7）。

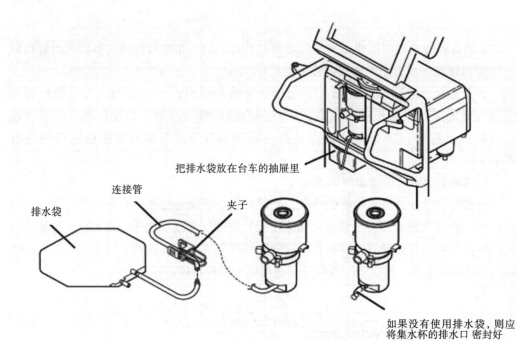

把排水袋放在台车的抽屉里

连接管

排水袋

夹子

如果没有使用排水袋，则应
将集水杯的排水口 密封好

图2-1-7 如何使用集水杯（带或不带排水袋）

注意：排水袋水平放置，不应悬挂使用。

定期检查患者呼吸管路的吸气与呼气支、集水杯与管路上的集水杯是否有积水。在某些条件下，它们很快就会被水充满。必要时将集水杯与集水杯中的水倒掉并清洁干净。

6. 安装伸缩吊臂

伸缩吊臂可以对呼吸机与患者之间的呼吸管路起到支撑的作用。图2-1-8是伸缩吊臂的安装方法，即把吊臂安装到呼吸机台车上两个螺纹套管的任意一个上面。

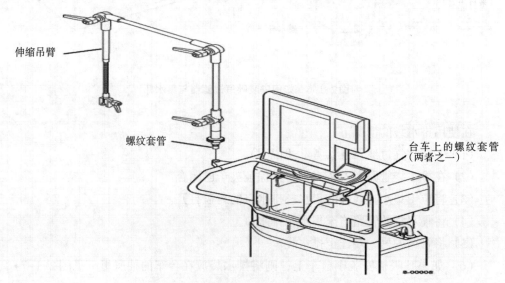

伸缩吊臂

螺纹套管

台车上的螺纹套管
（两者之一）

图2-1-8 如何安装伸缩吊臂图中内容

注意：动呼吸机只能抓住台车手柄来推或拉，不要抓伸缩吊臂来推拉呼吸机。

7. 安装湿化器

（1）湿化器的电源输出接口位于 BDU 的前部。图 2-1-9 为费雪派克医疗公司（Fisher & Paykel）生产的湿化器安装方法示意图。在管路断开及峰值流量过高的情况下，应采取相应措施防止水/冷凝水喷到患者的呼吸管路之中。

（2）应按照医疗机构的规章中有关如何管理患者呼吸管路冷凝水方面的规定内容合理使用呼吸机，以防止其对患者或呼吸机造成伤害或损坏。注意：为了确保呼吸机能够不间断运行，不要安装最大电流容量超过 2.3 A、最大功耗超过 270 VA 的湿化器。在安装费雪派克医疗公司生产的湿化器时，确保湿化器带有一个直角的电源插头，最好使用一条较短的电源线。

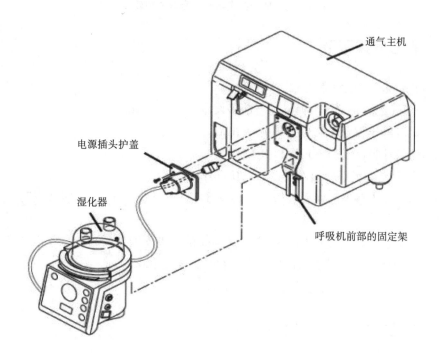

图 2-1-9　如何安装湿化器（图示为费雪派克医疗公司生产的湿化器）

8. 如何使用呼吸机台车

图 2-1-10 为台车前轮的锁定与开锁方法示意图，警告：使用台车移动呼吸机时，为避免中断呼吸机的运行或呼吸机部件受到损坏，不要握着电缆、电源线或患者呼吸管路推拉呼吸机。

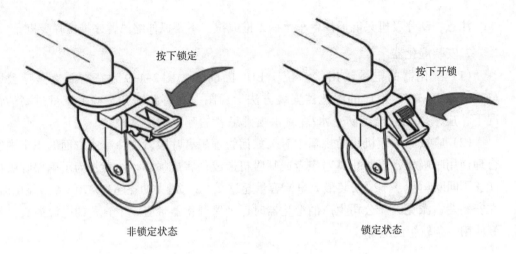

按下锁定

按下开锁

非锁定状态   锁定状态

图2-1-10   如何锁定与开启台车的前轮

六、常见参数调节

1. F：呼吸频率一般设置为12~20次/分。

2. VT：潮气量的设定因人而异，目前多设置为5~8 ml/kg。

3. PI：吸气峰压设置正常值为9~16 cmH$_2$O。

4. Ti：一般呼吸比（i：E）为1：（1.5~2）。

5. PS：压力支持水平一般设置在10~20 cmH$_2$O。

6. Trigger：压力触发时触发灵敏度一般设置在-0.5~1.5 cmH$_2$O；流量触发时一般设置为1~3 L/min。

7. FiO$_2$：设置原则是能使PaO$_2$维持在60 mmHg前提下的最低FiO$_2$水平，如果患者处于明显的低氧血症，起始吸氧浓度可大于60%，甚至100%。

8. PEEP：呼气末正压设定值为5~15 cmH$_2$O。

七、常见报警及仪器故障处理

1. 呼吸机报警的分类。840呼吸机的报警级别分为高级、中级与低级。

（1）高级紧急报警需要操作者立即采取相应措施，以保证患者的生命安全。在呼吸机发出高级报警时，红色指示灯将会快速闪动，伴有高度紧急报警声响（呼吸机会发出一串5个报警声，重复2次，然后暂停一段时间，接下来再次重复发出报警），同时显示屏上屏的报警信息不停地闪动。如果高级报警自动消失（呼吸机自动重置），报警指示灯仍然不会熄灭（但不闪动），直至操作者按下报警复位键为止。

（2）中级报警需要引起相关人员的注意。在呼吸机发出中级报警时，黄色中级报警指示灯将会缓慢地闪动，并伴有中紧急度报警声响（呼吸机重复发出一串3个报警声），同时显示屏上屏出现闪动的报警信息。如果中级报警自动复位，指示灯将会熄灭，呼吸机将会把此次自动复位事件记录到报警日志之中。

（3）呼吸机发出低级报警的目的是让操作者注意患者或呼吸机之中出现了某种变化。在呼吸机发出低级报警时，黄色低级指示灯将会亮，伴有低紧急度报警声（2声，不重复），同时显示屏上屏出现报警信息。如果低级报警自动复位，指示灯将会熄灭，呼吸机将会把此次自动复位事件记录到报警日志之中。

图2-1-11指出了GUI显示屏上报警指示灯的所在位置，以及每种标志所代表的报警类别。

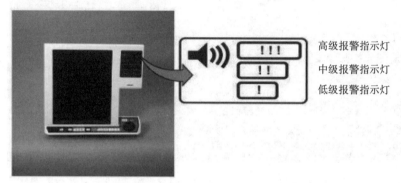

图2-1-11　报警指示灯

注意：操作者可以对报警参数进行设置（即使是在报警被激活的情况下）。操作者不需要按下报警复位键或等待报警自动复位。如果报警级别达到了高级，而操作者又对其设置进行了更改，那么高级报警指示灯将会一直亮，直至操作者按下复位键为止。

2. 报警静音。警告：在报警静音期间，绝不能不管患者。

（1）按下报警静音键可以使报警声音中止2 min。在此期间，静音键将会亮；在操作者按下"报警复位"键之后，静音键将会变暗。此时显示屏下屏将会显示"报警静音正在进行中"，同时屏幕上还会出现"取消"键（在没有更高级别的报警信息存在的情况下）。按"取消"键或按下"报警复位"键退出报警静音进程。

（2）在2 min过后，报警将会自动退出报警静音状态。新出现的高级报警（如堵塞）也可以中止报警静音，系统将会再次发出报警声响。患者监测数据报警（如"吸气时间过长"与管路断开连接的报警）无法取消报警静音。

（3）操作者每按一次报警静音键，系统就会在2 min内保持无声状态。操作者每次按下报警静音键之后，系统都会将此次按键操作记录到报警日志之中。在静音过程结束之后（无论是否是活动报警），系统还将会把静音结束原因记录到报警日志之中。报警静音结束时（无论由于报警静音时间到时、检测到高级别报警或报警复位时），呼吸机会输入另一条报警日志。

如果显示屏下屏未出现更高级别的报警信息，那么会显示"报警静音进行中"的指示（如图2-1-12）。

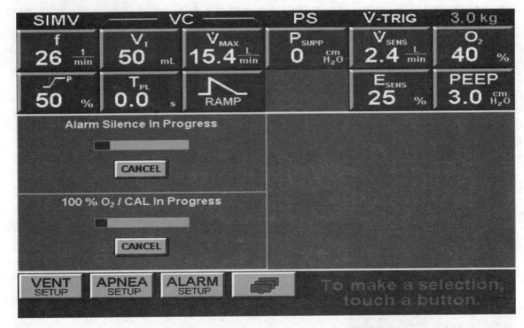

图2-1-12　"报警静音正在进行中"的指示信息（显示屏下屏）

3. 报警复位

（1）操作者按下"报警复位"键，系统将会对所有活动报警进行复位，以下报警除外：无 AC 电源；压缩机不运行；设备报警；电池不供电；AC 电源电量过低；电池电量过低；无空气源；无氧气源；氧传感器；操作步骤错误；显示屏被遮挡。

（2）操作者按下"报警复位"键之后，"100%O₂/CAL 2 分钟"功能不会受到任何影响（如果该功能处于激活状态）。在活动报警复位的时候，或在操作者利用报警复位键中止报警静音程序时，呼吸机将会把该事件记录到报警日志之中。除非出现活动报警，否则呼吸机将不会对任何按键操作进行记录。

（3）如果报警条件依然存在，按照该报警的检测算法，报警将再次变为活动状态。例如，如果窒息报警出现，报警复位键将会把窒息检测算法复位到其初始状态，并使呼吸机返回到正常的通气状态。

（4）在操作者按下报警复位键之后，如果报警处于静音状态，呼吸机将会取消报警静音（这样可以避免使按下报警复位键之后不久后出现的报警条件处于静音状态）。如果操作者按下了报警复位键，呼吸机将清除已经自动复位的任意高级报警（呈稳定亮起状态的高级报警指示灯熄灭）。

（5）如果报警条件已经消除，报警复位键可以使呼吸机返回到正常运行状态，而不必等待报警检测算法对报警进行复位。如果在按下报警复位键后，呼吸机中仍然存在报警条件，报警信息将会再次出现。

4. 报警日志

（1）按显示屏上屏的报警日志键，查看报警日志。报警日志将会按发生顺序显示以下报警信息（包括标明时间的报警记录、静音记录与复位记录），见表2-1-7，最新的记录位于列表的最上端。

表2-1-7 报警信息

显示	说明
Time	时间
Event	事件
Urgency	紧急程度
Alarm	报警
Analysis	原因分析
Manual reset	手动复位
Normal	正常
apnea	窒息
End alarm silence	终止报警静音
Auto reset	自动复位
↓ VTE mand	↓ VTE 强制
Augmented	增大
Low	低
2 of last 4 mand breaths≤ set limit	最后4次强制呼吸中的2次不超过设置界限
3 of last 4 mand breaths≤ set limit	最后4次强制呼吸中的3次不超过设置界限
Alarm log button	报警日志键
Touch symbols to see definition at bottom of lower screen	按符号标志键图标，在下屏底部查看定义信息
Touch scroll bar, then turn knob to scroll through log	按滚动条，转动旋钮翻动日志
Indicates that log includes unread entries	表明日志中包括未读条目

（2）在报警日志键上出现一个带问号的三角形图标，则说明日志中包含未查看事项信息。按报警日志右侧的滚动键，然后转动旋钮，可翻动日志，呼吸机将会在以下情况出现时向报警日志中输入标明时间的记录内容：

检测到报警信息；报警级别改变；报警自动复位；在报警出现时，操作者按下了报警复位键；操作者按下了"报警静音"键；"报警静音"时间到时；报警复位终止了报警静音进程；新的高度紧急警告终止了报警静音进程。

（3）报警日志最多可以存储80条最新报警信息。当操作者完成"新患者设置"之后，系统将会删除以前的患者报警日志。

5.报警音量

（1）屏外报警音量键可以调节所有声音报警（无论是何种紧急等级）。按住报警音量按键，同时转动旋钮可调节报警音量。操作者在调整时所听到的音量与实际的报警音量相同，低级、中级、高级紧急声音报警的声音都不相同。如果操作者按住按键不放，系统将一直发出报警声音，并优先于活动声音报警。

（2）在呼吸机断电并再次通电之后，选定的报警音量也会保持不变。因为发出报警时医护人员将会根据报警提示采取相应措施，所以报警音量无法关闭。

（3）警告：可选择报警音量范围的设计可以确保医护人员在医院嘈杂的使用环境中分辨出报警声音。按住报警音量设置键，根据噪声等级核实报警音量的大小是否已经调整妥当。必要时可以根据上述操作步骤对报警音量进行重新调整。

6.报警信息

见图2-1-13及表2-1-8。

（1）显示屏上屏会显示两个最高级别的活动报警。如果有其他活动报警，显示屏的"更多报警"键上将会出现闪动的报警图标。按"更多报警"键可查看报警信息，每页最多显示8条活动报警。

（2）每条报警信息都包含如下内容：基本信息、分析信息（包括任意相关报警条件的补充信息）与处理信息（建议操作者采取相应的处理措施）；呼吸机软件具有报警增强机制，用于处理报警的诱因引起一个或多个相关报警的情形。报警发生时，可能与该报警的原因相关的任何后继报警都会使初始报警得到"增强"，而不是作为新报警显示于GUI显示屏的上屏。初始报警所显示的分析消息会得到更新，增加相关报警的信息，报警日志事件一栏中会将初始报警作为"增强报警"显示。

注意：当存在一条以上的活动报警，并且它们的报警消息的级别不尽相同时，操作者该先处理最严重的报警。

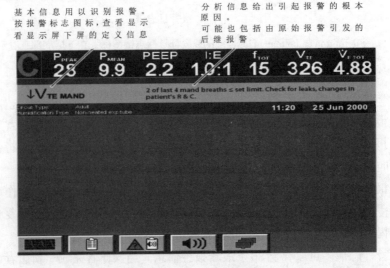

图2-1-13　报警信息格式

表 2-1-8　报警信息

显示屏显示信息	含义	处理方法
无 AC 电源	电源开关处于开启状态，但 AC 电源不供电，此时呼吸机由 BPS 供电	对停电源要有所准备 有备用通气装置 检查 AC 电源的完整性 如果有必要，对其进行修理
窒息	在达到窒息时间时，呼吸机、患者或操作者没有触发呼吸。呼吸机进入窒息通气状态	检查患者状况 检查呼吸机控制参数
管路连接断开	患者呼吸管路连接断开。呼吸机进入暂停工作模式，同时显示无呼吸机支持的时间	检查患者状况 重新连接患者呼吸管路 按下报警复位键
顺应性限制 VT	已达到顺应性补偿界限。吸气量可能小于设置值	检查患者的身体状况 检查选定的患者呼吸管路类型和安装好的患者呼吸管路是否匹配
压缩机不运行	由于 AC 电源电压过低、无 AC 电源或压缩机故障等原因，压缩机无法提供充足的供应压力	检查患者状况 有备用通气装置 如果由于电压低或无电源而引起，在 AC 电源恢复之后，报警复位 如果由于压缩机故障而引起，应停止使用呼吸机，送去修理
	压缩机没有与 BDU 正确连接	检查患者状况 重新连接压缩机连接管、压缩的电源线和压缩机的数据线
设备警示	在进行 POST 或后台检测时发现问题	检查患者状况 如果出现此提示信息，准备另一套通气装置，并进行修理
↑ P_{PEAK}（管路压力过高）	测得的气道压力等于或大于设定的界限值，可能会导致潮气量降低	检查患者状况 检查患者的呼吸管路 检查气管导管
↑氧浓度（监测氧浓度过高）	在呼吸周期的任意阶段测得的氧浓度比设置的氧浓度高 7%（在运行开始后的最初 1 个小时内为 12%）或更多，至少持续 30 s。如果降低设定的氧浓度参数值，在接下来的 4 min 通气时间内，监测值高出 5%	检查患者状况、空气与氧气源、氧气分析器及呼吸机
↑ VTE TOT（呼气潮气量过高）	患者每次呼吸的呼气潮气量等于或大于设定的界限	检查患者状况和呼吸机的控制参数 检查患者顺应性或阻力的变化情况

续表

显示屏显示信息	含义	处理方法
↑VE TOT（分钟通气量过高）	患者的每分钟呼气量等于或大于设定的界限值	检查患者状况和呼吸机的控制参数
↑fTOT（呼吸频率过高）	总呼吸频率大于或等于设定的界限	检查患者的状况和呼吸机的控制参数
↑PVENT（呼吸机内部压力过高）	吸气压力传感器测量到了至 $100\ cmH_2O$ 的压力。呼吸机切换到呼气。潮气量可能降低	检查患者的状况、患者呼吸管路（包括过滤器）以及气管的通气管路。确认 ET 导管的内径是否设置正确。检查呼吸机流量与/ 或容量设置 重新运行 SST 提供备用通气装置 停止使用呼吸机并对其进行修理
电池不供电	BPS 已经安装，但不供电	停止使用呼吸机并对其进行修理
吸气时间过长	以基于 IBW 的自主呼吸吸气时间超出呼吸机设定的界限。只有当通气类型为无创时，该报警方可被激活	检查患者的状况 检查患者的呼吸管路是否漏气 检查压力上升时间与 Esens 的设置
无电源	呼吸机的电源开关处于开启状态，但 AC 网电源和 BPS 供电 不足。显示屏上可能不会出现报警信息，但呼吸机会发出至少 120 s 的报警声响	检查 AC 电源与 BPS 电源的连接 如果必要的话，提供备用通气装置 关闭电源开关使报警复位
AC 电源电压过低	AC 电源的电压下降至额定电压的 80 %以下（至少持续 1 s）。 错误信息提示 AC 电源电压明显下降，而且很快会发生更严重的下降。呼吸机关闭压缩机（如果已安装），但其它部分正常工作	做好可能停电源的准备 检查 AC 电源是否连接完好 检查 AC 电源
电池电量过低	BPS 已经安装，但剩余的工作时间不足 2 min	更换 BPS 或在呼吸机正常运行时充电
↓O_2%（监测氧浓度过低）	在呼吸周期的任意阶段测得的氧浓度比设置的氧浓度低 7%（在运行开始后的最初 1 个小 时内为 12%）或更多，至少持 续 30 s。 当增加设定的氧浓度数值时，在接下来的 4 min 通气时间内，氧浓度上升 5%	检查患者的状况、空气与 氧气的供应、氧气分析器及呼吸机 定标氧传感器（按" 100% O_2/CAL2 分钟"键） 采用外接氧气监控器， 关闭氧传感器

续表

显示屏显示信息	含义	处理方法
↓P_{PEAK} （管路压力过低）	管路内的吸气峰压低于报警设定下限。该报警仅在以下两种条件下存在：①通气类型被选定为 NIV；②在有创式通气类型之中，强制呼吸方式被选定为 VC+ 警告：因为 VC+压力控制算法限制目标吸气压力的下限为 PEEP+5 cmH$_2$O，所以将低压报警限设置为这一数值（或低于这一数值）便会使报警失效	检查呼吸系统是否漏气
↓VTE MAND （强制呼气潮气量过小）	患者的强制呼气潮气量小于或等于设定下限	检查患者的状况 检查患者呼吸管路是否出现漏气 检查患者阻力或顺的变化情况
↓VTE SPONT （自主呼气潮气量过小）	患者的自主呼气潮气量小于或等于设定下限	检查患者的状况 检查呼吸机的控制参数
↓VE TOT （呼气分钟通气量过小）	所有呼吸的呼气分钟通气量均小于或等于设定下限	检查患者的状况 检查呼吸机的控制参数
无空气源	空气源压力小于呼吸机正常工作所需的最小压力值，呼吸机输送 100%的氧气（若有）。送气的氧浓度可能会受到影响。如果也没有氧气源，安全阀会打开。呼吸机显示无呼吸机支持的时间，该报警无法设置或关闭	检查患者的状况 检查空气与氧气源 必要时准备好备用的通气装置
无氧气源	氧气源压力小于呼吸机正常工作所需要的最小压力值。呼吸机输送 100%的空气（若有）。送气氧浓度可能会受到影响；如果也没有空气源，安全阀会打开，呼吸机显示无呼吸机支持的时间，该报警无法设置或关闭	检查患者的状况 检查空气与氧气源 必要时准备好备用的通气装置
氧传感器	后台检测时发现氧传感器存在问题（传感器故障或未定标），患者呼吸机不受影响	按下"100%O$_2$ CAL"重新定标氧传感器 禁用氧传感器更换氧传感器

续表

显示屏显示信息	含义	处理方法
操作步骤错误	呼吸机启动步骤完成之前与患者连接，此时，呼吸机进入安全通气模式	必要时提供备用的通气装置；完成呼吸机启动步骤
显示屏被遮挡	触摸屏光束被遮挡或触摸屏故障	清除触摸屏上的障碍物或请专业人员对其进行修理
严重阻塞	患者呼吸管路严重被阻塞。呼吸机进入阻塞状态，同时显示屏上显示"无呼吸机支持"的时间，如果使用 NeoMode，呼吸机输送的氧浓度为 40%	检查患者的状况 准备备用的通气装置 检查患者呼吸管路是否出现积水、打折、过滤器堵塞现象 如果问题仍然存在，停止使用呼吸机，进行修理

八、日常维护与管理

为保证呼吸机运行正常，应按照推荐的时间周期对呼吸机进行维护。

1. 处理使用过的部件

按照所在机构的要求，丢弃呼吸机维护期间拆卸下来的所有部件。在进行非破坏性处置之前应对所有部件进行消毒。同时还应遵守当地有关设备部件处置与循环利用方面的管理法规与循环利用计划。

2. 对部件进行清洁、灭菌和消毒

不要试图拆除、清洁或用液体或高压气体冲洗流量传感器，应根据技术要求对部件进行灭菌。防止各部件接触到灭菌剂，接触灭菌剂可能会缩短某些部件的使用寿命。处理过滤器要小心，尽量降低细菌污染或物理损坏事件的发生概率，应始终遵守医疗机构制定的传染病控制要求。具体程序见表2-1-9。

表2-1-9　部件清洁、消毒和灭菌的程序

部件	程序	注意
呼吸机外围部件（包括触摸屏和伸缩吊臂）	用湿布与中性皂液或下列化学制剂之一或同类制剂进行擦拭。必要时用湿布和水把残留化学制剂冲洗干净： ●中性洗碗剂 ●异丙醇（70%溶液） ●漂白剂（10%溶液） ●窗户清洗剂（含有异丙醇与氨水） ●氨水（15%溶液） ●过氧化氢（3%溶液） ●Formula 409®清洁剂 ●Cavicide®表面消毒剂 ●Control Ⅲ®杀菌剂 ●戊二醛（3.4%溶液） 采用真空吸尘方法除去GUI后面通风孔处的灰尘	不要让液体或喷雾渗入到呼吸机里或电缆接头上面 不要使用环氧乙烯（ETO）气体对呼吸机进行消毒处理 不要使用加压空气清洁或烘干呼吸机，包括 GUI 通风孔

续表

部件	程序	注意
患者呼吸管路	拆卸并清洁，然后进行高压灭菌、巴氏灭菌或化学消毒 一次性使用的呼吸管路：丢弃处理	如果把呼吸管路浸入液体中，应利用加压空气将水分吹干后再使用 检查管路上是否出现缺口与割痕，如有损坏，应予更换 在安装新的管路时，运SST检查系统是否存在漏气
管路上的集水杯	拆卸并清洁，然后进行高压灭菌、巴氏灭菌或化学消毒	检查集水杯是否出现裂痕；如有损坏，应予更换
连接管与接头	高压灭菌、巴氏灭菌或化学消毒	如果连接管与接头浸泡在液体中，应利用加压空气将水分吹干后再使用 检查连接管与接头上是否出现缺口与割痕。如有损坏，应予更换
呼气集水罐	可重复使用的呼气过滤器：对集水罐进行清洁，然后进行高压灭菌或化学消毒。一次性使用的呼气过滤器：丢弃处理	检查呼气集水罐是否出现裂痕；如有损坏，应予更换
呼气与吸气细菌过滤器	可反复使用的过滤器：高压灭菌 一次性使用的过滤器：丢弃处理，在丢弃处理之前，应按照所在医护机构中的规范要求对其进行消毒或灭菌处理	利用132℃的高压蒸汽对过滤器完成20min的重力置换周期，即可达到有效灭菌 不要采用化学消毒方法，或使其暴露于环氧乙烯气体下 在再次使用之前，检查过滤器的阻力 应按照生产商的建议对该部件进行重复使用
压缩机入口过滤器	每250 h（或必要时）：用中性皂液清洗、漂洗，并将其吹干	如果部件出现裂痕或损坏，应予更换
排水袋、导管与夹子	在排水袋已装满水时，或在更换患者管路时，将排水袋丢弃； 清洁并采用高压灭菌方法对可重复使用的管路进行处理； 使用酒精擦洗可重复使用的夹子，或采用巴氏灭菌法对其进行处理	不要对夹子进行高压灭菌 如果夹子出现肉眼可观看到的损坏问题，应予更换
空气入口过滤器的过滤杯	使用中性皂液对其进行清洗	不要让空气入口过滤器的过滤杯与芳香烃溶剂接触，尤其是酮 如果该部件出现了肉眼可观看到的裂痕，应予更换
其他附件	按照生产商说明书中的规定进行灭菌和消毒处理	

3.清洁部件

（1）不要清洁或重复使用患者单独使用的一次性部件。在清洁可重复使用的部件时，不要使用可能对部件表面造成损害的硬质刷或其他工具；

（2）用温水或中性皂液清洗部件；利用干净的温水（自来水也可以）对部件进行彻底的冲洗，然后将其擦干；

（3）在清洁部件之后，检查其是否出现损坏问题，如裂痕。如有损坏，应予更换；

（4）在呼吸机上更换或重新安装部件时，必须运行快速自检（SST）程序，然后才能用于患者通气；

（5）注意，一定要遵守生产厂家的说明。在与高于必要浓度的皂液接触之后，产品的使用寿命将会缩短。肥皂残留物可以损坏部件，或使其出现细小裂痕，尤其是那些在灭菌过程中暴露于高温环境中的部件。

4.消毒与灭菌

不要对患者单独使用的一次性部件进行消毒、灭菌或重复使用，在对可重复使用的管路进行灭菌处理时，应将管路盘成一个大圈，不要使管路扭结或相互交叉。在对管路进行高压灭菌准备的时候，用棉布或效果相当的纸包裹之前，应确保管内没有出现肉眼可见的水珠。具体程序见表2-1-10。

注意：不推荐使用甲醛与苯酚消毒剂，因为它们可以导致塑料部件出现裂缝和裂纹。

表2-1-10　消毒与灭菌程序

高压灭菌法	巴氏灭菌法	化学消毒法
利用132℃的高压蒸汽完成20 min 的重力置换周期，即可达到有效灭菌。应遵守蒸汽消毒器生产厂家的说明	将部件置于温度为76~79℃的高温巴氏消毒器中处理30 min	用化学溶液浸泡部件，并遵守生产厂家的说明，可使用以下所列的消毒剂或与其相当的消毒剂： ●氨水（15%溶液） ●Amphyl® ●漂白剂（10%溶液） ●CaviCide® ●CidexTM，Control Ⅲ® ●异丙醇（70%溶液） 注意：长时间接触浓度较高的消毒剂会缩短产品的使用寿命
●拆卸部件 ●清洁部件	●拆卸部件 ●清洁部件	●拆卸部件 ●清洁部件
●将每个部件用棉布或等效的纸包裹好，以便进行高压灭菌处理 ●将包裹好的部件放入蒸汽高压灭菌锅内进行灭菌处理 ●检查灭菌后的部件是否出现损坏。如有损坏，应予丢弃 ●重新组装该部件 ●将部件安装在呼吸机上 ●运行SST	●将部件置入高温巴氏灭菌器之中进行巴氏灭菌； ●检查灭菌后的部件是否出现损坏。如有损坏，应予丢弃 ●重新组装该部件 ●将部件安装在呼吸机上 ●运行SST	●将部件置入清洁溶液之中进行消毒处理 ●检查消毒后的部件是否出现损坏。如有损坏，应予丢弃 ●重新组装该部件 ●将部件安装在呼吸机上 ●运行SST

续表

高压灭菌法	巴氏灭菌法	化学消毒法
注意： 在将部件置入高压灭菌环境或巴氏灭菌器中以前，应将部件仔 细漂洗并烘干，以防其在接触高温环境时出现斑点和污点		

5.操作者的预防性维护程序

具体见表2-1-11。

操作者应按照推荐的时间间隔进行预防性维护并更换部件，以防部件由于过度磨损而损坏。根据标准使用率或推荐间隔，注明所有部件的预期更换日期是一种很方便的做法。

表2-1-11　操作者预防性维护程序与频率

频率	部件	维护方法
一日数次或按照所在机构的要求	患者的呼吸管路：吸气与呼气支	检查分支管路中是否存水 必要时倒空并清洁每个分支管路
	吸气与呼气细菌过滤器	必要时检查过滤器是否出现损坏现象。若更换了过滤器，应在临床使用前重新运行SST 在每次使用之前、在呼气管路连续使用时每隔15天、在操作者怀疑阻力可能过大时运行SST程序，检查呼气过滤器的阻力
	集水杯、集水罐与排水袋	根据需要检查这些部件并排空
每日或根据实际需要	氧传感器	按下"100% O_2/CAL 2分钟"键，对氧传感器进行定标
	空气入口过滤器的过滤杯	●如果出现破裂，应予更换 ●如果出现可见的水珠，应停止使用，并与维修或维修人员取得联系
每250小时（如有需要，时间可以更长）	压缩机入口过滤网	清洁
每年或根据实际需要	可重复使用的呼气细菌过滤器	进行检查，若发现破裂迹象，应予更换 从一名患者换到另一名患者以及更换管路后应予灭菌，或根据所在机构的规定进行 在进行非破坏性处置之前，应先进行灭菌处理
	氧传感器	根据实际需要更换氧传感器

续表

频率	部件	维护方法
最长每年一次或根据实际需要	可重复使用的吸气细菌过滤器	更换过滤器 从一名患者换到另一名患者以及更换管路后应予灭菌，或根据所在机构的规定进行 在进行非破坏性处置之前，应先进行灭菌处理

6. 吸气与呼气细菌过滤器

（1）警告：在使用雾化药剂的情况下，呼气阻力将会增加，并可能引起过滤器堵塞。在进行"患者设置"时应对呼气过滤器予以检查和测试，使用中应定期进行。在每次使用呼吸机之前，以及在呼气支连续使用15天后，应对吸气与呼气过滤器进行检查。在每次使用呼吸机之前，以及在呼气管路持续使用15天之后，运行SST程序，检查吸气与呼气过滤器的阻力。在更换患者管路之后，应对可重复使用的过滤器进行高压灭菌处理，或对患者单独使用的过滤器进行丢弃及更换处理。维修人员应将使用一年（最长）的可重复使用的吸气过滤器更换掉。在每次高压灭菌处理之后，检查过滤器的阻力，若阻力超出推荐范围，应予丢弃。

（2）维修人员应将使用一年（最长）的可重复使用的呼气过滤器更换掉。在使用新的过滤器时，在过滤器上标明预期的更换日期。吸气过滤器的合格阻力标准：如果在流量为60 L/min时，过滤器的阻力大小为4 cmH$_2$O或更小，或如果在流量为30 L/min时，过滤器的阻力大小为0.5 cmH$_2$O或更小，则说明过滤器已损坏。此时应将过滤器丢弃。如果在流量为100 L/min时，过滤器的阻力大于4 cmH$_2$O，或如果在流量为30 L/分时，过滤器的阻力大于2 cmH$_2$O，则说明过滤器已堵塞。对于可重复使用的过滤器，应对其进行高压灭菌处理，并再次检查其阻力大小。

（3）对于患者单独使用的过滤器，应予丢弃并更换新的过滤器。呼气过滤器的合格阻力标准：如果在流量为60 L/min时，过滤器的阻力大小为0.6 cmH$_2$O或更小，或如果在流量为30 L/min时，过滤器的阻力大小为0.3 cmH$_2$O或更小，则说明过滤器已损坏。此时应将过滤器丢弃。如果在流量为60 L/min时，过滤器的阻力大于2.4 cmH$_2$O，或如果在流量为30 L/min时，过滤器的阻力大于1.2 cmH$_2$O，则说明过滤器已堵塞。对于可重复使用的过滤器，应对其进行高压灭菌处理，并再次检查其阻力大小；对于患者单独使用的过滤器，应予丢弃并更换新的过滤器。

7. 每日按实际需要对集水杯与排水袋进行维护

在液体到达最大水位线之前，应倒空集水杯。集水杯中溢出的水可能进入过滤器或患者呼吸管路之中，从而增加气道阻力。

在呼吸机与患者相连时，如果拆除集水杯，会造成呼吸管路中压力下降、呼吸机误触发，或呼吸机直接接触有害液体。

在更换患者呼吸管路时，操作者应对可重复使用的集水杯进行高压灭菌或消毒处理。丢弃一次性集水杯。

在液体到达最大水位线之前，应倒空集水杯，以免呼气阻力增加。操作者应认识到，在某些特殊条件下，集水杯中的水在两个小时内就会到达最高水位线。

如何拆除集水杯：转动呼吸机过滤器底部的环形钮，松开集水杯。

更换空的集水杯：转动环形钮，将集水杯固定在呼气过滤器上面。

注意：如果在正常通气时拆除集水杯，呼吸机将会发出"管路连接断开"的报警。

8.拆除排水袋

挤压夹子，让集水杯中的液体流入排水袋之中，当排水袋装满水后，断开排水袋与管路的连接，将排水袋配件安装到环形钮上，密封妥当再做处理，丢弃排水袋，每24小时（或根据实际需要）以及在每次更换呼吸管路之后，都要对排水袋及管路进行一次丢弃处理，注意，夹子是可反复使用的装置。在丢弃排水袋之前先将其拆卸下来（图2-1-14）。

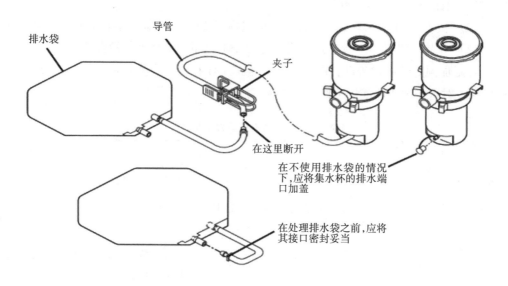

图2-1-14　如何倒空集水杯及密封排水袋

9.每年检查呼吸机外围部件是否出现机械损坏，或标识信息是否变得模糊不清。如果出现损坏或标识不清的情况，应请资质合格的专业人员对其进行修复；每年或必要时更换氧传感器。

10.氧传感器的更换程序

（1）找到机箱顶部边缘的氧传感器弹性护盖。

（2）用力推动弹性护盖下沿中心部位，直至将其推出机箱为止。

（3）捏住弹性护盖边缘，使上下两侧重叠在一起，然后将护盖从机箱上拉拽下来。氧传感器为白色部件，安装在单向阀外壳上。

（4）找到紧靠传感器凹陷顶部内侧传感器电缆接头的白色突钮。按下突钮松开传感器的电缆接头。继续按突钮，同时将接头慢慢地从传感器上拉下来。

（5）逆时针拧下螺丝，卸下氧传感器。

（6）从包装中取出新的氧传感器及其 O 形环。

（7）将 O 形环滑向传感器的螺纹底座。把 O 形环放在传感器底座上，并置于螺纹上方。

（8）将传感器电缆接头连接到氧传感器上，电缆接头的皱起一侧朝向氧传感器的白色突钮。将传感器上的卡销与电缆接头对齐，然后推动电缆接头将其固定。

（9）先将护盖的顶部边缘滑入呼吸机外壳顶部的开口之中。

（10）然后用两手拇指同时按压位于机箱边缘处的护盖底部边缘的两个外角，将其推进机箱开口中。

（11）继续用两手拇指将下边缘压实。使拇指从外角到底部中心环绕边缘，将护盖密封。确保护盖恰好封住开口部位。

（12）按下"100%O_2/CAL 2 分钟"按键定标氧传感器。确认定标通过。

（13）在将呼吸机与患者连接之前，运行 SST 程序对系统进行检查。

11. 附加预防性维护程序：附加预防性维护工作只能由资质合格的维修人员完成，表 2-1-12 对这些预防性维护工作的频率及方法进行了总结说明。

表 2-1-12　预防性维护方法与频率

频率	部件	维护方法
每 6 个月 1 次	整套呼吸机	运行全面自检（EST）
每年 1 次	大气压力传感器、呼气阀、流量传感器与呼吸机不运行检测	进行定标/测试
	整套呼吸机	对呼吸机的性能进行检测。具体包括：进行电流安全测试、查看呼吸机是否出现机械损伤及查看呼吸机外部标识是否出现模糊不清的问题
每 2 年 1 次或必要时	备用电源（BPS）内部电池组	更换 BPS 内部电池组。BPS 的实际使用寿命取决于使用历史和周围环境条件
每 10 000 小时 1 次	各种部件	安装相应的预防性维护工具包

12. 储存：如果呼吸机在长达 6 个月或更长的时间内都将处于搁置状态，则建议

断开其备用电源的连接，或每3至6个月给备用电源充一次电——取决于储存环境的温度。

注意：如果不需要立即使用呼吸机，应断开氧气的供应；在通气主机（BDU）或 GUI 都安装好时，不应将放置呼吸机的台车侧卧或放倒，以防呼吸机受到损坏。在以侧卧或放倒存放或移动台车的时候，必须从台车上断开 GUI 与 BDU 的连接并取下。

如果未连接电池，在断电后系统将会发出时长至少 2 min 的声音报警。

13. 重新装箱与运输：如果收于某种原因必须将呼吸机从一处地点运输到另一处地点，应使用呼吸机原始的包装材料对其进行重新包装。如果没有这些材料，应订购一套重新装箱工具包。

（佟乐　王燕）

第二节　无创呼吸机

一、基本简介

（一）Respironics V60 无创呼吸机

Respironics V60 无创呼吸机是急诊常用的无创呼吸机，它是一种采用微处理机控制的双水平气道正压通气（BiPAP）呼吸辅助系统，此系统为自主呼吸的成年人和儿童患者提供无创正压通气（NPPV）和有创通气支持。该呼吸机提供一系列传统压力模式，如 CPAP（持续气道正压通气）、PCV（压力控制通气）和 S/T（自主/时控）。容积目标型 AVAPS（平均容积保证压力支持）模式综合了压力控制和容积目标型两种通气的特性。呼吸机允许通过维持稳定的基线以及调节触发器和切换阈值自动补偿意外漏气，以提供最佳的患者—呼吸机同步。呼吸机用数字和实时波形（曲线或者梯状图）的形式显示监护的参数。

（二）Vision 呼吸机

BIPAP Vision 是一台微处理器控制的正压通气辅助系统。Vision 系统集成了带有多功能按键的用户界面和实时图形显示，以及完整的患者与系统报警功能。Vision 呼吸机的一个显著特点是它有一个可以升级的氧气控制以及报警选项平台。系统工作采用持续气道正压（CPAP）和压力支持（S/T）两种模式。另外，Vision 呼吸机还具有多种安全检测以及自我诊断功能。所有的系统功能在开机以及操作的过程中都将得到检测。通过监测近似气道压力以及根据设定的压力与监测的压力相等的原则来调节流量，Vision 呼吸机可以对压力加以限定。

二、工作原理

（一）Respironics V60 无创呼吸机

Respironics V60 无创呼吸机的气动系统操作原理则是利用周围的空气和高压氧气（图2-1-15）。空气通过进气口过滤膜进入。氧气通过高压进气口进入，而且定量阀提供操作人员设置的浓度。此系统混合了空气和氧气，在鼓风机处对其增压，然后将其调节至用户设置的压力。若要进行此操作，呼吸机将比较近端（患者）压力测量值与呼吸机出气口（机器）压力，并调节机器压力，以补偿通过吸气过滤膜、患者回路和加湿器降低的压力，从而有助于确保正确且易于控制的压力输送和漏气补偿。

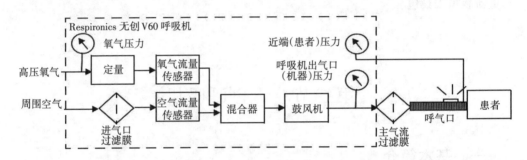

图2-1-15　Respironics V60无创呼吸机的气动系统操作原因

呼吸机通过单肢患者呼吸回路、加湿装置（可选）和患者接口如呼吸罩或者ET管路将气体输送至患者。靠近患者的测压孔用于监测患者压力。吸气和呼气期间，呼气口将回路中的气体连续排出，以使二氧化碳重复吸入降至最低并确保了二氧化碳的清除。

（二）BIPAP Vision 呼吸机

BiPAP Vision 呼吸机是由微处理器控制的通气辅助设备，可在持续气道正压（CPAP）模式或自主/定时（S/T）模式下工作。BiPAP Vision 呼吸机经进气口过滤膜吸入周围的空气，由送气部件加压，然后控制在预先设定的压力水平。安装氧气模块后可以对输送给患者的氧气源进行控制。氧浓度可达到100%。呼吸机连续监测机器压力（设定压力）与气道压力（送至患者的压力），即使是在漏气的情况下，也能保证输送压力的精确和反应速度。

三、基本结构

以 Respironics V60 无创呼吸机为例。

Respironics V60 无创呼吸机的主要结构是由供气、呼气和控制3部分构成。供气部分是机器给患者提供吸气压力或者吸气流量，并产生相应的吸入气量，实际的吸气压力、吸入气量、吸入氧浓度等可以由呼吸机设置的参数控制，也可以受患者呼吸状况的影响，具体的调节机制和原理根据呼吸机类型的不同而不同；呼气部分是允许患者将气体呼出的设备装置，呼气压力、容量、时间等同样与呼吸机设置的参数和患者呼吸的状况有关；控制部分的功能则是调节、控制吸气和呼气，是产生各种不同的呼吸模式与功能的主要结构。此外，呼吸机还附带有多种监测和湿化、雾化装置。

其结构包括主机、呼吸机台车、管道、鼻/面罩4部分。其中主机包括前面板、后面板和侧面板。管道包括测压管、细菌过滤器、湿化器、测压管过滤器、积水杯、呼气孔。

1.主面板

见图2-1-16。

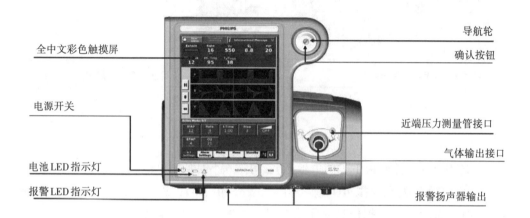

图2-1-16　主面板

（1）图形用户界面：带有触摸屏的彩色LCD（液晶显示器）。通过图形用户界面，可以进行呼吸机的设置并查看呼吸机和患者的数据。在通气期间，屏幕上方显示的是报警和患者数据。屏幕中间显示的是实时波形以及报警和提示信息。屏幕下方可以进行访问模式和其他呼吸机设置，显示帮助信息，并查看电源状态。

（2）导航轮：通过旋转触摸板上的指针调节数值并导航图形用户界面。

（3）"确认"按钮：确认、激活选择。

（4）近端压力测量管接口：连接监测患者回路中患者压力的管路。

（5）呼吸机出气口（与患者连接）：患者回路中的主连接。在规定压力下将空气和氧气输送至患者。

（6）报警扬声器（呼吸机下方）：在呼吸机报警状态时发出报警声。

（7）报警LED：最优先等级报警期间闪烁。呼吸机在不能操作期间连续打开。

（8）（已充电）LED：电池正在充电时闪烁。电池在充电期间连续打开。呼吸机依靠电池运行时或者呼吸机关闭且未连接交流电时关闭。

（9）LED"开机/关机"键：打开交流电源并开始关闭呼吸机。连接交流电源时，

LED 连续打开。

2.后面板

见图 2-1-17。

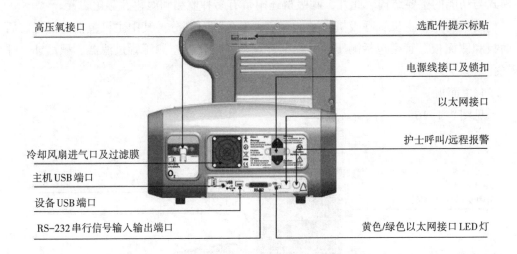

高压氧接口

选配件提示标贴

电源线接口及锁扣

以太网接口

护士呼叫/远程报警

冷却风扇进气口及过滤膜

主机 USB 端口

设备 USB 端口

RS-232 串行信号输入输出端口

黄色/绿色以太网接口 LED 灯

图 2-1-17　后面板

（1）备用电池（侧面板下方的电池盒）：可选 6 小时备用电池。

（2）RS-232 序列和模拟 I/O 接头（内孔接头 DB-25）：连接至医院信息系统和其他序列器械，而且作为模拟信息界面起作用。连接 Respi-Link 远程诊断系统门控，用于升级软件。

3.侧面板

见图 2-1-18。

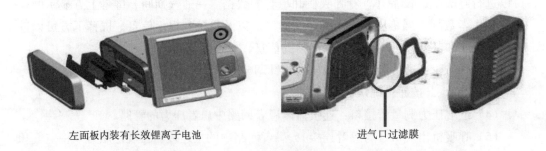

左面板内装有长效锂离子电池

进气口过滤膜

图 2-1-18　侧面板

（1）通气孔：可吸入空气，以输送至患者。

（2）进气口过滤膜（侧面板下方）：对输送至患者的空气进行过滤。

四、临床应用

无创机械通气（NPPV）：无创机械通气是指呼吸机通过非人工气道与患者相连而增加肺泡通气的一系列方法的总称。NPPV是非常有效的机械通气手段，它与传统的有创机械通气不是相互替代，而是相互补充。

（一）Respironics V60无创呼吸机

【应用范围】

1.主要适合于轻、中度呼吸衰竭。

2.没有紧急插管指征、生命体征相对稳定和没有NPPV禁忌证。

3.用于呼吸衰竭早期干预和辅助撤机。

【适应证】

1.COPD（急性期/稳定期）、免疫功能受损合并呼吸衰竭、心源性肺水肿。

2.肺炎、ALI/ARDS、支气管哮喘急性严重发作、拒绝插管的呼吸衰竭。

3.辅助撤机、辅助纤支镜检查、气管插管前的氧合、术后呼吸衰竭。

4.其他疾病：支气管扩张、肺囊性纤维化、胸壁畸形或神经肌肉疾病、胸部创伤。

【禁忌证】

绝对禁忌证：

1.呼吸、心跳停止。

2.自主呼吸微弱或昏迷。

3.不能维持气道通畅或使分泌物充分清洁，误吸可能性高。

4.合并其他脏器功能衰竭（血流动力学不稳定、消化道大出血/穿孔、严重脑部疾病等）。

5.近期食道或气道术后。

6.面部创伤/术后/畸形。

7.患者不能合作。

8.鼻出血。

相对禁忌证：

1.气道分泌物多/排痰障碍。

2.严重感染。

3.极度紧张。

4.严重低氧血症（$PaO_2 < 45$ mmHg）/严重酸中毒（pH值≤7.20）。

5.近期上腹部手术后（尤其是需要严格胃肠减压者）。

6.严重肥胖。

7.上气道机械性阻塞。

（二）BIPAP Vision 呼吸机

【应用范围】

主要用于医院的有创或无创通气，或作为替代辅助呼吸设备用于治疗成年患者（体重在 30 kg 以上）的急性呼吸衰竭，急性或慢性呼吸功能不全，或者睡眠呼吸暂停综合征。

【禁忌证】

禁止将 Vision 呼吸机用于无自主呼吸的严重呼吸衰竭的患者。

Vision 呼吸机的无创正压治疗可能不适用于患者的以下情况。

1.在短暂的回路脱落时，或治疗中断，不能进行生命支持通气。

2.不能维持气道充盈或将分泌物清除干净。

3.冒险用于吸出胃内容物。

4.有急性额窦炎或中耳炎。

5.有对面罩材料过敏史。

6.鼻衄引起肺部出血或高血压。

五、操作流程

（一）Respironics V60无创呼吸机

【评估】

1.患者准备：清理患者呼吸道，保持呼吸道通畅、清洁面部，保持干燥，使用压力保护贴保护面部受压部位防止压力性损伤的发生，行健康宣教让患者更好地配合呼吸机，取合适的体位。

2.环境准备：环境安全，光线良好，具备能提供 276 ~ 600 kPa 的 100% 氧气源、能放置呼吸机的位置及电源。

3.用物准备：Respironics V60无创呼吸机一台、呼吸机管路一套、配套的鼻/面罩、加湿器。

4.护士准备：着装整洁，熟练掌握 V60 无创呼吸机的使用，时刻保持工作状态，观察患者的病情变化。

【操作流程】

1.连接呼吸机及湿化器电源、氧源。

2.湿化罐内添加湿化水并开始加热。

3.连接呼吸机管路及测压管。

4.开机后待机，设置初始通气参数。

5.行健康教育，为患者佩戴鼻/面罩。

6.连接管路与面罩，等待患者吸气触发或手动通气。

7.观察患者呼吸情况，检查鼻/面罩是否漏气。

8. 根据患者的反馈或者监测值调整呼吸机模式或者参数。

9. 根据患者血气分析的情况调整呼吸机模式和参数。

【注意事项】

1. 连接氧气

（1）将呼吸机与能够提供 276～600 kPa 的 100% 氧气源连接。

（2）为确保氧气吸入的精确性并监视污染的存在（不正确的气体连接），应该使用外部氧气监护仪检验输送气体中的氧气浓度。

（3）为降低火灾的危险，切记勿使用已磨损或者受易燃材料如油脂或者油料污染的高压氧气管。

（4）为降低缺氧危险，只能将氧气与呼吸机后面的高压接头相连接。

（5）运输期间，在使用呼吸机运输之前应检查氧气瓶的状态，如氧气是否足够。

（6）为防止可能的呼吸机损坏，应该确保供氧连接线清洁且未润滑以及供氧气体中无任何水。

（7）为避免氧气瓶内氧气耗尽，在使用壁式氧气供应时，应关闭氧气瓶的阀门。

2. 安装患者呼吸机回路

（1）为降低患者窒息的危险，应使用管路支持臂，并使用夹子固定近端呼吸道压力连接管。

（2）为防止可能的患者受伤以及可能的呼吸机水损，应确保将加湿器设置为适当的温度以及加湿设置。

（3）为防止可能出现的患者受伤以及设备损坏，在启动气流并对其进行调整之前，切记勿打开加湿器。因为启动加湿器或者将其放置在无任何气流条件下较长一段时间可能导致加湿器生热，从而将大量的热空气输送给患者。在这些条件下，可能熔化回路管。在停止气流之前，应先关闭加热器电源。

（4）为了降低患者可能吸入呼吸回路中冷凝水的危险，我们应将所有加湿器放置在低于呼吸机和患者的位置。

（5）为降低火灾的危险，只能使用预定在富氧环境下使用的患者回路。切记勿使用抗静电或电导管。

（6）为防止患者或者呼吸机污染，我们建议在患者出气口上使用经过认可的主气流细菌过滤膜。若使用未经认可的主气流细菌过滤膜可能会降低系统性能。

（7）为降低细菌污染或过滤膜损坏的危险，应当小心地处置细菌过滤膜。

（8）患者呼吸回路中的任何附件都有可能大大增加流阻并破坏通气。

3. 连接电源

（1）为降低电击危险，故只能将呼吸机连接到带有保护接地的交流网电源上。

（2）切勿在呼吸机中使用未经认可的延伸软电线、接口或者电源线。

（3）为防止电源线的意外断开，应始终使用正确的电源线，并且在打开呼吸机开关之前使用电源线保持器将其锁定到位。保持器设计用于电源线的接头端牢固地固定到位。

（4）为降低电击危险，我们应该定期检查交流电源线，并检验该电源线是否有磨损或者破裂。

（5）为降低窒息危险，应正确放置电源线以避免其出现缠绕、打结。

4.密切注意电池的电量

电池使用时间是大约值，并且受呼吸机设置、放电和再充电周期、电池寿命以及室内温度的影响。在低于室温或者在连续报警的情况下，电池电量降低。备用电池只能预定进行短时间使用。这些电池不预定作为主电源使用。我们使用前应该注意在对患者进行通气之前，将呼吸机电池充满电。如果未将电池充满电，而且交流电源故障，应时刻注意电池电量，为保证患者安全，应准备备用呼吸机。

（二）BIPAP Vision 呼吸机

【操作流程】

1.患者准备：使用无创辅助通气治疗前，对患者的病情进行评估，了解患者是否具有使用无创呼吸机辅助通气的适应证和禁忌证。评估患者是否具备无创呼吸机治疗的以下条件：①清醒能合作；②血流动力学稳定；③无严重消化道出血、误吸、气道分泌物过多且排出不利的情况；④无影响面罩使用的面部创伤；⑤患者能耐受鼻/面罩。

2.环境准备：有交流电源、具备能够输送合适氧气的氧源、具备足够放置该呼吸机的空间。

3.用物准备：BIPAP Vision 呼吸机、配套呼吸机管路、适合患者的口/鼻面罩、湿化水、加湿器。

4.护士准备：①查对患者信息无误；②仪容仪表规范；③解释操作目的，减轻患者焦虑；④熟悉呼吸机连接使用的基本操作和规范；⑤协助患者取舒适卧位；⑥行无创呼吸机使用相关健康宣教。

【注意事项】

1. BIPAP Vision 呼吸机提供持续气道正压（CPAP）及正压通气以及用于辅助通气。本系统不保证潮气量。如需要预设潮气量的患者不宜进行压力支持或限定通气。

2. 使用Plateau™呼气阀或其他用于BIPAP Vision 的呼气端口必须经常检查。呼气口堵塞或部分堵塞可能导致患者窒息。

3. 如果附近有可燃麻醉气体、空气或氧气或一氧化二氮混合时不宜使用Vision呼吸机。

4. 使用氧气模块时，BIPAP Vision 呼吸机将显示设定氧浓度。这可能不是实际的输送至患者的氧浓度。建议在回路上加用外置氧分析仪以监测输送给患者的实际氧浓度。

5. 本设备输出的气流可比室内温度高出5.5℃。当室内温度高于35℃时应谨慎。

6. Vision 呼吸机与湿化器同时使用时，应将湿化器放置在低于呼吸机和患者的位置。

7. 绝不能把氧气管或者任何正压气源连接到 Vision 呼吸机前面板的压力端口处。

8. 治疗开始前呼气口测试失败可能导致潮气量估值和每分钟通气量估值不准。当每分钟通气量报警下限设为低于 3 L/min 时，不准确的每分钟通气量会触发低每分钟通气量报警。

9. 任何用于 BiPAP Vision 的呼气口的正常工作都要求在使用时进行检查。堵塞或部分堵塞可能导致患者窒息。另外应坚持使用气流细菌过滤器。

10. 在进行治疗之前应进行呼气口测试以确定精确的潮气量和每分钟通气量读数。当低每分钟通气量报警设在 3 L/min 时，精确的每分钟通气量读数是必须的。

11. 在安装患者回路时要完成呼气口测试，呼气口必须与回路连接。如果呼气口集成在面罩上，则在呼气口测试时，必须安装面罩并且堵住面罩。

六、常用参数及调节

（一）Respironics V60 无创呼吸机

1. 通气模式：通气模式可分为 CPAP（持续气道正压通气）模式、S/T（自主/时控）模式、PCV（压力控制通气）模式、AVAPS（平均容积保证压力支持）模式（可选）。

（1）CPAP 模式：CPAP（持续气道正压通气）模式下，呼吸机作为需求气流系统起作用，该系统使患者触发所有呼吸并确定其时控、压力和规格。无需设置任何触发或切换灵敏度：基于呼吸机自动跟踪灵敏度算法的患者触发和切换。CPAP 模式下激活的控制设置。CPAP 模式波形，可选 C-Flex 设置通过降低呼气开始时（患者可能不适应 CPAP 的时间）的压力以及在呼气结束之前将其恢复至设定 CPAP 水平增强传统的 CPAP。

（2）S/T 模式：S/T（自主/时控）模式确保呼吸在设置的比率下进行输送。该模式输送压力控制的、时间切换的强制性和压力支持的自主呼吸，所有压力都在 IPAP 压力水平下。如果患者在频率设置确定的间隔内不能触发呼吸，呼吸机将利用设置吸气时间触发强制呼吸。

（3）PCV 模式：PCV（压力控制通气）模式由呼吸机（时控）或患者（自主）触发的输送压力控制的强制呼吸。无需设置任何灵敏度算法：患者触发基于呼吸机的自动跟踪灵敏度算法。PCV 模式下激活的控制设置。IPAP 设置确定了用于所有呼吸的应用压力。频率和吸气时间确定了用于所有呼吸的呼吸时控。无需设置任何触发或切换阈值：呼吸机的自动跟踪灵敏度算法根据患者作用自动确定何时进行触发和切换。

（4）AVAPS 模式（可选）：与大多数压力模式不同的是，AVAPS（平均容积保证压力支持）模式输送目标潮气量。该模式通过调节初始压力斜升后的应用压力实现目标容积。AVAPS 模式输送时间切换的强制呼吸和压力支持的自主呼吸。如果患者在频率控制确定的间隔内不能触发呼吸，呼吸机将利用设置吸气时间触发强制呼吸。在一段时间内连续调节的压力下输送强制和自主呼吸，以实现容积目标 VT。最低压力和最高压力确定可以应用的最低和最高压力。无需设置任何患者触发或切换灵敏度：基于呼吸机自动跟踪灵敏度算法的患者触发和切换。AVAPS 模式下激活的控制设置。AVAPS 模式压力波形（用户调节 AVAPS 最小和最大压力时，应记住将 IPAP 调节至符合目标数值。如果计算的目标压力超出最小和最大压力范围，将不会实现目标容积）。

2.Respironics V60 无创呼吸机参数调节

（1）吸气压力（IPAP）：初始可设置 6~10 cmH$_2$O，治疗时 10~20 cmH$_2$O，危重患者可直接以治疗压力通气。

（2）呼气压力（EPAP）：4~6 cmH$_2$O，Ⅰ型呼吸衰竭时可适当提高。

（3）呼吸频率：12~16 次/分。

（4）氧浓度：以最低氧浓度达到预期氧饱和度、氧分压。

（5）吸气时间：0.8~1.2 s。

（6）升压时间：一般为 2~3 挡，总共 5 挡。

（7）压力延迟上升时间：一般 5~20 min，可关闭。

（8）持续气道内正压（CPAP）：一般 6~12 cmH$_2$O。

3.设置参数操作方法：通过触摸屏点击需要设置的模式或参数，通过旋转轮旋转得到目标参数，最后按确认按钮激活应用。

（二）BIPAP Vision 呼吸机

1.通气模式：BIPAP Vision 呼吸机提供两种操作模式，持续气道正压（CPAP）和自主/定时（S/T）模式。

1）持续气道正压（CPAP）：CPAP 在患者的整个自主呼吸周期提供持续的压力水平。压力可控制和维持。流量根据患者的需求调节，并自动对漏气进行补偿。在此模式下，输出通过 CPAP 控制设定的压力水平（范围为：4~20 cmH$_2$O）。

2）自主/定时（S/T）：在 S/T 模式下，当自主呼吸频率低于设定频率时，呼吸机提供后备式时间触发、压力限制、时间切换的带 PEEP 的压力支持。

（1）自主呼吸：临床工作人员设定两个压力水平。一个作为基线压力的 PEEP 水平（范围为 4~20 cmH$_2$O）和一个决定每次呼吸的压力支持大小（PS=IPAP−EPAP）的 IPAP 水平（范围为 4~20 cmH$_2$O）。在吸气相，BiPAP Vision 保持预先设定的 IPAP 压力的同时，也能满足患者的流量需求。在这些情况下，患者是决定吸气时间和潮气量的主动方。输出的潮气量将取决于 IPAP 和 EPAP 水平之间的压力差，患者的努力程度以及患者和回路的联合阻抗顺应性。如果患者不能积极参与呼吸，BIPAP Vision 会作出适当的响应。

（2）定时呼吸：在 S/T 模式下，当自主呼吸频率低于呼吸机频率控制设定值时，也能提供时间触发、压力限制、时间切换的机械通气。如果在呼吸频率控制设定的时间间隔内未检测到自主呼吸，呼吸机将激活时间触发的机械通气并送出 IPAP 水平。机械通气并不一定与患者努力同步，一旦IPAP被触发，吸气与呼气之间的切换平衡即由设定吸气时间决定。当呼吸频率设定后，只要I∶E值不超过1∶1，即可设定最长3.0 s吸气时间。

2.参数调节

（1）在CPAP模式下调整参数：先按下PARAMETERS键，显示CPAP和设定%O_2（可选模块）值。可按任意次序调整参数。再按下要调整参数的相应软键，被选参数高亮，在描述字中，设定值直接显示在参数名和测定值之下。数值单位显示在设定值之下。参数值在回车后生效。旋动调节旋钮修改被选参数。最后按下MONITORING硬键返回监护屏幕。

（2）在S/T模式下调整参数：在进行参数调整时，数据显示区显示以下数据以供参考。潮气量估值（VT）、每分钟通气量估值（Min Vent）、峰值吸气压（PIP）、吸气时间/总呼吸时间（Ti/Ttot）、患者漏气量（Pt.Leak）或总漏气量（Tot.Leak）、患者触发呼吸百分比（Pt.Trig）。按下与要调节的参数相对应的软键。被选参数高亮。在调整参数屏幕，设定值显示在参数名之下，测定值和参数单位显示在设定值之下。新的参数值在回车后即生效。旋动调节旋钮调整被选参数的大小。按下MONITORING硬键返回监护屏幕。

七、常见报警及仪器故障处理

（一）Respironics V60无创呼吸机

呼吸机上显示的报警和消息提醒其所需要注意的情况。呼吸机还可激活远程报警。如果交流电源故障而且未安装备用电池或者已经用完备用电池，可听且可视报警连续鸣响至少2 min。应立即停止使用呼吸机，并固定通气替代装置。对于带有被动呼气口的大多数呼吸机，当电源丢失时，不会在回路中提供充分的空气，而且可能重复吸入呼出的气体。如果报警在无任何明显原因的情况下持续存在，应立即停止使用呼吸机并联系厂家。报警类型可分为无报警、低优先级报警、高优先级报警、高优先级报警—检查呼吸机、高优先级报警—呼吸机不工作、电源丢失。若呼吸机出现报警，我们应立即处理，以免对患者造成不必要的伤害。常见故障及处理措施（如表2-1-13）

1.常见故障及处理措施

表2-1-13　故障及处理措施

消息/故障类型	说明	处理措施
AVAPS：超出目标潮气量，最低压过高	AVAPS目标压力小于最小压力设置。呼吸机将适用压力限制为最小压力	检查患者。确认压力设置与目标设置相符。评价压力和容积设置

续表

消息/故障类型	说明	处理措施
AVAPS：未达到目标潮气量，最高压不足	AVAPS 目标压力超过最大压力设置。呼吸机将适用压力限制为最大压力	检查患者。确认压力设置与目标设置相符。评价压力和容积设置
吸气压力过高	测量的吸气压力大于 HIP 设置，而且呼吸机切换至呼气。完成无报警状态的吸气后自动重设	检查患者。确认呼吸机和报警设置适当。若问题持续存在，应提供交替通气。对呼吸机进行维修
氧气供应压过高	氧气进气压力大于 92 psig*，因此结束富集氧气。供氧压力下降至 87 psig 以下时自动重设	检查患者。确认呼吸机和报警设置适当。若问题持续存在，应进行交替通气。对呼吸机进行维修
频率过高	测量的吸气比率大于高比率设置。如果报警条件持续存在超过 60 s，增强至高优先级报警	检查患者。确认呼吸机和报警设置适当。若问题持续存在，应进行交替通气。对呼吸机进行维修
潮气量过高	测量的预计潮气量大于高 VT 设置。如果报警条件持续存在超过 60 秒，增强至高优先级报警	检查患者。确认呼吸机和报警设置适当。若问题持续存在，应进行交替通气。对呼吸机进行维修
吸气压力过低	测量的吸气压力小于 LIP 设置	检查患者。确认呼吸机和报警设置适当。若问题持续存在，应进行交替通气。对呼吸机进行维修
内部电池电量过低	正常条件下，电池可能仅提供附加 15 min 的运行电源。呼吸机与交流电源连接时自动重设	将呼吸机与交流电源连接。应进行交替通气
低漏气量—重复吸入 CO_2 危险	预计呼气容积恢复至患者高容积情况	由于 CO_2 重复吸入可能导致潜在问题的存在，检查患者。检查堵塞口。检查患者接口和呼气口设置是否适当
每分钟通气量过低	预计的每分钟通气量小于设置通气量。如果报警条件持续存在超过 60，增强至高优先级报警	检查患者。确认呼吸机和报警设置适当。若问题持续存在，应进行交替通气。对呼吸机进行维修

*1 psig≈6.89 kPa。

续表

消息/故障类型	说明	处理措施
氧气供应压力过低	供氧压力小于 30 psig 而且输送氧气浓度至少低于氧气浓缩设置的 5%。呼吸机继续尽可能输送最多的氧气，但氧气进口压力下降至 18 psig 以下时，氧气支持将停止。供氧压力超过 23 psig 时自动重设	检查患者。将氧气源与足够压力连接。若问题持续存在，应进行交替通气。对呼吸机进行维修
频率过低	如果测量的吸气比率小于频率过低设置，将出现低优先级报警，从而在 60 s 内增强至高优先级报警。若频率过低，设置值≤4次/分，而且任何呼吸都不大于 60 s；频率过低，设置值＞4次/分，任何呼吸都不大于 15 s，将开始高优先级报警	检查患者。确认呼吸机和报警设置适当。若问题持续存在，应进行交替通气。对呼吸机进行维修
潮气量过低	测量的预计潮气量小于低 VT 设置。如果报警条件持续存在超过 60 s，增强至高优先级报警	测量的预计潮气量小于低 VT 设置。如果报警条件持续存在超过 60 s，增强至高优先级报警
面罩：x，呼气端口：y，使用菜单以更改	启动呼吸机时，显示该信息。显示选中呼吸罩类型和呼气口	从"菜单"选项卡中选择呼吸罩和呼气口。用户确认选择或 5 min 后将清除消息
未供氧气	供氧压力超过限制范围，氧气设备故障，气流传感器和/或氧气流传感器校准失败，或氧气进口压力传感器校准失败。呼吸机停止进行氧气支持	检查患者。检查高/低氧气源是否出现问题以及是否正确。若问题持续存在，应进行交替通气。对呼吸机进行维修
患者呼吸回路堵塞	近端压力和患者气流较低。患者回路堵塞	检查患者。检查患者回路是否存在大量液体、弯曲或堵塞过滤膜。确认呼吸机和报警设置适当。若问题持续存在，应进行交替通气。对呼吸机进行维修

续表

消息/故障类型	说明	处理措施
患者连接断开	几秒内出现过度患者流。患者不再与呼吸机连接，不管是通过回路、呼吸罩或 ET 管；或者患者回路与呼吸机的连接断开而且患者不再接收通气支持。继续通气	检查患者。重新连接患者回路。确认呼吸机和报警设置适当。若问题持续存在，应进行交替通气。对呼吸机进行维修
压力调节过高（HIP）	压力超过呼吸机规定阈值。继续通气。消除报警条件时自动重设；否则，如果压力继续上升将转移至呼吸机不运行状态	检查患者。确认呼吸机和报警设置适当。若问题持续存在，应进行交替通气。对呼吸机进行维修
近端压力监测管断开	几秒钟内近端呼气道压力较低。近端呼气道压力测量联接管断开。患者气流继续	检查患者。重新连接近端呼气道压测量联接管。确认呼吸机和报警设置适当。若问题持续存在，应进行交替通气。对呼吸机进行维修
内部电池供电运行	系统采用内部电池供电。将呼吸机连接至交流电源时自动重设	将呼吸机连接至交流电源

2.常见报警与处理

无创呼吸机使用过程中如出现故障，应首先检查报警原因，排除故障。如果故障无法排除，先评估患者情况，安抚患者，取备用无创呼吸机，若无备用无创呼吸机，则备好各种抢救物品，根据患者病情予以简易呼吸气囊辅助呼吸或者改面罩输氧。如无创呼吸机故障，则及时送至设备科检查及维修，登记并做好相关记录。以下总结几种常见报警原因几处理措施。

1）潮气量和通气量高线报警常见原因

（1）患者因素常见于换气功能有障碍的患者，如急性呼吸窘迫综合征，当患者出现呼吸频率过快，如烦躁、缺氧、疼痛、人机对抗等时，出现报警。

（2）呼吸回路方面则可能因为呼吸机管道回路中积水杯过满未及时倾倒后造成频繁的假触发，以至于诱发呼吸机的频繁送气，从而触发了呼吸机潮气量和通气量高线报警。

（3）潮气量高线报警值设置过低，吸气压力设置过高，每分钟通气量高线报警设置过低，频率设置过快，吸气压力设置过高等。

2）气道高压报警常见原因

（1）患者自主呼吸与呼吸机呼吸节律产生对抗，如人机呼吸同步性不协调、气道痉挛、气道分泌物过多导致气道堵塞等。

（2）呼吸机参数设置不当，如高线报警值设置过低、潮气量设置过高、吸气时间设置过长、吸气压力设置过高等均可激发气道高压报警。

3）气道压、潮气量和通气量低限报警常见原因

（1）患者因为病情的变化或者是药物镇静过深，自主呼吸逐渐减弱或者消失，或者触发灵敏度设置值过低，不能触发呼吸机送气，导致患者的实际每分钟通气量低于设定的报警低限。

（2）通气参数值设置不当，包括气道压和通气量低限报警值设置得过高、潮气量设置过低、吸气压力设置过低、吸气时间设置过短、频率设置过慢等均可能导致气道压、潮气量和通气量降低从而触发了报警。

4）窒息报警原因

（1）患者与呼吸机脱离或者呼吸管路有大量的漏气。

（2）患者无力触发呼吸机或自主呼吸频率太低。

（3）设置窒息报警时间过短，每分钟通气量太低。

5）漏气报警，漏气报警的原因主要包括口鼻罩型号不相符，患者脸型太瘦导致面罩无法紧贴面部皮肤，或呼吸机管路与呼吸机分离，或湿化器容器未完全封闭。

6）其他报警还包括供氧源压力不足、电源插座松动、湿化水过少等。

处理措施如下。

（1）加强心理护理，向患者行佩戴无创呼吸机相关健康宣教，讲解注意事项，消除患者的思想顾虑和焦虑情绪。

（2）工作人员应熟悉呼吸机上每个按键的功能，掌握无创呼吸机的设置及规范操作。

（3）选用合适患者的鼻/面罩，鼻/面罩与面部吻合好，固定带松紧适宜，以鼻、面罩不漏气为准。也可依据患者的面部大小和自主呼吸方式选用合适的鼻/面罩。

（4）使用 NPPV 治疗时，应随时保持呼吸道通畅，尽量要和肩部保持在同一平面上，避免枕头过高使呼吸道受压，阻碍气流的通过，而降低疗效。

（5）呼吸机压力须逐步调节，以提高患者的耐受性。根据患者的血气分析等结果调节呼吸机的参数。辅助压力要从低水平开始，防止压力过高，使过强的气流通过患者鼻腔使患者不易耐受。逐渐增加压力，使患者有一个逐渐适应和耐受的过程。通常吸气相压力从 8 cmH_2O 开始，呼气相压力从 2~3 cmH_2O 开始，5~20 min 增加 1~2 cmH_2O，逐渐增加到患者耐受的治疗参数。

（6）患者佩戴无创呼吸机过程中，我们应该加强巡视，注意患者的一些需求和感受。

（7）做好脱机的准备。

（8）患者在进行无创通气时，我们需要对患者的病情进行观察，特别是患者的神志、脸色和痰液颜色及量，以及患者的呼吸节律与呼吸机的配合程度。根据观察的结果，对呼吸机的参数进行调整。通气过程中如出现患者意识变模糊、氧浓度提高后紫绀仍然未减轻甚至加重、呼吸道分泌物增多等情形，则应尽快行有创通气治疗，以确保治疗效果。

（二）BIPAP Vision 呼吸机

BIPAP Vision 呼吸机主机有两种类型的报警：系统报警和可调报警。系统报警用于主机检查系统运行情况，如 AC 电源和内置报警电池。系统报警不可调。可调报警用于监测患者参数，如高压或窒息等。这些报警可在调整报警屏幕修改。所有的报警都包括了声和光两部分。在报警时，报警声会响起而且屏幕的模式/消息区出现闪烁的"ALARM"。总结常见的报警可能的原因及纠正（如表2-1-14）所示。

表 2-1-14　常见的报警可能的原因及纠正

报警	可能的原因	纠正
Vent Inop 呼吸机不工作	AC电源调电或系统故障，主机不能再运行	1.中止使用：确定电源线是否与插座与主机连接正确 2.中止使用；请求服务
Check Vent	系统错误	1.参阅服务手册中的出错代码对应的代码解释 2.主机可能需要修理
Apnea 窒息报警	患者无呼吸或呼吸不能触发呼吸机	重新评估者情况
	回路可能脱落	检查患者回路
	报警上下限设定不正确	重新估评患者情况和报警设定
Exh.Port 呼气口报警	呼气口堵塞	检查呼气口，确定通气口开放
	回路阻力增加或邻近呼气口的回路堵塞	检查呼气口有无堵塞
	在面罩处增加了流量（如在面罩处接上氧源）而未激活 Learn Base Flow 功能	手动激活 Learn Base Flow，建立新基线流量和报警阈值
HiP 高压报警	不正确的报警设定：报警上限设定低于吸气压力	重新评估高压设定
	患者在吸气时咳嗽	观察患者
Hi Rate☆ 高呼吸频率报警	患者呼吸频率上升；报警上下限设定不正确	重新评估者情况和报警设定

续表

报警	可能的原因	纠正
Lo MinVent☆ 低每分钟通气量	患者连接脱落或大量漏气	检查回路与患者的连接
	患者呼吸频率或朝气量降低	重新评估患者情况与报警设定
	报警上下限设定不正确	重新评估患者情况与报警设定
Lo P 低压报警	患者连接脱落和大量漏气	检查回路与患者连接
	患者的吸气要求超过了机器送出的流量	检查患者回路有无堵塞 检查过滤片
	低压延迟设定不正确	重新评估低压报警延迟设定
	报警设定不正确：报警上限设定超过设定的吸气压	重新评估低压报警设定
Lo Rate☆ 低呼吸频率	患者呼吸频率降低	重新评估患者情况和报警设定
	患者不能触发呼吸机	重新评估患者情况和报警设定
	报警上下限设定不正确	重新评估患者情况和报警设定
O₂ Flow☆ 低氧流量报警	氧气供应压力不足	检查氧气供应
	O₂入口过滤器堵塞	检查氧气模块过滤器，如有必要更换过滤器
P Regulation 失去压力调节报警	大量漏气	检查患者回路
	患者回路或近似压力管堵塞	检查患者回路和近似压力管
	系统错误	主机需要修理
ProxLine Disc 近似压力管脱落报警	近似压力管脱落或堵塞	检查近似压力管

八、日常维护与管理

（一）Respironics V60无创呼吸机

1.保养和维护

（1）为了降低电击危险，在清洁或维修呼吸机之前，应关闭呼吸机电源并断开呼吸机与交流电源的连接。

（2）使用后消除污物：为防止可能的呼吸机损坏，只能使用用户手册中所列出的清洁剂。使用无绒湿软布清洗呼吸机的外表面。建议使用以下清洁剂：水、过氧化氢（3%）、肥皂水或温和清洁剂、10%的漂白溶液（10%漂白剂，90%水）、91%的异丙醇、一次性杀菌布（烷基二甲基苄基氯化铵0.07%，烷基二甲基乙苯基氯化铵0.07%，残余农药助剂）、氨基清洁剂消毒剂、70%的乙醇。

（3）触摸屏使用异丙醇或非磨蚀性玻璃清洁剂弄湿软布，并擦拭屏幕。避免使用玻璃清洁剂以外的清洁剂。切勿使用任何醋酸基溶液以及避免使用砂布。小心地操作触摸屏。若在通气期间需要清洁触摸屏，应使用"屏幕锁"功能。

2. 预防性维护

定期检查并更换主气流细菌过滤膜。使用期间应定期检查并检验呼气口是否正常工作。回路、鼻/面罩以及细菌过滤器：每周以及每例患者使用前后，定期检查积水杯和用于积水的患者回路软管。必要时将其倒空。进气口过滤膜应每使用250 h更换。冷却扇过滤膜应清洗，自然风干。

3. 贮存

贮存条件：温度−20~+50℃、相对湿度10%~95%（非冷凝）、大气压力600~765 mmHg。

（二）BIPAP Vision 呼吸机

进行清洁或例行维护时，把 Vision 主机的开关拨到 STOP 位置，并把电源线从墙面插座和主机后面板拔出。不能把 Vision 主机浸入水中或让任何液体进入机内或进气口过滤片。如有需要，用清水或70%医用酒精清洁前面板。如有需要，可擦试干净密封箱外部，但不允许液体进入呼吸机内部。

（刘鱼萍）

第三节　转运呼吸机

一、基本简介

转运呼吸机是机械通气患者在抢救、转运过程中需使用的用于建立有效的人工通道的呼吸机，是最基本、最关键的环节。患者转运时的通气是目前极具技术挑战的医疗技术。转运呼吸机必须坚固和精巧，而且必须能够达到治疗型呼吸机的功能。还包括可携带性、动力来源是气动或电动、操作应当简便、呼吸回路联结与拆装也应当简单、可以选择纯氧，已经使用呼吸机支持的患者为了诊断或治疗程序而转运必然伴随一定程度的风险，因此，需要准确掌握转运呼吸机的使用技能。机械通气是指用机械的装置，辅助或完全代替人体呼吸的一种治疗措施。机械通气分为有创机械通气和无创机械通气。转运呼吸机包括有创转运呼吸机与无创转运呼吸机，近年来临床上转运呼吸机品种较多，大量的双功能型转运呼吸机临床使用较为广泛。

二、工作原理

根据呼吸机的工作原理不同，可分为正压通气、负压通气和高频通气。

（一）负压通气的原理

负压通气也称为"供肺"，是将患者放置于一个负压舱内，空气由口鼻吸入，产生吸气，当负压消失后，通过弹性回缩产生被动呼气。这种负压通气存在于呼吸机发展的初期，由于对血流动力学产生较大的不利影响，基本已被淘汰。

（二）高频通气的原理

这是一种高呼吸频率、低潮气量（近于死腔量）的通气形式，常用于急性呼吸窘迫综合征和婴儿患者。

（三）正压通气的原理

是通过气道开口处施加一个正压产生吸气，当正压消失后，胸肺弹性同缩产生呼气，是目前最常用的通气形式。

三、基本结构

（一）德格尔转运呼吸机（Oxylog 3000 plus）

德格尔转运呼吸机是一台适用于成人/儿童，具有有创与无创通气功能的便携式转运呼吸机，轻便和紧凑的设计适合各种转运场合。包括主机、管道两部分，主机包括前面板、侧面板、后视图、屏幕窗口，管道包括呼吸阀、流量传感器、通气软管、流量和压力测量软管。

1.主机

1）前面板

如图2-1-19。

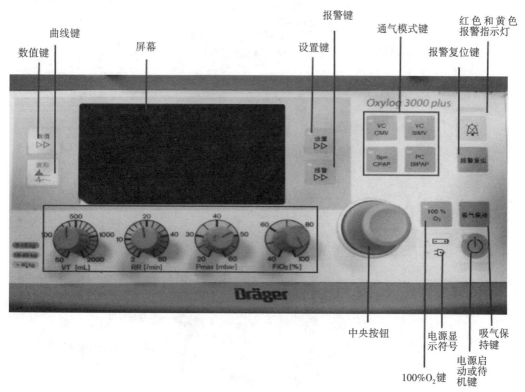

图 2-1-19　前面板

（1）报警键，用于显示"设置和参数"窗口中的报警设置以及更改屏幕页面。

（2）设置键，用于显示"设置和参数"窗口中的通气参数（通气屏幕）以及更改屏幕页面。

（3）曲线键，用于在小视图和大视图之间切换压力、流量或 CO_2 曲线。

（4）数值键，用于更改"测量值"窗口中的屏幕页面。

（5）通气模式键，用于设置通气模式。

①VC-CMV：容量控制-控制指令通气；②VC-SIMV：容量控制-同步间歇指令通气；③PC-BIPAP：压力控制-双向气道正压；④SPnCPAP：自助持续正压气道压力。

（6）报警复位键，用于确认报警消息的复位按键。

（7）100%O_2 键，用于纯氧吸入。

（8）吸气保持键，用于启动手动吸气或延长当前吸气时间。

（9）电源显示符号，内置电池充电状态、电源连接状态。

（10）中央按钮，用于选择、更改和确认设置。

（11）用于设置吸氧浓度、最大通气吸气压力、呼吸频率、潮气量的控制旋钮。

2）侧面板

如图2-1-20。

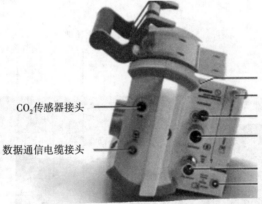

CO₂传感器接头
数据通信电缆接头

紧急进气口
用于固定电池盒盖的旋钮
流量测量软管接头
通气软管出气口
氧气供应接头
电源接头

图2-1-20　右侧面板

3）后视图

如图2-1-21。

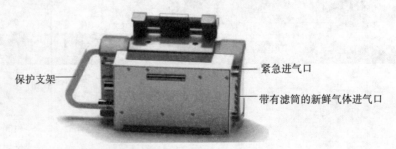

保护支架

紧急进气口
带有滤筒的新鲜气体进气口

图2-1-21　后视图

4）屏幕窗口

（1）常规窗口如图2-1-22。

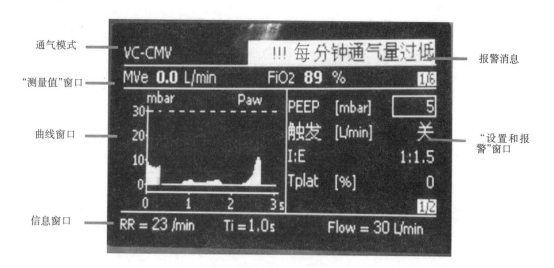

图2-1-22　常规窗口

（2）测量值窗口如图2-1-23。

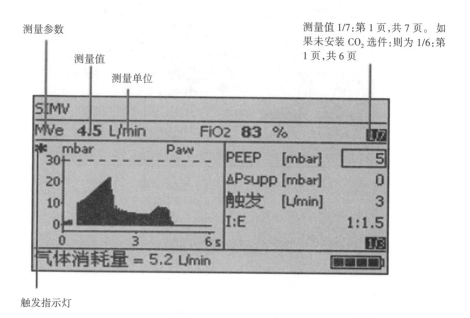

图2-1-23　测量值窗口

（3）设置窗口如图2-1-24。

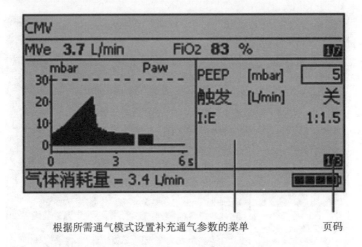

根据所需通气模式设置补充通气参数的菜单 　　　　页码

图2-1-24　设置窗口

（4）报警窗口如图2-1-25。

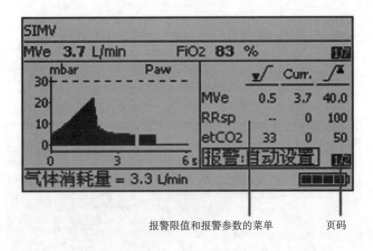

报警限值和报警参数的菜单 　　　　页码

图2-1-25　报警窗口

2.连接管道

（1）成人软管系统（可重复使用）见图2-1-26。

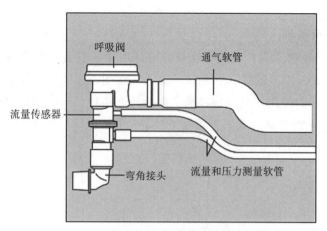

图 2-1-26 成人软管系统(可重复)

（2）成人软管系统（一次性）见图 2-1-27。

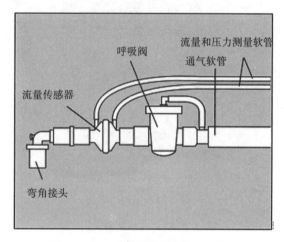

图 2-1-27 成人软管系统(一次性)

（3）儿童软管系统（一次性）见图 2-1-28。

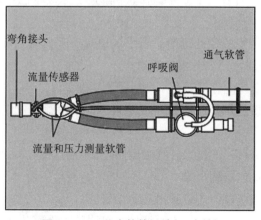

图 2-1-28 儿童软管系统(一次性)

（二）纽邦HT70呼吸机

纽邦HT70呼吸机是通过有创或无创操作在临床可用于需要持续机械通气支持的患者，适用于5 kg或5 kg以上的婴儿、儿童和成人，适用于医院、诊疗室、急救室以及在紧急响应和转运中的使用。其结构包括主机和外部组件，主机包括前面板、左右侧面板、后面板、空/氧混合器、低流速氧气储存器、屏幕窗口，外部组件包括呼吸回路、湿化器及人工鼻。

1.主机

1）前面板（图2-1-29）

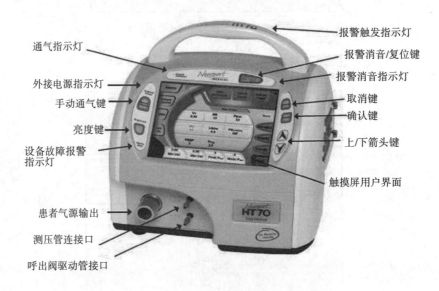

图2-1-29　前面板

（1）通气指示灯：呼吸机每次输送，通气指示灯闪烁绿色。

（2）外接电源指示灯：连接外接电源，指示灯变为绿色。同时表明内置电源正在充电。

（3）手动通气键：紧按住此键给患者手动通气，呼机按当前设置的要求送气，送气限制最大时间为3 s或直到高压报警启动。

（4）亮度键：重复按此键可调整1~4挡屏幕亮度。

（5）设备故障报警指示灯：当设备故障报警时，红灯亮起。将故障设备撤离并使用备用机。

（6）患者气源输出口：连接患者呼吸回路。

（7）测压连接口：连接测压管。

（8）呼出阀驱动管接口：连接呼出阀驱动管。

（9）报警触发指示灯：指示灯为手柄灯，表明处于报警状态。

（10）报警消音/复位键：按此键消除声报警1 min。一旦报警情况恢复正常，按此键清除/复位报警信息，指示灯停止闪烁。

（11）报警消音指示灯：在报警消音期间，指示灯持续闪烁。

（12）取消键：按此键可取消没有确认的设置。

（13）确认键：按此键确认所有改变的参数、模式及设置。

（14）▲上/▼下箭头键：按上/下键改变突出参数值。持续按住快速的改变参数。

（15）触摸屏：用户界面触摸屏幕进入报警和参数设置。

2）后面板（图2-1-30）

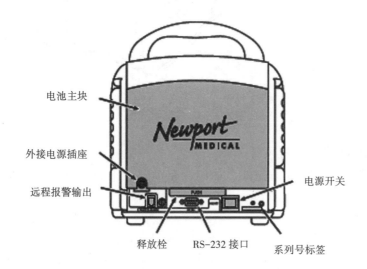

图2-1-30　后面板

3）右侧面（图2-1-31）

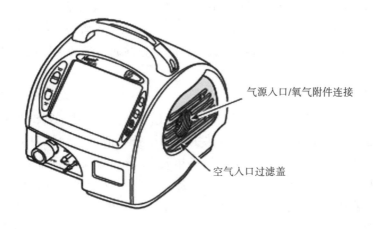

图2-1-32　右侧面

4）左侧面（图2-1-33）

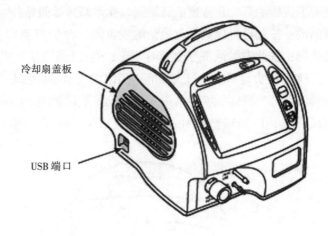

冷却扇盖板

USB 端口

图2-1-33　左侧面

（1）冷却扇盖板保护内置风扇。

（2）USB端口允许连接选配件，如闪存驱动器，下载保存文件或上传新版本软件。

5）空/氧混合器

空氧混合器用来混合空气与医用级氧气。控制钮可调节氧浓度为21%~100%。混合器安装在呼吸机右侧过滤器盖板上气源入口端。在呼吸机运行期间，安装混合器要确保氧气源打开。气动要求：氧气35~65psig，最高精度40~50 psig且氧气源必须是医用级的100%纯氧。

6）低流速氧气储存器

流速氧气储存器用来混合空气低流速（0~10 L/min），医用级氧气低流速氧气储存器插在呼吸机右侧的气源入口端。这套系统可使用户根据患者设置给患者通气，输送的氧浓度从21%~100%可调。使用偏流、PEEP、分钟通气量和氧浓度会影响氧气输送。使用氧监护仪校准氧气水平。

7）内置双电池系统

内置双电池系统在充电饱和状态下可供电操作 10 个小时，它由两部分独立但又互动的锂电池组合而成；热替换电池主块和后备电池。当交流电断开后，呼吸机通过电池主块来运行，直到"切换后备电池"报警触发。后备电池提供 30 分钟紧急备用电源。当电池主块拆下时，后备电池可不受干扰继续运作。电池主块可脱离呼吸机单独充电。新型号电池主块 BAT 3271A 在底部有一个 LED 指示灯以显示充电状况。绿色表示电量大于85%，琥珀色表示电量在 40%~85%，红色表示电量低于40%。对内置双电池系统的正确护理、保养可延长电池寿命并且可使电池处于最佳性能状态。

8）屏幕

屏幕分为医院、转运和基础领域，触摸屏幕右下角领域键，可滚动选择领域。按确认键改变新选择的领域。如果界面锁定，不显示领域键，只有界面解锁后才可见领域键。在所有领域，当处于报警界面时，报警设置键将切换成主屏幕键。

基础领域：这个界面简单，用于诊疗室。屏幕中央的参数平台放大易于观察和触摸。参数改变限于主要参数和报警参数设置。该领域显示呼吸类型，模式和无创通气设置，但不能对其更改。在医院领域可设置的监测数据键在基础领域仍显示，但不可对其更改。

转运领域：转运领域同样也使用一个放大的中央参数平台，易于触摸和观察。这个领域可改变主要参数和报警参数设置。在转运领域，用户能够改变呼吸类型、模式和无创通气设置，同样也可改变监测数据键显示的参数。如果必须要进入高级参数设置和接触技术方面信息，按屏幕右下角领域键切换到医院领域。按确认键确认选择。

医院领域：医院领域可改变所有参数，HT70 屏幕选择开启。

（1）主屏幕界面

如图 2-1-34，主屏幕界面包括以下按键、控制和指示灯。大部分控制通过触摸—调节—确认方法进行改变。

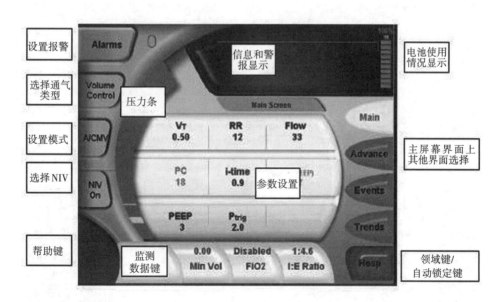

图 2-1-34　主屏幕界面

（2）报警界面

如图2-1-35。

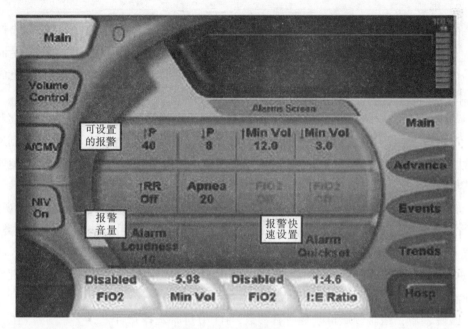

图2-1-35　报警界面

（3）高级参数界面

如图2-1-36。

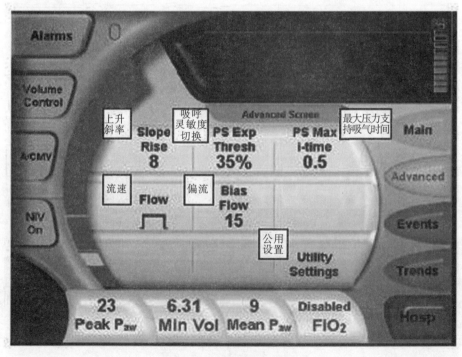

图2-1-36　高级参数界面

（4）公用界面（医院领域）

如图2-1-37。

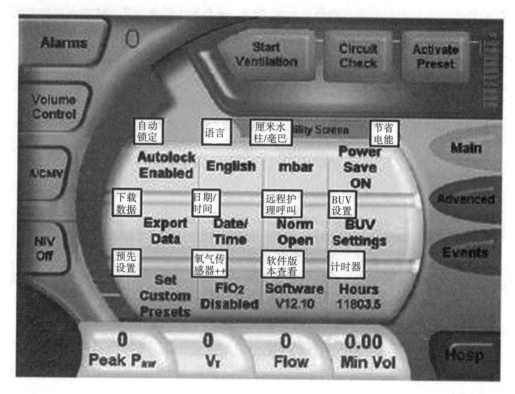

图2-1-37 公用界面

（5）BUV设置界面

该界面允许制定后备通气（BUV）或返回后备通气参数出厂默认值。在低分钟通气量报警（LMV），窒息报警，或两个报警都有时，可选择连接后备通气。按确认键确认参数的改变。BUV设置界面包括以下可调节参数：①最小呼吸频率；②频率扩大；③SPONT模式下的Delta P（压力目标高于设置的PEEP）；④SPONT模式下的吸气时间（在SPONT模式下，输送后备通气吸气时间）；⑤BUV连接（低分钟通气量报警、窒息或两者都有）；⑥返回到默认值。

（6）预先设置界面

储存不同患者类型的预先设置：①打开呼吸机，在自检完成后，保持在待机状态。②按照选择的患者类型（婴儿、儿童或成人）的需要，改变呼吸机上的参数。确保对高级参数界面和报警界面的设置进行检查。③一旦对所设置的参数满意，从高级参数界面返回→公用界面，触摸预先设置键。④触摸希望的预先设置（婴儿、儿童或成人）。⑤触摸确认键确认并保存选择。

在开始通气前，可选择开始界面上的"启动患者预先设置"键启用预置参数。

（7）趋势图界面（医院领域）

趋势图界面显示监测患者参数的趋势数据。按面板上的▲或▼键将向左或向右移动光标。当光标移动穿过图表，显示的时间将表示图表上这个点的时间，光标上的数字表示每个监测参数的数值。黄色垂直条代表电源开到关的状态。这里显示四个可设置的参数。

选择一个趋势图设置。

改变显示的参数，按触摸屏右边的趋势图设置键，在这些选择项中滚动选择：①峰压、平均压和PEEP；②峰流速、电池主块、后备电池；③电池主块温度、后备电池温度、内部温度；④潮气量、总呼吸频率、分钟通气量。

时间范围调整：显示趋势的时间段为1、2、4、8、24或72小时。按触摸屏右边的小时键，滚动选择时间段。

（8）历史事件界面

历史事件界面显示最近1 000条事件记录。当一新事件发生时，就清除一条最老的事件记录。使用▲或▼键滚动事件列表。记录的事件包括管道检查、参数变化、报警触发/停止、日期/时间改变、报警消音、报警清除和电源打开/关闭。屏幕底部显示呼吸机设置。当滚动选择事件记录时，显示所选事件的时间和使用参数。当呼吸机用于一个新患者时，在开始界面触摸"患者预先设置"键，然后按"重新设置历史事件"键进行记录。历史事件记录条将记录一个新患者条目。在公用界面选择日期和时间格式。

2.外部组件

如图2-1-38至图2-1-40。

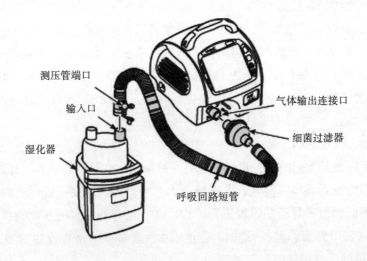

图2-1-38　呼吸回路

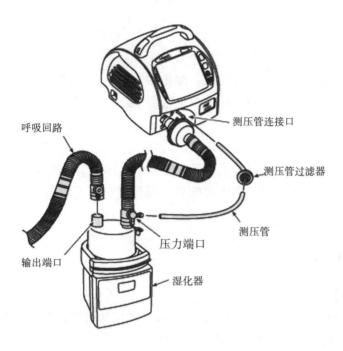

图2-1-39 湿化装置

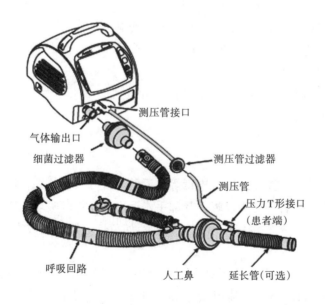

图2-1-40 人工鼻

（1）呼吸回路

呼吸回路分为两根，一根是远端连接呼吸机气体输出接口，常规使用细菌过滤器，保护内置传感器避免受潮或其他污染，故连接在细菌过滤器上，近端连接至湿化器输入接口；另一根远端连接湿化器输出接口，近端连接Y形接头与测压管道汇合。

（2）湿化装置

湿化装置由湿化器和湿化罐组成，湿化器并非原厂提供，需第三方提供，湿化罐顶端分别是输入口与输出口，输入口连接测压端口，如图所示；输出口连接呼吸回路。

（3）人工鼻

人工鼻远端连接在 Y 形接头上，近端连接一个压力 T 形接口。如使用，延长管连接到压力 T 形接口患者端，测压管的另一端连接在人工鼻患者端上的压力 T 形接口上。

四、临床应用

【应用范围】

1.用于呼吸机辅助通气患者的急救、转运。使用转运呼吸机不是病因治疗，而只是为呼吸衰竭的病因治疗争取时间和创造条件。

2.转运呼吸机是一种有时间周期、容量和压力控制的急救和转运呼吸机，可以为需要指令或辅助通气的患者提供 50 mL 以上的潮气量。

3.供急诊患者在户外和室内环境中随身携带使用。

4.使用救护车或飞机（包括直升机）转运时。

5.用于意外和急诊部门。

6.将需要通气的患者转移到医院的其他地方时。

7.在恢复室内使用。

【适应证】

1.COPD 急性加重期。

2.继发严重创伤、休克、感染、中毒等之后的急性呼吸窘迫综合征。

3.严重胸部外伤后合并呼吸衰竭，肺部手术后出现急性呼吸功能不全时。

4.急性肺充血或肺水肿经保守治疗无效者，如急性心肌梗死或充血性心力衰竭合并呼吸衰竭。

5.中枢神经系统疾病引起的呼吸中枢功能不全导致急性呼吸衰竭，如颅内高压、脑炎、脑外伤、脑血管意外、药物中毒、镇静剂或麻醉剂过量等。

6.神经肌肉疾病所致呼吸衰竭，如重症肌无力、脊髓灰质炎、吉兰-巴雷综合征、急性感染性多神经炎等。

7.心搏骤停复苏后，为预防发生呼吸功能障碍，可短期应用呼吸机。

【禁忌证】

1.没有进行引流的张力性气胸伴有或不伴有纵隔气肿。

2.巨大肺大泡或肺囊肿，若行机械通气治疗，可使肺大疱或肺囊肿内压力升高，有发生破裂或气胸的可能。

3.大咯血活动期发生窒息及呼吸衰竭，因气道被血块堵塞，正压通气可把血块压入小气道。此时应先吸净气管内的血块，使气道通畅后再行机械通气治疗。

4.活动性肺结核出现播散时。

5.多发性肋骨骨折。

6.严重低血压或休克。

7.使用呼吸机会使支气管胸膜瘘愈合困难，应当权衡利弊进行选择。

五、操作流程

（一）德格尔转运呼吸机（Oxylog 3000 plus）

【评估】

1.患者准备

（1）意识障碍患者应给予保护性约束，防止无意识活动造成意外拔管。

（2）烦躁不安的患者，应适当镇静，防止拔管或人机对抗不能有效使用转运呼吸机。

（3）不配合或配合欠佳的患者，应行心理护理、健康指导等予以安抚，患者情绪稳定后方可使用转运呼吸机。

（4）能配合的清醒患者，应给予充分的讲解转运的目的及配合方法，让患者充分参与医疗，行心理疏导，避免过度紧张。

（5）病情较重或随时可能病情变化的患者，如果是转运患者应待病情平稳后使用转运呼吸机。

2.环境准备

1）使用过程中

（1）温度：-20~50℃。

（2）CO_2传感器的温度范围：10~40℃，如果不在此温度范围内使用，传感器准确度可能会下降。在10℃以下使用会增加预热时间。

（3）大气压：570~1 200 hPa。

（4）交流/直流电源组的工作压力：700~1 200 hPa。

（5）CO_2传感器的工作压力，工作压力范围内的自动大气压补偿：700~1 100 hPa。

（6）相对湿度：5%~95%（无冷凝）。

2）储存和转运过程中无可更换电池的呼吸机，带重复使用软管系统

（1）温度：-40~+75℃。

（2）大气压：570~1 200 hPa。

（3）CO$_2$传感器的大气压：115~1 100 hPa。

（4）相对湿度：5%~95%（无冷凝）。

3）一次性成人和儿童软管系统

（1）温度：-20~+70℃。

（2）大气压：570~1 200 hPa。

（3）相对湿度：5%~95%（无冷凝）。

4）可更换电池

（1）温度：-20~+35 ℃。

（2）大气压：570~1 200 hPa。

（3）相对湿度：5%~95%（无冷凝）。

5）确保周围环境安全，远离火源，远离较大辐射设备，如CT/MRI等。

3. 用物准备

1）连接气源

（1）转运时间较长时，应携带备用氧气罐，保证足够氧气。

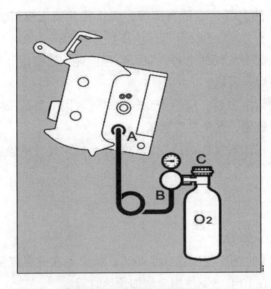

A. O$_2$软管；B.减压阀；C.钢瓶阀门

图2-1-41　钢瓶氧气连接

如图2-1-41，将减压阀（实际压力为270~600 kPa，额定压力为500 kPa）连接到O$_2$钢瓶→将O$_2$软管连接到Oxylog 3000 plus→将O$_2$软管连接到减压阀→缓慢旋转钢瓶阀门并完全打开。

（2）使用管道O$_2$系统供气，非转运时，使用转运呼吸机尽量使用管道氧气供氧。

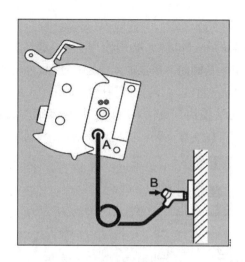

A. O$_2$软管；B.气体探头

图2-1-42 管道氧气连接

如图2-1-42，将O$_2$软管连接到Oxylog 3000 plus→ 将气体探头连接到O$_2$终端设备，直到将其固定到位并确保O$_2$正常供气。

2）连接电源

（1）内置充电电池，内置电源是通过可拆卸的充电电池提供的。在使用转运呼吸机时，建议准备一块充满电的备用电池。需要熟练掌握电池的拆卸安装方法和检查使用。

取下电池（如图2-1-43）：逆时针旋转电池盒盖上的旋钮以打开盒盖→打开电池盖→拉动连片，取下电池。

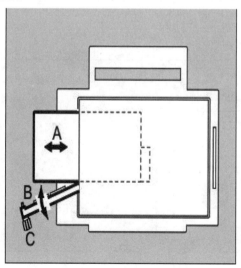

A.电池；B.电池盒盖；C.旋钮

图2-1-43 电池拆卸示意图

安装电池：将电池插入电池盒内→合上电池盖→转动旋钮以将其拧紧。

检查电池的充电状态：按充电电池上的按钮。充电状态以指示灯百分比的形式表示。

（2）外部电源

带直流／直流转换器的外部电源，必须使用直流／直流转换器将 Oxylog 3000 plus 连接到内置直流电源系统上（例如，在救护车中）。本产品可以使用以下电压：12 V（直流）、24 V（直流）或 28 V（直流）。内置电源应具有 10~16 A 的保险丝。如果超出此范围，Oxylog 3000 plus 将无法使用直流输入电源。将直流/直流转换器安装在平整的墙面上，并确保墙面非常坚固可以支撑支架。应使用所有四个安装孔。

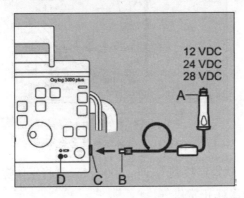

A. 大接头；B.小接头；C.Oxylog 3000 plus 的直流接头；D.指示灯

图 2-1-44　带直流/直流转换器的外部电源示意图

如图 2-1-44，将直流／直流转换器的大接头插入内置电源→将小接头插入 Oxylog 3000 plus 的直流接头→将 Oxylog 3000 plus 正确连接到外部电源时，指示灯将亮起。

警告：只能在干燥的位置使用直流／直流转换器。潮湿的地方使用直流/直流转换器可能会有触电或设备损坏的危险。

接自主电源的外部电源（交流／直流电源组）

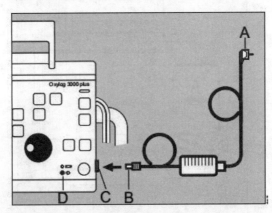

A. 主电源接头；B.直流接头；C.Oxylog 3000 plus 的直流接头；D.指示灯

图 2-1-45　交流/直流电源组外部电源示意图

如图 2-1-45，将主电源接头连接到主电源插座→将直流接头连接到 Oxylog 3000 plus 的直流接头→将 Oxylog 3000 plus 正确连接到外部电源时，指示灯将亮起。

要将呼吸机系统与主电源隔离，请从墙上插头断开电源线。

警告：交流／直流电源组不得在户外使用。会有触电或设备损坏的危险。

3）管道连接

（1）组装成人重复使用软管系统。

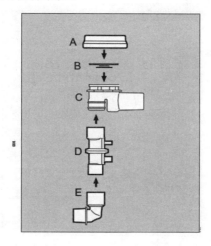

A.盖板；B.隔膜；C.呼吸阀外壳；D.流量传感器；E.弯角接头

图2-1-46　呼吸阀组件示意图

呼吸阀组件如图2-1-46，将隔膜放在呼吸阀外壳中，确保将其正确插入→安装盖板并顺时针旋转约60°，以便将其固定到位（可以听见"咔嗒"声）→将流量传感器推到呼吸阀上。请查看流量传感器上的沟槽和呼吸阀上的凹槽，看部件是否正确对齐→将弯角接头推到流量传感器。

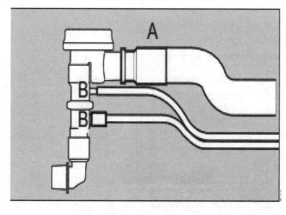

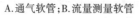

A.通气软管；B.流量测量软管　　　　　A.流量测量软管；B.通气软管

图2-1-47　软管-呼吸阀组装示意图　　图2-1-48　重复使用软管连接示意图

如图2-1-47，将通气软管连接到呼吸阀→将流量测量软管连接到流量传感器的喷嘴。在连接流量测量软管以及将其连接到正确的一端时，请注意软管和喷嘴的不同直径大小。

如图2-1-48，将流量测量软管连接到Oxylog 3000 plus。接头上的凹槽将指示是否正确对齐，凹槽必须背向通气软管。否则，该装置没有正确安装，并且测量值不准确→将通气软管（B）连接到Oxylog 3000 plus上的出气口。

（2）成人一次性软管系统。

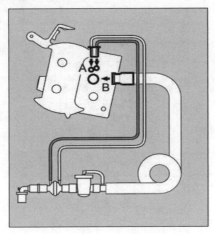

A.流量测量软管；B.通气软管

图2-1-49　成人一次性软管连接示意图

如图2-1-49，将流量测量软管连接到Oxylog 3000 plus。

接头上的凹槽将指示是否正确对齐，凹槽必须背向通气软管。否则，该装置没有正确安装，并且测量值不准确→将通气软管连接到Oxylog 3000 plus上的出气口。在连接软管时，请检查设置窗口中的软管设置是否与连接的软管相对应。

（3）儿童一次性软管系统。

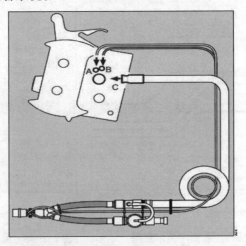

A.透明流量测量软管；B.流量测量软管；C.通气软管

图2-1-50　儿童一次性软管连接示意图

如图2-1-50，将蓝色流量测量软管连接到带有标签的蓝色接头→将透明的流量测量软管连接至另一个连接器→将通气软管连接至 Oxylog 3000 plus 上的出气口。

（4）连接滤菌器或 HME：建议在呼吸机和患者之间使用滤菌器，以降低吸入气流中存在细菌、病毒、真菌或孢子的危险。将滤菌器或 HME 连接到弯角接头。

（5）连接 CO_2 传感器和测试窗。

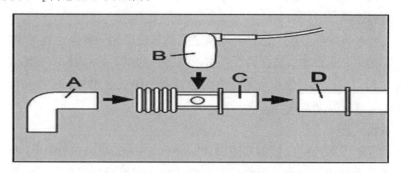

A.弯角接头；B.CO_2传感器；C.测试窗口；D.流量传感器

图 2-1-51　连接 CO_2 传感器和测试窗

如图 2-1-51，将弯角接头与流量传感器断开→将测试窗连接到流量传感器，使测试窗朝向侧面→将弯角接头连接到测试窗→将 CO_2 传感器推到测试窗上，使电缆朝向设备→将 CO_2 传感器插入 Oxylog 3000 plus 接头中→将 CO_2 传感器电缆插入软管上的电缆夹中。或者，将测试窗直接连接到弯角接头的患者一侧，而无须将弯角接头与流量传感器断开。最多只能使用一根延长电缆延长 CO_2 传感器电缆。

4）检查转运呼吸机操作准备情况

设备检查的持续时间大约为 3 min，设备检查包含以下步骤。

（1）连接模拟肺

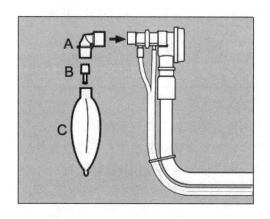

A.弯角接头；B.模拟肺的导管接头；C.模拟肺

图 2-1-52　连接模拟肺

如图 2-1-52，弯角接头连接到流量传感器上→将模拟肺的导管接头（直径 7 mm）连接到弯角接头上，导管接头可模拟气道阻力→连接模拟肺。

（2）打开设备

打开电源→在进度条满格之前，按下旋钮进行确认。启动屏幕将会出现设备检查等→在启动菜单中选择设备检查并确认。在设备检查期间，将检查连接（气源、软管类型）和系统（流量、压力级别、报警信号和旋钮）。

（3）检查连接

确保已经连接供气系统→选择并确认适当的软管类型→确保已连接模拟肺。

Oxylog 3000 plus 自动检查是否已连接模拟肺，如果 1 min 内没有检测到模拟肺，设备检查会中断。当检测到模拟肺时，将继续检查→Oxylog 3000 plus 自动检查检测到的软管与所选的软管类型是否相同。

（4）系统检查

将显示屏下方的控件设置为所需的值。Oxylog 3000 plus 成功激活了听觉和视觉报警信号，并提示操作人员确认每个信号→确认声音和可视报警信号。设备检查将会自动继续进行。在自动测试过程中，Oxylog 3000 plus 会检查流量、压力级别和报警信号。可以听到相应的报警音。条状图中会显示检查进度。设备检查屏幕的最后一页将显示检查结果。如果所有测试成功完成，设备将进入最后一页。如果某项测试失败，设备将在测试失败后直接进入最后一页，而不会执行其他测试。确认后，系统将返回菜单屏幕。如果维修检查日期已过但没有进行维修，在完成设备检查后，将在窗口中显示"维修过期"。在这种情况下，必须立即维修设备。

（5）高气道压力和断开报警检查

检查高气道压力报警：在 CMV 模式下，对模拟肺进行通气→手动按压模拟肺，直至气道压力超过设置的 P_{max}→检查是否出现气道压力过高报警。

检查软管系统断开时的报警：在 CMV 模式下，对模拟肺进行通气→将通气软管和 / 或流量测量软管从呼吸机断开→检查是否出现相应的报警。

（6）电源故障检查，建议每月进行电源故障报警检查

打开设备→断开外部电源→取下电池以激活声音报警信号→仔细听声音报警→在电源故障报警测试完成后，将电池重新装入 Oxylog 3000 plus 电池盒中→连接外部电源。

4. 护士准备

（1）着工作装整齐，精力集中，具备一定应急能力。

（2）经验丰富，能敏锐观察患者病情变化，并积极有效处理。

（3）通过专业培训，能掌握并熟练使用转运呼吸机。

（4）核对医嘱，协助人员到位。

【操作流程】

1. 打开设备

要打开设备，请短按开机键。Oxylog 3000 plus 将执行自检。自检将在 6 s 内完成。在自检期间，系统将短暂显示启动页面，其中包含指示自检进度的条形图、软件版本、启用的软件选项以及提示操作人员按下旋钮激活设备检查的信息。如果在自检期间未

按下旋钮，则会显示软管选择页面。转动旋钮选择连接的软管类型，然后按下旋钮进行确认。现在，呼吸机将自动使用默认设置开始通气。只要显示软管选择页面，就说明患者没有进行通气。

2. 选择通气模式

1）操作方法

（1）按住相应的通气模式键 3 s。

（2）按相应的通气模式键，再按下中央按钮进行确认。

2）通气模式

（1）VC-CMV 容量控制 - 控制指令通气

在此模式下，仅为患者提供容量控制的指令通气。通气模式是通过潮气量（VT）、呼吸频率（RR）、吸气时间与呼气时间的比率（I∶E）或吸气时间（Ti）和 PEEP 设置指定的。流量传送阶段结束时，呼气阀处于关闭状态，直到吸气时间结束。该阶段（吸气暂停）可称为停滞时间 Tplat%，可以将其定义为吸气时间的百分比。

（2）VC-AC 容量控制 - 辅助控制

连续气道正压下的辅助通气，VC-AC 提供了控制容量的通气节奏。这种通气节奏可以与患者的自主呼吸保持同步。指令通气模式被指定为 VC-CMV，但当患者达到至少与设定的流量触发相对应的吸气流量时，将开始指令通气。实际的通气呼吸频率可能高于设定的呼吸频率。

（3）VC-SIMV 容量控制 - 同步间歇指令通气

VC-SIMV 提供了一种指令通气和自主呼吸的组合。患者可以自主呼吸，同时机械指令通气提供了最小通气量。最小通气量由两个设置值（潮气量 VT 和呼吸频率 RR）控制，并由 VT×RR 的积进行确定。

指令通气模式由 VT、RR、I∶E 或 Ti 以及停滞时间（Tplat%）等通气参数得出。为防止在自主呼气过程中应用指令通气，呼吸机的流量触发可保证在呼气期间的固定时间窗口内，通气节奏能与患者的自主吸气同步触发，触发窗口的持续时间为 5 s。如果呼气时间不到 5 s，则触发窗口为整个呼气时间减去 200 ms 的最低呼气时间。由于指令通气节奏同步缩短了有效的自主呼吸时间，因此导致有效呼吸频率不必要地增加，Oxylog 3000 plus 将延长后续指令呼吸的自主呼吸时间，时间差为 ΔT，这样可防止 SIMV 频率增加。RR 将保持不变。与 VC-CMV 和 VC-AC 相同，最小通气量是由 RR 和 VT 设置的。在自主呼吸阶段，压力支持 PS 可以为患者提供辅助压力支持。通常，在使患者逐渐摆脱人工通气的过程中，将进一步降低指令通气的呼吸频率。这会增加自主呼吸的时间，以使所需的全部 MV 逐渐由自主呼吸提供。

（4）PS 压力支持

在此模式下，仅为患者提供容量控制的指令通气。通气模式是通过 VT、RR、I∶E 或 Ti 和 PEEP 设置指定的。流量传送阶段结束时，呼气阀处于关闭状态，直到吸气时间结束。该阶段（吸气暂停）可称为 Tplat%，可以将其定义为吸气时间的百分比。

当自主呼吸不足时，将采用压力支持。PS可以与VC-SIMV、PC-BIPAP和Spn-CPAP结合使用。通过使用PS，设备可以支持吸入，患者可以控制自主呼吸频率。在PS通气期间，即使吸气用力很微弱，也可以为自主呼吸的患者提供呼吸气体。

当自主吸气流量达到设置的流量触发级别时，将开始提供压力支持。然后，设备将气道压力提高到预先选择的压力 PEEP + ΔPsupp，该值可以根据患者情况进行调节。压力上升速率（Slope）具有以下三种设置：①当压力上升速率较快时，Oxylog 3000 plus 使用较快的初始流量速率支持自主呼吸。②将压力上升设置较陡时，Oxylog 3000 plus 使用较慢的初始流量速率支持自主呼吸。在这种情况下，患者可能需要更用力地呼吸。③还可以选择介于较快和较慢初始流量速率之间的设置。

PEEP 以上的 Slope 和 ΔPsupp 以及患者的自主呼吸活动确定了吸气流量。

PS 终止：①在第一阶段吸气流量恢复为零（即患者呼气）；②第二阶段的吸气流量下降到设置的吸气终止条件（以吸气流量峰值百分比表示，即吸气终止 % PIF）以下时（从而达到 PEEP 以上的 ΔPsupp 值）；③4 s 后（如果未满足上述两个条件）。

（5）BIPAP压力控制 - 双相气道正压

PC-BIPAP通气模式是一种压力控制 / 有时间周期通气模式，在此模式下，患者始终可以自主呼吸。PC-BIPAP可以描述为随时间在两个CPAP级别之间交替变化。由于始终可以自主呼吸，因此患者可以在摆脱阶段从控制通气平稳过渡到独立自主呼吸，而无需改变通气模式。为方便地适应患者的自主呼吸模式，从吸气压力级别到呼气压力级别的转换应与患者的自主呼吸保持同步，反之亦然。转换速率将保持不变，即使同步是通过触发窗口实现的。由于平稳过渡到自主呼吸，患者不会感到任何紧张不安。这意味着，患者可以更快地恢复自主呼吸。与所有压力控制通气模式一样，不需要为患者指定固定VT。VT主要是从PEEP和Pinsp之间的压力差以及肺顺应性得出的。如果该压力差增大，将导致潮气量 VT 增加。必须使用测量的呼气潮气量（VTe）来设置所需的PEEP和Pinsp压力差。肺顺应性和气道方面的变化以及患者的主动"排斥"可能会导致VT发生变化。这是该通气模式的预期效果。由于 VT 和得出的每分钟通气量（MV）不是固定不变的，因此，在设置每分钟通气量（MVe）的报警限值时必须非常小心。

设置 PC-BIPAP：与VC-SIMV一样，时间模式是使用RR和I：E或Ti等基本设置参数设置的。低压力级别是使用PEEP设置的；高压力级别是使用Pinsp设置的。从VC-SIMV转换为PC-BIPAP时，时间模式将保持不变，但需要设置Pinsp。从低压力级别到高压力级别的上升陡度是由Slope设置控制的。在压力级别较低的阶段，压力支持PS可以辅助进行自主呼吸。压力上升到PEEP以上的 ΔPsupp 的陡度也是由Slope设置控制的。摆脱控制通气并过渡到完全自主呼吸的过程是通过递减吸气压力（Pinsp）和/或RR实现的。

（6）AutoFlow

AutoFlow（AF）使用减速流量模式提供设置的VT，以实现最低的气道峰压。Oxy-
log 3000 plus根据肺部特性（如阻力和顺应性关系）以及患者的自主呼吸需求，确定提
供设置的VT所需的压力。当患者吸气时，Oxylog 3000 plus将提供额外的吸气流量。患
者也可以在吸气平稳期将气体呼出。

①AutoFlow中的最大吸气压力限制为：比Pmax低5 mbar。在设置Pmax时，必须
考虑患者的当前状况，以避免气道压力上升时可能造成伤害。要在顺应性降低时限制
气道压力，应始终小心设置Pmax。如果无法达到设置的VT，但达到了最大吸气压力，
则会生成潮气量过低，压力限制报警。AutoFlow中的最小吸气压力限制为：非触发呼
吸为比PEEP高5 mbar；触发呼吸为比PEEP高0.1 mbar。通常情况下，选定的吸气时
间Ti比肺部充盈时间长得多。吸气压力Pinsp对应于使用潮气量和肺顺应性C计算的最
小值。吸气流量是自动控制的，以防止插管和气道阻力产生峰压。对于AutoFlow，吸
气流量在两次呼吸之间最多可调整3 mbar。如果应用的VT超过设置的VT，并且达到
了最小吸气压力，则会生成潮气量过高，最小压力报警。如果在Ti完全结束之前达到
VT（吸气流量=0），Oxylog 3000 plus确保患者可以在剩余吸气时间内呼吸，即使在恒
定的平稳压力（Pplat）期间也一样。如果患者在指令吸气期间呼吸，此呼吸的吸气压
力将保持不变。只需调整吸气和呼气流量以满足患者的需要。对于自主生成的呼吸，
应用的潮气量可能与设置的VT有所不同，但平均来讲潮气量保持不变。

如果为患者提供的潮气量比设置的VT高30%，Oxylog 3000 plus将终止AutoFlow呼
吸。如果提供的潮气量（患者流量+漏气量）比设置的VT高100%，Oxylog 3000 plus也
会终止AutoFlow呼吸。如果出现严重漏气，则可能会发生这种情况。此时，Oxylog
3000 plus将发出潮气量不足，泄漏报警。如果提供的流量过高或不足（表明肺部特性
可能发生变化），请按照建议设置相应的分钟通气量过高和分钟通气量过低报警限制。
在AutoFlow期间，曲线窗口中的流量曲线提供了其他信息：如果设置的Ti比肺部充盈
时间短，流量曲线将显示在吸气阶段结束时吸气流量没有恢复到基线。在这种情况下，
请评估患者的状况以确定Ti延长的原因，以进一步降低峰压。这种效果也可能是由于
分泌物积累造成的。在这种情况下，吸气压力受Oxylog 3000 plus的限制（如上所述）。
如果因而无法再完全提供设置的VT，则会生成潮气量过低，压力限制报警。通过使用
Slope，可以更准确地调整吸气流量从PEEP级别上升到吸气级别的过程以满足患者的
需要。

AutoFlow启动行为：在激活AutoFlow功能时，Oxylog 3000 plus将在Ti内使用恒定
的吸气流量速率提供容量控制的呼吸。此呼吸产生的气道峰压决定了AutoFlow功能的
吸气压力。如果无法为此呼吸确定合适的压力，或者无法应用容量，则会出现以下情
况：应用压力控制的呼吸，并将吸气压力指定为比设置的PEEP高5 mbar。将测量应
用的容量，并确定初始目标压力以达到设置的VT；使用与此目标潮气量压力的75%
对应的吸气压力应用下一次指令呼吸。Oxylog 3000 plus将再次测量应用的容量，并确

定后续目标压力以达到设置的容量；使用此目标压力应用下一次指令呼吸。调整后续指令呼吸的吸气压力，直至达到设置的VT。在发出断开连接报警时，将重复此启动行为。

3. 设置通气参数

1）操作方法

（1）在显示屏下方旋转相应的通气参数控制旋钮进行设置。

（2）使用中央旋钮选择、设置并确认参数。

将 PEEP 设置提高到 1 kPa 以上时，将会出现"确认 PEEP ＞1 kPa？"消息以请求确认，如果在 5 s 后未确认更改的设置，则会出现"！确认设置"报警。如果在 10 s 内更改。在使用旋钮确认此消息后，可以将 PEEP 设置提高到所需的设置。可以对设备进行配置，以便将 Ti 或 I∶E 显示为可设置的主参数。如果将 Ti 配置为主参数，在选择 Ti 时，将在信息窗口中显示 I∶E，反之亦然。此配置适用于所有通气模式。

2）参数设置内容

（1）VC-CMV、VC-AC

VC-CMV：容量控制-控制指令通气，具有固定指令MV的容量控制通气，MV是使用VT和RR设置的。VC-CMV只能用于非自主呼吸的患者，否则可能会由于通气不足危及患者安全。VC-AC可用于部分自主呼吸的患者。

①使用显示屏下方的控件设置通气模式

VT。

RR（最小频率：5 次/分）。

Pmax。

FiO_2。

②可以在显示屏上设置以下内容

PEEP。

灵敏度触发。

I∶E 或 Ti。

在设置通气 RR、VT 或 I∶E 或 Ti 时，将在信息窗中自动显示吸气流量和 Ti 或 I∶E 的相关值。触发 VC-AC 在 VC-CMV 下，如果将触发设置为某个值，通气模式将变为 VC-AC。VC-AC（容量控制-辅助控制）用于与患者的自主呼吸保持同步。如果激活触发并设置了触发敏感度，指令通气将与患者的自主呼吸保持同步。此时，实际呼吸频率可能高于设置的RR。如果患者触发成功，则会在曲线窗口左侧短暂显示星号。

③激活/设置触发

按下设置按键，直至显示出触发参数。

选择显示器上的触发，然后设置并用旋钮确认值。

较小的值＝高敏感度。

将在显示屏上显示通气模式AC。

④停用触发

设置小于1 L/min或大于15 L/min的值（将显示出关 而不是一个值）。

按下旋钮进行确认。

将VC-AC更改为PC-BIPAP或SpnCPAP时，呼吸机将采用最后一个有效的触发值。

⑤心肺复苏（CPR）

在CPR期间，气道压力（Paw）将会由于胸部压缩而增加。Oxylog 3000 plus尝试将Paw限制为设置的P_{max}，而不会提前结束吸气。不过，如果Paw由于压缩而超过设置的P_{max} 5 mbar，Oxylog 3000 plus将切换到呼气阶段。因此，一般来说，如果将Pmax设置为较高的值，则可以提供更高的每分钟通气量。不过，这会增加胸腔内压，并且可能会降低冠状动脉灌注。

（2）VC-SIMV、VC-SIMV/PS容量控制－同步间歇指令通气

用于自主呼吸不足的患者或即将逐步脱离呼吸机的患者。固定指令MV是使用VT和RR设置的。患者可以在指令通气之间 自主呼吸，从而提高了总每分钟通气量。可以使用PS辅助进行自主呼吸。

①使用显示屏下方的控件设置通气模式

VT。

RR（最小呼吸频率：2次/分）。

P_{max}。

FiO_2。

②可以在显示屏上设置以下内容（如图2-1-53）。

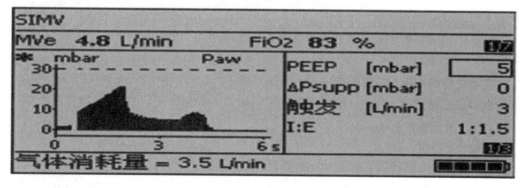

图2-1-53 可设置内容

PEEP。

高于PEEP的压力支持（ΔPsupp）。

灵敏度触发［如果患者触发成功，则会在曲线窗口左侧显示星号（*）］；

I：E或Ti。

在设置RR、VT或I：E或Ti时，将在信息窗中自动显示吸气流量和Ti或I：E的相关值。

③设置压力支持 VC-SIMV/PS

也可以在显示屏上为 VC-SIMV 设置以下内容。

在第1页设置：ΔPsupp。

在第2页设置：如果设置的 ΔPsupp 高于 0 kPa，则可以设置 Slope。

╱（缓坡）= 长压力上升时间；

╱（中等坡度）=中等压力上升时间；

┬（陡坡）=短压力上升时间。

（3）PC-BIPAP、PC-BIPAP/PS 压力控制-双相气道正压

在整个呼吸周期中，压力控制通气与自主呼吸相结合，并且在CPAP级别具有可变的压力支持。用于没有自主呼吸的患者以及除管前刚刚具有自主呼吸的患者。可以逐步减少MV的指令部分以及降低压力支持 ΔPsupp，使患者慢慢脱离呼吸机。MV的指令部分是通过Pinsp、PEEP和RR设置的。

①使用显示屏下方的控件设置通气模式

RR。

P_{max}。

FiO_2。

②可以在显示屏上设置以下内容

PEEP。

Pinsp。

ΔPsupp。

灵敏度触发［如果患者触发成功，则会在曲线窗口左侧显示星号（*）］。

I：E或Ti。

Slope（对 PC-BIPAP 通气和压力支持 ΔPsupp 有效）。

NIV-无创通气。

③设置压力支持 PC-BIPAP/PS

也可以在显示屏上为 PC-BIPAP 设置以下内容。

在第1页设置：ΔPsupp。

在第2页设置：Slope。

╱（缓坡）=长压力上升时间；

╱（中等坡度）=中等压力上升时间；

┌（陡坡）=短压力上升时间。

（4）SpnCPAP、SpnCPAP/PS 自主持续正气道压力

SpnCPAP（/PS）只能用于自主呼吸充足的患者。否则，可能会由于通气不足而危及患者安全。

①使用显示屏下方的控件设置通气模式

Pmax。

FiO_2。

②可以在显示屏上设置以下内容

PEEP。

ΔPsupp。

NIV-无创通气。

③窒息通气后备通气仅适用于SpnCPAP模式。当患者发生窒息时，呼吸机将自动激活容量控制的指令通气（VC-CMV）。发生窒息时，设备将发出报警信号，并同时切换到容量控制的通气，该模式使用RR、VT和P_{max}参数（在达到窒息时间Tapn时）。在窒息通气过程中，将设置I∶E=1∶1.5和Tplat %=0。

④设置窒息通气

显示屏上：使用旋钮将Tapn设置为15~60 s的值。

现在将显示RR和VT，它们是设置窒息通气所必需的参数。

设置RR和VT。

设置P_{max}。它决定了窒息通气期间允许的最大气道压力。

⑤终止窒息通气

按下报警复位按键。呼吸机将恢复原始通气模式和参数设置。

⑥禁用窒息通气

将Tapn设置为"关"只能在通气模式SpnCPAP（不带NIV）下激活窒息通气。

必须通过报警下限MVe监控患者所需的最小通气。

⑦设置压力支持Spn-CPAP/PS

如果设置的ΔPsupp高于0 kPa，则也可以在显示屏上为SpnCPAP设置以下内容。

灵敏度触发［如果患者触发成功，则会在曲线窗口左侧显示星号（*）］；

Slope（对压力支持ΔPsupp有效）。

（5）NIV-无创通气（面罩通气）

使用NIV只能在通气模式SpnCPAP（/PS）、PC-BIPAP（/PS）、VC-CMV/AF、VC-AC/AF和VC-SIMV/AF下将NIV作为补充功能激活。Oxylog 3000 plus将自动调节以满足面罩通气的要求。设备将检测面罩泄漏并进行补偿。因此，显示的VTe和MVe不包含泄漏，泄漏报警无效。如果未激活NIV且通气过程中存在泄漏，则VTe和MVe的测量值将不一致。确保未对插管患者激活NIV。可能会有未检测到的泄漏和通气不足的危险滤菌器、HME和面罩可增加通气设备的呼气阻力 和死腔容量。有重复性呼吸CO_2的危险。应在停用NIV模式后检查MVe报警限值。避免高气道压力，可能会有抽吸的危险。

打开NIV：

激活NIV关。

选择NIV开并确认。

将在通气模式窗口中显示补充NIV。

应根据患者所需的最小通气量，设置MVe的报警下限。否则，可能由于通气不足而危及患者当NIV处于活动状态时，无法进行窒息通气。

3）特殊功能

（1）手动吸气/吸气保持

手动吸气/吸气保持功能将启动新的（手动）通气，或者将当前通气的吸气阶段最多保持15 s。手动启动的通气模式与设置的通气模式相对应。该功能不适用于以下情况。

不带PS的SpnCPAP。

O_2吸入（可选）。

激活手动吸气或吸气保持。

只要需要吸气，就一直按住吸气保持键。

（2）100%O_2

将100%O_2应用3 min，而不管当时设置的值是多少。

短按100%O_2键。其指示灯将亮起3 min。3 min过后或者再次按100%O_2，呼吸机将恢复设置的值。该指示灯将变暗。

（3）O_2吸入

O_2吸入功能不是通气模式。它只能用于通过面罩获得0~15 L/min的恒定O_2流量的自主呼吸患者。如果气管狭窄或发生其他堵塞，呼吸机将在气道压力为30 kPa时中断流量5 s，以使气道压力降到0 kPa。

激活O_2吸入：

将吸入面罩连接到通气软管的出气口；

按住O_2吸入键（A）约3 s。将使用以前的有效设置执行O_2吸入；

通过旋钮设置并确认所需的O_2流量。

（4）O_2浓度（O_2混合）

无论是哪种通气模式，都可以将FiO$_2$设置为40%~100%O_2。Oxylog 3000 plus利用了注射器原理，通过吸入周围空气来获得低于100%的吸气O_2浓度。不过，可以获得的O_2浓度取决于平均气道压力和吸气流量。O_2浓度不能低于40%。O_2浓度是一个计算值，而不是由内置O_2传感器测量的。如果Oxylog 3000 plus无法达到设置的O_2浓度，检查FiO$_2$设置信号将提示用户更正该设置。通过FiO$_2$控件更正设置，设置O_2浓度后，将在大约30 s显示该值当患者进行自主呼吸时，可达到的O_2浓度取决于吸气流量情况。

在有毒环境或有传染源环境中：患者的通气条件必须是100%医用氧气，以防有毒成分、细菌、病毒、真菌或孢子进入呼吸气体。必须立即将患者转移到可呼吸的环境中，以防患者恢复自主呼吸时吸入有毒或有传染性的气体。

（5）设置 HME 补偿

HME产生的温度和湿度影响会影响流量测量。Oxylog 3000 plus 可以针对 HME 进行补偿。在使用 HME 时，请在"设置"窗口中使用旋钮选择、设置并确认 HME-开。如果选择 HME-开，流量传感器预计呼气温度为 35°C，相对湿度为 0%。如果选择 HME-关，流量传感器预计呼气温度为 37°C，相对湿度为 100%。

4.关闭设备

（1）与患者断开连接后要关闭设备，请按住键 约 3 s；将会立即停止通气并发出高优先级报警。可以使用 🔲 键将该报警停止。

（2）可以按下旋钮"确认关闭或按键"以使用以前的设置恢复通气。

（3）利用钢瓶供应 O_2 时，关闭钢瓶阀门。

（4）利用管道系统供应 O_2 时，从源头断开高压连接。

【注意事项】

1.氧气供应

（1）压力值：氧气供应压力 270~1 000 kPa，理想值 350~600 kPa，不能超过 1.7 MPa。始终在使用前检查 O_2 钢瓶压力，以防止在使用时供氧不足。

（2）只能使用医用氧气。应始终使用装满的 O_2 钢瓶。断氧可能有使患者窒息的危险。

（3）开关顺序：先打开压力表，再打开氧气瓶开关；先关氧气瓶，再关压力表。

（4）固定好 O_2 钢瓶以防止其翻倒，并使其远离高温。可能会有爆炸的危险。

（5）请勿润滑 O_2 配件，如钢瓶阀门和减压阀。请勿使用油腻双手搬运。可能会有发生火灾的危险。

（6）不得吸烟或点火。O_2 会增大其他物质的易燃性，并且可能会加重火势。

（7）只能使用出口处带释放阀的减压阀，以便在发生故障时将实际压力限制在最大 1 000 kPa，这可防止由于 O_2 供气压力过大而损坏呼吸机。

2.管道拆卸流程及注意事项

1）管道及配件拆卸

（1）取下 CO_2 传感器和测试窗

①拔出 Oxylog 3000 plus 侧面的 CO_2 传感器接头；②将 CO_2 传感器从 CO_2 测试窗中取出；③将 CO_2 测试窗从流量传感器 中取出；④将弯角接头从测试窗中取出。

（2）拆卸成人重复使用软管系统

①从出气口断开通气软管；②喷嘴断开流量测量软管；③从呼吸阀断开流量传感器；④小心地从流量传感器断开流量测量软管，将软管平直地从接头拔下；⑤从流量传感器断开弯角接头 ；⑥从呼吸阀断开通气软管。

（3）呼吸阀拆卸

①将盖板 逆时针转动约 90°以解锁盖板；②取下硅隔膜。

（4）取下成人一次性软管系统

①断开流量测量软管；②断开通气软管；③正确处理全套成人一次性软管系统。

（5）取下儿童一次性软管系统

①断开流量测量软管；②断开通气软管；③正确处理全套儿童一次性软管系统。

2）管道拆卸注意事项

（1）断开通气软管时，抓住套管处而不是螺纹管，螺纹管或软管可能会从套管剥离。

（2）从流量传感器喷嘴断开流量测量软管时，请勿扭曲或强行拔下。否则，可能会损坏流量传感器。

（3）请勿让任何异物进入流量传感器，以防止发生故障。请勿使用压缩空气进行清理。内置风向标可能会损坏，从而导致测量误差。

（4）请勿让任何异物进入呼吸阀外壳，以防止发生故障。请勿使用压缩空气进行清理。这可能会损坏硅薄膜或使其错位。呼吸阀出现故障会危及患者安全。有重复性呼吸 CO_2 的危险。

（5）不得取下、损坏或弯曲外壳上的橡胶盘，否则，阀门将无法正常工作并危及患者的安全；

3.清洁、消毒、灭菌

1）消毒剂选择

为确保材料相容性，请使用基于以下物质的消毒剂：醛类、醇类、季铵盐化合物。不允许以任何方式对呼吸机自身进行灭菌，包括使用环氧乙烷（EtO）。

2）通过擦拭进行呼吸机表面、O_2 软管和 CO_2 传感器表面消毒

（1）先用一次性抹布擦去较厚的污渍。

（2）手动清洗后，对表面进行消毒。

（3）清除残留的消毒剂。

（4）请勿让任何液体进入呼吸机或 O_2 软管，可能会有发生故障的危险。

3）软管消毒

（1）重复使用软管

①如果由于吐痰或呕吐等造成污染，应清洁重复使用软管系统。②采用槽液消毒法卸下的呼吸阀、流量传感器、通气软管和流量测量软管部件，在溶液中充分搅动这些部件。请勿用硬刷清洗。请勿让任何异物进入呼吸阀或流量传感器。可能会有发生故障的危险，用蒸馏水彻底冲洗部件。消毒剂残渣可能导致橡胶盘堵塞在呼吸阀中请彻底干燥。如果呼吸阀和流量测量软管中有残留的水，这些部件可能无法正常工作。请勿使用压缩空气进行清理。这可能会损坏硅薄膜或使其错位。呼吸阀出现故障会危及患者安全，有重复性呼吸 CO_2 的危险。③建议在呼吸机和患者之间使用滤菌器，以降低患者吸入气流中存在细菌、病毒、真菌或孢子的危险。将滤菌器或 HME 连接到弯角接头。

（2）一次性软管

不得对一次成人/儿童性软管系统进行清洁、消毒或灭菌，它无法承受高温，并且可能会损坏。

4）对重复使用软管系统进行灭菌

（1）将卸下的呼吸阀、流量传感器、弯角接头、流量测量软管和通气软管部件放在蒸汽灭菌器的134℃热蒸汽中灭菌至少3 min，最长10 min。

（2）最多可以将软管系统灭菌100次。

（3）可以进行10 min以上的除菌，但会缩短软管系统的使用寿命。

5）测试窗消毒灭菌

（1）只能对重复使用测试窗消毒灭菌

①可以使用柔软的一次性纸巾或棉签擦去所有污渍（特别是窗口内外侧的污渍）以清洁重复使用测试窗，必要时可用水进行冲洗；②可以将重复使用测试窗浸入在基于乙醇和/或乙醛的消毒剂中进行消毒；③或者也可以在设备清洁/消毒机中对重复使用测试窗进行高温清洁和消毒（93℃、10 min），只允许使用清洁剂。不允许使用洗涤剂，因为洗涤剂可能会导致测试窗体出现裂缝；④另外，还可以使用过热蒸汽（134℃）对重复使用测试窗进行灭菌（高温灭菌）；⑤最多可以将重复使用测试窗灭菌100次；⑥允许进行10 min以上的灭菌，但会缩短重复使用测试窗的使用寿命。

（2）一次性测试窗

一次性测试窗不耐高温，可能会在再加工过程中损坏。因此，应处理掉一次性测试窗。每位患者最多使用7天后，就应处理掉一次性测试窗。

4.功能说明

Oxylog 3000 plus中的各种气动装置是由微处理器系统通过数字化电子信号进行控制的。

1）确定周期时间、吸气时间和呼气时间

（1）确定指令通气期间的周期时间（呼吸周期的总时间）的依据是设置的RR。

（2）可以使用设置的Ti或I∶E为其提供补充。

不过，如果设置发生冲突，呼吸机将按以下顺序确定提供的周期时间、Ti和Te：

①如果设置的Ti太短，呼吸机无法提供设置的VT，则会自动增加提供的Ti。如果得出的Ti超过周期时间，则会自动增加周期时间。注意：这仅适用于针对设置的VT的通气模式。②如果设置的Ti超过周期时间，则会自动将提供的Ti指定为与周期时间相同。③Te的绝对最小时间始终为0.2 s。如果Te不再位于周期时间范围内（由于Ti较高），则会自动增加周期时间。如果将呼吸机配置为设置I∶E而不是Ti，这些规则也适用。如果设置发生冲突，则会发出!!检查设置时间或!!检查设置流速报警以通知操作人员更改设置。

监控：S8 测量到的患者一侧的流量将被传送到内部电子压差传感器 S6 以充当差分压力信号。潮气量、每分钟通气量和呼吸频率的测量监控值都是从测量的呼气流量得出的。将使用吸气流量信号来检测流量触发。判断系统泄漏可根据吸气和呼气潮气量（如泄漏报警、NIV）的差值。患者一侧的气道压力测量值通过 S5 在显示屏上提供气道压力的 P_{aw} 值，以及计算出的测量值 PEEP、PIP、P_{plat}、P_{mean}。呼吸机中的冗余内部气道压力测量功能将通过吸气管道中的 S4 监控患者一侧的气道压力测量值是否合理。

（3）CO_2 测量：CO_2 测量是通过主流系统根据吸收测量结果完成的。一个光源产生光谱；两个光探测器记录特征吸收光谱并发出随 CO_2 浓度变化的电子信号。然后评估并显示这些信号。加热 CO_2 传感器探针可防止发生冷凝。在连接 CO_2 传感器或发生电源故障时，它先完成预热阶段（大约 3 min）。在预热期间：$etCO_2$ 和 CO_2 值的准确度可能会下降；零标定和过滤器检测保持不变；"!!! 持续 CO_2 值"报警无效。

2）死腔

死腔是通气管理的一个重要方面：死腔是呼吸系统的一部分，其中不会进行大量的气体交换。如果提高死腔占肺泡通气的比例，可能会导致患者体内存留更多的 CO_2。死腔是患者人工气道和软管系统的一个组成部分。如果机械死腔的容积等于或超过肺泡通气容积，患者可能无法充分排出 CO_2，因此，正确控制 Oxylog 3000 plus 呼吸回路中的死腔容积是至关重要的。

3）供气：供应的 O_2 由过滤器 F1 净化，然后压力调节器 DR 将其调整为恒压。根据需要，将通过过滤器 F2 吸入周围空气。供气压力由压力传感器 S3 进行监控。

4）吸气：根据通气模式和所需的 O_2 浓度，气体混合器 V1~3 使用供应的 O_2 和周围空气的混合物提供可变吸气流量。对于容量控制的呼吸，无论患者在 BTPS 条件下的环境压力如何（绝对压力传感器 S7 和 S9），都会应用潮气量；应用的潮气量与为 BTPS 设置的值相对应，同时考虑了环境压力。这样，Oxylog 3000 plus 在使用模拟肺时，计量和测量的体积大约少 10%（室温下干燥气体）。

5）呼气：压力控制 V6 在容量控制的吸气期间关闭吸气管道，在呼气期间控制 PEEP 压力，或者降低吸气软管压力以控制在达到目标值时的 PS、P_{insp} 或 P_{max} 压力。患者一侧的呼吸阀 V10（由 V6 间接控制）在吸气期间密封周围空气，在呼气期间通过控制吸气软管压力来调整患者所需的压力。患者一侧的气道压力传感器 S5 的测量值可作为压力调节的设置点。

6）安全：出现故障时，将关闭气体混合器 V1~3，并打开压力控制 V6 以使周围空气流入。在出现负压力时，将打开气动供需阀（自主呼吸）。气动溢流阀（设置为约 80 kPa）在压力过剩时打开。

7）软件：软件是按照内部软件开发流程开发的，将会对其进行代码检查、集成测试和系统测试。如果检测到错误，设备将在故障恢复模式下发生故障。

（二）纽邦 HT70 呼吸机

【评估】

1.患者准备

（1）意识障碍患者应给与保护性约束，防止无意识活动造成意外拔管。

（2）烦躁不安的患者，应适当镇静，防止拔管或人机对抗不能有效使用转运呼吸机。

（3）不配合或配合欠佳的患者，应行心理护理、健康指导等予以安抚情绪稳定后方可使用转运呼吸机。

（4）能配合的清醒患者，应给予充分的讲解转运的目的及配合方法，让患者充分参与医疗，行心理疏导，避免过度紧张。

（5）病情较重或随时可能病情变化的患者，如果是转运患者应待病情平稳后使用转运呼吸机。

2. 环境准备

1）使用过程中

（1）操作温度：$-18\sim+40℃$。

（2）CO_2传感器的温度范围：$10\sim40℃$如果不在此温度范围内使用，传感器准确度可能会下降。在$+10℃$以下使用会增加预热时间。

（3）大气压：$60\sim110\ kPa$。

（4）交流/直流电源组的工作压力：$70\sim120\ kPa$。

（5）CO_2传感器的工作压力，工作压力范围内的自动大气压补偿：$70\sim110\ hPa$。

（6）湿化操作：$15\%\sim95\%$（无冷凝）；储存和运输湿度：$0\sim95\%$没有凝结。

（7）操作海拔：海拔$4\ 572\ m$。当 HT70 呼吸机处于压力环境下运作时，没有海拔限制。

2）储存和转运过程中（无可更换电池的呼吸机，带重复使用软管系统）

（1）储存和运输温度：$-40\sim65℃$。

（2）大气压：$57\sim120\ kPa$。

（3）CO_2传感器的大气压：$11.5\sim110\ kPa$。

（4）相对湿度：$5\%\sim95\%$（无冷凝）。

3）可更换电池

（1）温度：$-20\sim+35℃$。

（2）大气压：$57\sim120\ kPa$。

（3）相对湿度：$5\%\sim95\%$（无冷凝）。

4）确保周围环境安全，远离火源，远离较大辐射设备，如 CT/MRI 等。

5）如在可燃麻醉气体的环境下使用，可能会产生爆炸危险。

3. 用物准备

1）气源准备

（1）使用 O_2 钢瓶供气，应始终使用装满的 O_2 钢瓶。断氧可能会有窒息的危险。转运时间较长时，应携带备用氧气罐，保证足够氧气。

（2）使用管道 O_2 系统供气，非转运时，使用转运呼吸机尽量使用管道氧气供氧。

2）电源准备

HT70 呼吸机交流电源线包括了交流电源转换器，转换器带有夹式电源插头。可拆卸交流电源线可根据国家的要求来订购。请使用原配专用的 HT70 呼吸机电源线。

请把接在交流电源转换器上的夹式电源插头连接到电池主块左下侧外接电源输入口上。保证电源线在插头的右边并且电源插头安全锁住。电源线的一端连接在电源转换器上，另一端插在有接地保护的交流电插座。确保连接外接交流电或直流电后，有绿色 LED 灯亮起。在使用交流电时请连接有接地的良好插座以避免漏电和触电。

从外接电源输入口上拔掉交流电源线，轻轻地将套管往后拉，释放锁住的针，将手头拔出。

注意不要旋转或用力拉电源插头，以免损坏插头。当连接外接电源时，内置的两块电池同时充电。在交流电断开之前，检查触摸屏上电池充电状态，确保电池主块及内置后备电池充电充足。

瞬时电源开关位于呼吸机后面板底部右下侧。呼吸机电源开启：按一下电源开关，等待屏幕显示。呼吸机进入待机状态，可进行所需参数设置并进行通气前呼吸管路检查。开始通气，按屏幕上方"开始通气"键。

3）湿化器及管道连接

（1）呼吸回路

在连接测压接口时，请使用过滤器，以保护内置传感器避免受潮或其他污染。在患者气体输出口使用一次性细菌过滤器，呼出阀对着气流方向连接，箭头应指出流量的方向。

（2）湿化器

①HT70 呼吸气体输出连接口使用一个细菌过滤器；②连接一根内径 22 mm 的短管，一端带有测压接口的连接到湿化器；③另一端连接到 HT70 细菌过滤器上；④带测压管过滤器的测压管连接到测压管连接口上；⑤呼吸回路内径 22 mm，末端连接在湿化罐输出端口上；⑥测压管的一端连接到过滤器；⑦测压管另一端连接在短管的压力端口上；⑧呼出阀管道一端（最短的）连接到呼出阀接口上；⑨另一端连接到呼吸管道末端上的呼出阀接口上；⑩如使用延长管，可连接在 Y 型；⑪进行管道检查。如管道末端有盖，可以以此来检查管道的封闭性能。

（3）人工鼻

①在气体输出连接口上使用细菌过滤器；②使用内径 22 mm 的呼吸回路，一端连接细菌过滤器；③人工鼻连接在 Y 形接头上；④如使用，延长管连接到压力 T 形接口患者

端；⑤带有测压管过滤器的测压管连接到测压管接口上；⑥测压管的一端连接在测压管细菌过滤器上；⑦测压管的另一端连接在人工鼻患者端上的压力T形接口上；⑧将呼出阀管道（最小的管道）一端连接到呼出阀接口上；⑨呼出阀管道另一端连接到呼出阀上的接口上；⑩进行管道检查。如管道末端有盖，可以以此来检查管道的封闭性能。

4）通气前准备

（1）设置参数：所有的参数设置可在开始通气前和通气中进行调整。使用触碰—调节—确认方法改变设置。

在某些模式或通气类型中一些参数不可用。这些参数以暗色/淡灰色字体显示。当不能使用时，它们颜色会改变。

（2）检查呼吸管道：每次更换呼吸管道或呼出阀都要检查管道。触碰管道检查键并按屏幕上的说明操作。在通气过程中不可对呼吸管道进行检查。

（3）启动患者预先设置

启动患者预先设置键可选择不同患者（成人、儿童、婴儿）使用前的参数设置。当呼吸机连接一个新患者时，该键使用户对历史事件记录进行重新设定。在通气过程中，启动患者预先设置不可用。触摸开始界面上的启动患者预先设置键。一个新的屏幕界面显示患者预先设置选项。选择期望的患者预先设置并按确认键确认。触摸历史事件复位键，一条"新患者"记录将增加到历史记录条中。

（4）检查呼吸管道

每次更换呼吸管道或呼出阀都要进行管道检查。在管道检查期间，确保没有连接氧气附件。连接呼吸管道到呼吸机上。触摸屏幕上方的管道检查键，按屏幕说明进行。

第一步，堵住管道上连接患者的接口（不要使用模拟肺）。按确认键确认并开始管道检查。

第二步，松开管道上连接患者的接口。按确认键继续进行管道检查。如果测试通过，将显示"管道检查通过，按确认键确认"。当管道检查完成，根据需要调节患者设置，触摸开始通气键开始通气。按取消键取消管道检查，返回开始界面。

如果测试失败：显示"管道检查，按确认键继续"的信息。按确认键返回开始界面。检查附件和所有的管道连接是否正确，管道是否漏气。触摸管道检查键重新做一次检查如果管道检查重复失败，尝试另一套管道。如果管道检查失败请不要使用HT70呼吸机，如使用将导致通气不足。使用备用通气方法。电源关闭后，呼吸管道检查结果保留在历史记录条中。

5）患者设置

根据医生治疗规定，所有的通气控制和报警限制必须适合患者的状况。设置程序如下。

（1）按下呼吸机背面的电源开关打开呼吸机。呼吸机进行简短的自测以确保微处理器功能正常。在自测期间，确认出现开始界面并有简短的声报警。

（2）确保呼吸机、呼吸管道和其他附件安装正确。

（3）确保 HT70 呼吸机通过快速检查程序和管道检查。

（4）根据每个医生的规定用手动调节或患者预先设置功能来设置所有的参数。

（5）检查所有的报警限制和参数设置以确保这些设置对患者适用。

（6）将模拟肺放置在呼吸管道末端患者端，按触摸屏上的开始通气键。

（7）确保呼吸机开始正确运作（容量控制下的峰压和压力控制下输送的容量，在连接模拟肺时或连接患者时是大不相同的。这一阶段可能会导致较扰人的报警）。

（8）当准备好时，拿掉模拟肺并把呼吸管道连接到患者身上。

（9）监测报警设置并检查设置是否正确。

（10）确认每次患者开始自主呼吸，患者触发指示灯亮。如需要，重新调整触发灵敏度。

（11）密切监测患者和通气以确保足够的通气（当对患者进行通气时必须确保有足够的监测。如果在任何时候，患者对输送的通气没有任何反应，应立即撤掉呼吸机，并连接备用通气方法。确保最佳的电池性能，即使呼吸机不使用时，将 HT70 呼吸机始终连接在外接电源上即使呼吸机不使用）。

4. 护士准备

（1）着工作装整齐，精力集中，具备一定应急能力。

（2）经验丰富，能敏锐观察患者病情变化，并积极有效处理。

（3）通过专业培训，能掌握并熟练使用转运呼吸机。

（4）核对医嘱，协助相关人员到位。

【操作流程】

1. 打开设备

2. 选择通气模式

1）操作方法

（1）触摸屏幕激活控制（按键突出显示）。

（2）使用上/下▲▼键调节设置。

（3）按确认键确认所改变的值。

2）通气模式

（1）A/CMV 模式（辅助/控制指令通气）

在 A/CMV 模式，时间触发（指令）相应于设置频率的送气。如果患者做功使气道压力达到压力触发设置水平，患者启动的指令通气将叠加或替代时间触发（指令）通气。每一位这样的患者做功产生一次指令通气。通气可容量控制或压力控制。PEEP/CPAP 可能要增加。在压力控制下，潮气量由目标压力，吸气时间和患者呼吸机制决定。在容量控制下，通过设置潮气量决定。

（2）SIMV 模式（同步间歇指令通气）

在 SIMV 模式，有或没有压力支持，患者接受固定次数的容量或压力控制的指令通气（时间或患者触发），同时在指令通气间歇自主呼吸。PEEP/CPAP 可增加。

任何指令通气间歇的第一次通气为患者触发指令通气。剩余的间歇时间患者可自主呼吸。如果患者没有触发通气，一次完整的指令通气间歇掠过，则启动时间触发指令通气。任何时间只要患者触发一次指令通气，指令通气间隔时间即锁定。这限制了相应于频率设置（次/分）60 s内患者接受的指令通气（时间触发或患者触发）次数。

（3）SPONT 模式（自主通气）

在 SPONT 模式下没有指令通气，但用户可同时调节 PEEP/CPAP 和压力支持（PS）水平。患者控制每一次呼吸。当 PEEP/CPAP 设置大于 0 时，呼吸机模式为 CPAP（没有压力支持）或偏流水平气道正压（有压力支持）。确保设置压力触发，这样 HT70 呼吸机可探测到所有患者自主呼吸。在 SPONT 模式下，潮气量、呼吸频率、吸气时间和低气道报警均不可用。尽管如此，这些设置可作为以后 A/CMV 或 SIMV 操作的预设参数。所有 HT70 呼吸机操作模式，一旦后备通气报警触发，后备通气即启动。

（4）NIV（无创通气）

在所有模式，HT70 呼吸机都可使用无创通气。按触摸屏左边 NIV 键打开无创通气。当 NIV 打开时，以下特点辅助无创通气：①偏流增加到 10 L/min，并可根据需要进行调节，调节范围 3~30 L/min。②在报警界面，低分钟通气量报警关闭。③低压报警设置可接近于基线压（高于基线压 1 cmH$_2$O）。

（5）PS（压力支持）

压力支持仅在 SIMV 和 SPONT 模式下患者触发自主呼吸时工作。每次自主呼吸，呼吸机提高气道压至压力支持+PEEP 水平来支持患者。以下情况出现时，通气终止：①流量降至呼吸峰流速的切换灵敏度；②目标气道压超过 3 cmH$_2$O；③达到最大压力支持吸气时间设置后，最大气道压不会超过气道高压报警设置值。

（6）PC（压力控制通气）

HT70 气道压力不会超过设置水平并且维持于整个吸气过程。以下情况出现，通气终止：①设置吸气时间掠过；②气道压超过压力力控制设置 8 cmH$_2$O。最大气道压不超过高压报警设置值。

A/CMV 和 SIMV 模式下压力控制指令通气的目标气道压显示值高于环境压，而不是高于 PEEP。时间触发和患者触发指令通气在 A/CMV 和 SIMV 压力控制操作均能工作。在 SIMV 压力控制操作模式中，患者能在有或无压力支持的指令通气间进行自主呼吸。在 PC/PS 模式下，呼吸管道脱落，如吸痰，为了低压补偿，流量可增加。在重新连接呼吸管道后，流量将自动重新调整以满足患者要求。

（7）VC（容量控制通气）

在容量控制通气时，可设置指令通气潮气量。如果在呼吸机操作过程中容量设置改变，在一系列通气期间，容量会增加。当调整潮气量时，吸气时间保持不变，流量改变。如果潮气量设置引起流量超过 100 L/min 或小于 6 L/min，流量调节停止，蜂鸣声响起提醒用户，信息显示窗显示报警信息。允许进一步地调整容量，改变吸气时间，设置流量以满足患者的需要。

（8）后备通气

与后备通气相关的当前报警产生时，后备通气启动。低分钟通气量报警、窒息报警或两者兼有时，也启动该功能。在后备通气期间，与其相关的报警将发出声报警，信息窗将显示正使用后备通气。这是默认后备通气参数，用户可在高级参数界面里调节后备通气参数。

后备通气可使用于所有模式在用户调节通气控制，改变模式或在参数已设置的情况下开始通气后 60 s 内，后备通气不会启用。在后备通气期间，按报警消音/复位键可消除声报警，但这并不消除后备通气。当低分钟通气报警触发后备通气是基于吸气分钟通气量来输送的。在一些情况下，吸气分钟通气量可能不同于呼气分钟通气量，如患者呼吸管道漏气或脱落。

（9）A/CMV 和 SIMV 模式下的后备通气

这两个模式下的，后备通气呼吸频率将从出厂默认值增加到设置频率的 1.5 倍，最多为 99 次/分。最少呼吸频率为 15 次/分。呼吸频率只增加到呼吸反比为 1∶1，即使计算的后备通气频率更高。

（10）SPONT 模式下的后备通气

在 SPONT 模式下，工厂设置默认后备通气将进行以下改变。

SPONT=SIMV 模式；频率=15 次/分；压力控制呼吸类型=PEEP+15 cmH$_2$O；吸气时间=1.0 s。如果在后备通气期间，用户调节任何通气参数，后备通气暂停 1 min，随后运行所有用户选择的通气参数。在调节参数后，与后备通气相关报警触发，60 s 后开始后备通气。

（11）取消后备通气

①用户取消。如果在后备通气期间，用户调节任何通气参数，后备通气暂停 1 min，随后运行所有用户选择的通气参数。在调节参数后，与后备通气相关报警触发，60 s 后开始后备通气。②患者取消。如低分钟通气量启用后备通气，当吸气分钟通气量高于低分钟通气量报警设置的 10%，后备通气取消。如窒息报警启用后备通气，后备通气 2 min 后取消，与此同时声报警停止，报警指示灯持续亮，HT70 呼吸机运行用户选择的参数。

按报警消音/复位键停止报警指示灯持续亮及清除信息显示窗中的报警信息。

3.关闭设备

（1）与患者断开连接后要关闭设备，按一下电源开关，有信息提示"按确认键关闭或取消否定"，按确认键关闭呼吸机。按取消键，回复到原先状态，按报警消音键消除关机报警。

（2）利用钢瓶供应 O$_2$ 时，关闭钢瓶阀门。

（3）利用管道系统供应 O$_2$ 时，从源头断开高压连接。

【注意事项】

1.气源要求

1）氧气供应

（1）压力值：氧气供应压力270~1 000 kPa，理想值350~600 kPa，不能超过1.7 MPa。始终在使用前检查O_2钢瓶压力，以防止在使用时供氧不足。

（2）只能使用医用氧气。应始终使用装满的O_2钢瓶。断氧可能会有窒息的危险。

（3）O_2钢瓶开关顺序：先打开压力表，再打开氧气瓶开关；先关氧气瓶，再关压力表。

（4）固定好O_2钢瓶以防止其翻倒，并使其远离高温。可能会有爆炸的危险。请勿润滑O_2配件，如钢瓶阀门和减压阀。请勿使用油腻双手搬运。可能会有发生火灾的危险。

（5）不得吸烟或点火。O_2会增大其他物质的易燃性，并且可能会加重火势。

（6）只能使用出口处带释放阀的减压阀，以便在发生故障时将实际压力限制在最大1 000 kPa，这可防止由于O_2供气压力过大而损坏呼吸机。

2）空氧混合器

（1）氧气：操作范围35~65 psig，最高精度40~50 psig。精确度+0.8。

（2）空气：大气压。

（3）氧浓度控制：可持续从0.21调节至1.00。

3）低流速氧气储存器

（1）氧气：0~10 L/min。

（2）空气：大气压。

（3）氧浓度控制：氧浓度通过氧流速（L/min）间接从0.21调至1.00。

4）不要堵塞紧急气源吸入口（在机器底部）或新鲜气体吸入口（在机器右侧）。如果机器使用在患者身上，可以通过监护仪确保有充足的氧气和通气（例如脉博氧饱和度仪，二氧化碳分析仪）。

2.清洁与消毒

（1）呼吸机

如需要使用，每个患者使用呼吸机都要将呼吸机擦干净。呼吸机的表面应用沾有医用清洁剂、消毒剂或酒精清洗液的抹布擦洗干净。不要在呼吸机的前面板和机盖上使用含有丙酮、甲苯、卤代烃或强碱性的药剂擦洗。不能对HT70呼吸机进行蒸汽高压消毒或环氧乙烷进行消毒灭菌。这将会损坏HT70呼吸机，使之不能使用。

（2）低流速氧气储存器

如需要使用，每个患者之间使用氧气混合袋都要将其清洗和消毒。

HT70 呼吸机的拆卸：从 HT70 气体入口端拿掉氧气混合袋。断开氧气管的连接。双手拿紧低流速氧气储存器，逆时针旋转混合袋顶部，拆下它。将所有的部件分别用肥皂和清水清洁，冲洗干净，然后晾干。不要将湿的低流速氧气储存器安装到呼吸机上。

（3）氧混合器

如需要使用，每个患者之间使用的空氧混合器都要将其外罩和连接管用沾有医用清洁剂、消毒剂或酒精清洗液的抹布擦洗干净。每周检查混合器入口的过滤器，脏时要更换。

（4）反复使用呼吸管道和呼气阀

反复使用呼吸管道和呼出阀一般是清洁但没有消毒。在使用之前，遵照制造商的说明清洁并消毒。

反复使用呼吸管道在患者之间使用或是当使用需要时必须清洁消毒，当呼吸管道重新连接到患者身上时，始终使用一个清洁、消过毒的呼出阀。在呼吸管道末端抓住管道接口拆卸和安装时，避免反复使用呼吸管道损坏。不要拉或扭曲呼吸管道。一般清洁说明：用低流速的水或空气清洁管道及管道内的有机物质。用柔软的刷子清洁所有的管道部件和呼出阀。用消过毒的蒸馏水进行彻底的冲洗。去掉多余的水，并把所有的部件放置在干净的毛巾上晾干（不要加热或吹干）。

（5）空气过滤网

空气过滤网，位于呼吸机右侧，过滤盖的后面。保持呼吸机活塞系统的干净，因为当过滤网有污垢时会减少呼吸机吸入的空气容量。每周检查空气过滤网。当过滤网表面大部分面积不再为白色时要更换一个新的过滤网。空气过滤网不可反复使用。HT70 呼吸机的运作不能使用不干净的空气过滤网。当过滤网脏时，不要将其反过来使用。

3.电源

（1）影响电池使用时间最重要的设置是电源节省设置。如果电源节省关闭，将减少 30% 的电池使用时间。当电源节省开启，屏幕将进入睡眠状态（变黑）。触发报警会中断电源节省功能，屏幕会变亮。当报警消除后，2 min 后，节省电能功能重新开启。峰压和呼吸频率同样也影响电池使用时间。如果峰压上升持续高于 $30\ cmH_2O$ 并且呼吸频率大于 20，电池使用时间又会减少 15%~25%。当电池已使用一定年限，当电池电量处于充满状态，电池运行 HT70 的时间将会减少。第 24 个月更换一次电池主块或如果电池运作时间已不足时，尽快更换电池主块。如果很长一段时间 HT70 呼吸机要依靠电池组块运行，使用之前要确保电池组块电量充足。在转运中或户外应用时，强烈建议备有一块电量充足的备用电池主块。

（2）当电池的使用时间开始影响用户的生活或转运时间时，须更换电池主块。延长电池的使用寿命措施如下。

①始终开启电源节省功能。

②如条件允许，使用外接电源。例如，当在运输时，在汽车点烟口使用选配件汽车点烟充电器运行呼吸机。

③总是备有一个后备电源，如额外准备一块电池主块。当"切换到后备电池"报警触发时，后备电池的电量只能供呼吸机运行30 min。

④保持电池主块和后备电池在任何时候电池都是充足的，未充满电量将会缩短电池寿命。

六、常用参数调节

（一）德尔格转运呼吸机（Oxylog 3000 plus）

1.设置

（1）RR

①2~60次/分（VC-SIMV、PC-BIPAP）。

②5~60次/分（VC-CMV、VC-AC）。

③12~60次/分（用于窒息通气）。

（2）I：E为1：100至50：1。

（3）Ti：0.2~10 s。

（4）VT：0.05~2.0 L，BTPS测量值指患者的肺部状况、体温37℃、气道压力、水蒸气饱和气体。

（5）吸气压力 P_{insp}：PEEP+0.3至+5.5 kPa。

（6）O_2浓度：40%~100%，±10%。实际值取决于吸气流量和平均气道压力。

（7）PEEP：0~2 kPa，无负压。

（8）触发敏感度（流量触发）：1~15 L/min。

（9）压力支持 ΔP_{supp}：0~3.5 kPa（相对于 PEEP）压力支持的上升时间缓慢（1 s）、标准（0.4 s）、快速。

（10）报警限值范围

①MVe高限：2~41 L/min 。

②MVe低限：0.5~40 L/min 。

③RR高限：10~100/min。

④etCO$_2$高限：0~100 mmHg / 0~13.3 kPa / 0~13.3%。

⑤etCO$_2$低限：0~100 mmHg / 0~13.3 kPa / 0~13.3%。

2.性能数据

（1）控制原理：有时间周期、定容、压力控制。

（2）最大吸气流量：100 L/min。

（3）设备顺应性。

①带 1.5 m 成人通气软管 <0.1 mL/kPa。

②带 3 m 成人通气软管 <0.2 mL/kPa。

③带 1.9 m 儿童通气软管 <0.07 mL/kPa。

（4）成人软管系统的吸气和呼气阻力

①<0.6 kPa（60 L/min 时）。

②<0.4 kPa（30 L/min 时）。

③<0.2 kPa（5 L/min 时）。

（5）儿童一次性软管系统

①30 L/min：<0.5 kPa 吸气/呼气阻力。

②5 L/min：<0.2 kPa 吸气/呼气阻力。

（6）包括流量传感器但不包括附件（如过滤器、HME 和 CO_2 测试窗）的死腔

①约 35 mL（重复使用成人软管系统）。

②约 30 mL（一次性成人软管系统）。

③约 15 mL（一次性儿童软管系统）。

（7）死腔 CO_2 测试窗

①约 4 mL（成人 CO_2 测试窗）。

②约 1.5 mL（儿童 CO_2 测试窗）。

（8）阻力 CO_2 测试窗

①60 L/min 时为 0.04 kPa（成人 CO_2 测试窗）。

②30 L/min 时为 0.3 kPa（儿童 CO_2 测试窗）。

（9）补充功能

①供需阀。在供气失败时打开呼吸系统，允许使用周围空气进行自主呼吸。

②释放阀。如果在约 8 kPa 时设备发生故障，则打开呼吸。

（10）患者连接

①供气压力 >350 kPa 最大吸气流量在供气压力 <350 kPa 时下降至 80 L/min，在供气压力 <280 kPa 时下降至 39 L/min。

②在使用带有孔式接头的附件时，软管系统死腔将增加 2 mL。

（二）纽邦 HT-70 呼吸机

监测项目及参数范围见表 2-1-15。

表 6-2-1　监测项目及参数范围

控制/监测	参数范围/选择
模式（压力或容量控制）	A/CMV
	SIMV
	SPONT

续表

控制/监测	参数范围/选择
NIV（无创通气）	开或关，当开时，低分钟通气量可设置为关闭。低压报警设置为 PEEP+1 cmH$_2$O，并且在 PEEP 期间允许调节偏流
PC（压力控制）	5~60 cmH$_2$O
VC（容量控制）	0.05~2.20 L
流量	6~100 L/min
（吸气时间）	0.1~3.0 s
RR（呼吸频率）	1~99 次/分
压力触发灵敏度	−9.9~0 cmH$_2$O，压力触发
PEEP/CPAP	0~30 cmH$_2$O
PS（压力支持）	高于基线压 0~60 cmH$_2$O，限制到 PEEP+压力支持≤60 cmH$_2$O
I∶E	1∶99~3∶1
气道压力表	−10~+100 cmH$_2$O 指示条显示低和高气道压力报警限和最后一次峰压
氧气传感器	使用或不使用当使用，启用高和低氧浓度报警
PS 最大吸气时间	0.1~3.0 s
PS 可调灵敏度%	5%~55%
上升斜率	1~10（1最慢）
流量波形图	方波或递减波
偏流	0 L/min—PEEP 关 7 L/min—PEEP 开 3~30 L/min—PEEP+NIV 开
自动锁定功能	使用或不使用
自动锁定图标	如果在公用屏幕上使用自动锁定键，触碰屏幕 3 s解锁 当屏幕上出现一个锁的图标，所有控制被锁定，除了报警消音复位，手动通气和亮度控制
分钟通气量	0.01~50.0 L
吸入潮气量	0.01~3.0 L
总呼吸频率	0~200 次/分
峰压	0~100 cmH$_2$O
平均压	0~100 cmH$_2$O
基线压（PEEP）	0~100 cmH$_2$O
峰流速	5~150 L/min
氧浓度（可选）	0.21~1.00

七、常见报警及仪器故障处理

(一) 德尔格转运呼吸机 (Oxylog 3000 plus)

1. 报警分类

Oxylog 3000 plus 为报警消息指定了优先级。此消息使用一定数量的感叹号突出显示文本，并可以针对不同的报警形成不同的音调顺序（如图2-1-54）。

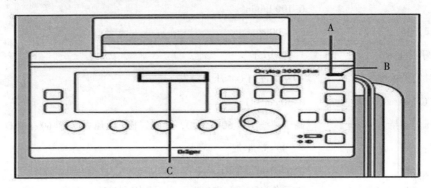

A.黄色报警批示灯；B.红色报警批示灯；C.报警消息显示区

图7-1-1

（1）!!!：警告，高级优先报警消息，红色报警指示灯闪烁，Oxylog 3000 plus 将连续发出五声报警音，响两次之后，每隔 7 s 重复一次；

（2）!!：警示，中优先级报警消息，黄色报警指示灯（A）闪烁，Oxylog 3000 plus 将连续发出三声报警音，每隔 20 s 重复一次；

（3）!：提醒，低优先级报警消息，黄色报警指示灯亮起，Oxylog 3000 plus 将发出两声报警音且只响一次。

2. 常见报警与处理

当出现多个报警时，将按照报警等级显示这些报警，如下表所示。编号越低，等级越高。见表2-1-16。

表2-1-16　参数报警及处理

参数报警	报警原因	处理	等级
设备故障	技术缺陷	应断开患者与设备的连接，并立即使用另一台呼吸机继续通气	1
内置电池放电	依靠内置电池的运行时间已过，尚未连接外部电源	必须立即将呼吸机重新连接到主电源或内置直流电源，或者必须安装充满电的电池	2
气道压力过高	达到压力的报警限值，患者排斥呼吸机，咳嗽	检查患者，检查通气模式，必要时调整报警限值	3
	通气软管扭结或阻塞	检查软管系统、呼吸阀或管道	

续表

参数报警	报警原因	处理	等级
持续高压	呼吸阀或软管系统阻塞	检查患者的身体状况，检查呼吸阀和软管系统	4
	呼吸阻力增加	检查滤菌器/HME过滤器，必要时更换	
	技术缺陷	应断开患者与设备的连接，并立即使用另一台呼吸机继续通气	
气道压力测量故障	流量测量软管出现故障	检查软管系统是否存在松动的连接确保正确连接了流量测量软管	5
	技术缺陷	应断开患者与设备的连接，并立即使用另一台呼吸机继续通气	
气道压力过低	未达到设置的压力级别，或者吸气和呼气之间的压力差不>0.5 kPa插管气囊泄漏	为插管气囊充气并检查泄漏	6
	泄漏或断开连接	检查软管系统是否存在漏气的连接确保正确安装了呼吸阀	
窒息通气（仅限于CPAP）	在检测到窒息后，呼吸机自动转换到指令通气（仅限于SpnCPAP模式）	在检测到窒息后，呼吸机自动转换到指令通气（仅限于SpnCPAP模式）	7
窒息	患者无法自主呼吸或断开连接	检查患者的身体状况在VC-CMV模式下通气确保软管连接紧固	8
	流量传感器发生故障	更换流量传感器	
检查测量线	未正确连接流量测量软管	正确连接流量测量线	9
重选管道	检测到的软管类型与所选的软管类型不同	更改软管类型设置连接不同类型的软管	10
潮气量过高	在使用儿童软管时，测量的VT超过250 mL	设置较低的VT，或按报警复位键确认报警	11
	未连接正确的软管	使用另一根软管，或按报警复位键确认报警	
每分钟通气量过低	MVe低于其报警下限	检查患者的身体状况，检查通气模式，必要时调整报警限值	12
	呼气系统泄漏	确保呼气系统连接紧固	
	流量传感器发生故障	更换流量传感器	
	技术缺陷	应断开患者与设备的连接，并立即使用另一台呼吸机继续通气	

续表

参数报警	报警原因	处理	等级
每分钟通气量过高	已超出 MVe 的报警上限	检查患者的身体状况，检查通气模式，必要时调整报警限值	13
	流量传感器发生故障	更换流量传感器	
	技术缺陷	应断开患者与设备的连接，并立即使用另一台呼吸机继续通气	
泄漏（非 NIV）	测量的呼气 VT 比吸气值大约低 40%	修复软管系统和／或患者连接中的泄漏问题	14
		使用新软管系统	
	流量传感器发生故障	更换流量传感器	
	技术缺陷	应断开患者与设备的连接，并立即使用另一台呼吸机继续通气	
CO_2 传感器？	在使用期间拔下了 CO_2 传感器接头	重新插入接头	15
	CO_2 传感器发生硬件故障	更换 CO_2 传感器	
清洁 CO_2 测试窗	传感器或测试窗变脏	清洁传感器和测试窗	16
持续 CO_2 值	选择的测试窗类型不正确	选择正确的测试窗类型	17
	测试窗或传感器变脏	清洁测试窗或传感器	
CO_2 零标定故障	传感器窗口变脏	清洁 CO_2 传感器窗口	18
	CO_2 传感器零标定失败	重新进行零标定	
CO_2 过滤器检测故障	传感器报告参考检测失败	清洁 CO_2 测试过滤器或 CO_2 传感器和测试窗	19
		重新标定传感器	
CO_2 零标定需要	CO_2 传感器零点不在允差范围内	进行零标定	20
$etCO_2$ 过高	已超出呼气末 CO_2 浓度的报警上限	检查患者的身体状况	21
		检查报警限值	
		如有必要，调整报警限值	

续表

参数报警	报警原因	处理	等级
etCO$_2$过低	已超出呼气末 CO$_2$ 浓度的报警下限	检查患者的身体状况 检查报警限值 如有必要，调整报警限值	22
潮气量过高，最小压力	在 AutoFlow 期间，超出了设置的 VT，患者自主呼吸的通气量超过了设置的通气量	检查患者的身体状况 检查通气设置	23
	在 AutoFlow 期间，由于泄漏或增加的顺应性，使用最小气道压力提供的 VT 高于设置的 VT	检查患者的身体状况 检查通气设置 检查呼吸回路有无泄漏情况	
供气压力低	供气压力 <180 kPa	确保供气压力高于 180 kPa 应断开患者与设备的连接，并立即使用另一台呼吸机继续通气	24
内置电池启动	在通气期间，断开外部电源时，内置电池将变为主电源使用内置电池开始通气时，不会发出此报警	连接外部电源。按下报警复位按键，确认报警	25
检查设置时间	无法达到从 RR 和 I：E 或 Ti 设置得出的吸气 / 或呼气时间	更改 RR、I：E 或 Ti	26
检查设置流速	不可能从 "每单位时间的 VT" 的设置中得出流量	更改 VT、Ti 或 I：E、Tplat% 或 RR	27
呼吸频率过高	患者以较高的自主频率进行呼吸	检查患者的身体状况，检查通气模式，必要时更正报警限值 RR	28
潮气量过低，压力限制	在 AutoFlow 期间，需要提供额外的压力才能达到设置的 VT。（压力限制为 P$_{max}$ = 0.5 kPa）	检查患者的身体状况 检查通气设置	29
潮气量不足，泄漏	在 AutoFlow 期间，由于泄漏或断开连接而无法达到设置的 VT	检查软管系统连接 确保正确安装了呼吸阀	30
内置电池充电	由于没有外部电源，Oxylog 3000 plus 将依靠内置电池供电。内置电池剩余电量只能使用大约 10 min	必须立即将呼吸机重新连接到主电源或内置电源，或者必须安装充满电的电池（安装电池时将停止通气）	31

续表

参数报警	报警原因	处理	等级
内置电池充电故障	内置电池由于电池故障而没有充电	更换内置电池 此设备只能依靠外部电源继续通气	32
按键故障	按某个键30 s以上 技术缺陷	内置电池由于设备故障而没有充电 要继续使用此设备通气，请检查通气设置并持续监控设备功能	33
100%纯氧	技术缺陷	设备为患者提供100%O_2，而与设置的FiO_2无关。其他通气功能保持不变	34
数据丢失	日志簿数据或时钟不可用，如果发生断电，实际设置将会丢失	不影响通气功能	35
扬声器故障	技术缺陷	要继续使用此设备通气，请持续监控设备功能	36
流速测量故障	流量测量软管扭结、断开或泄漏 流量传感器有缺陷 技术缺陷	确保正确连接流量测量软管 更换流量传感器 应断开患者与设备的连接，并立即使用另一台呼吸机继续通气	37
显示屏故障	技术缺陷	应断开患者与设备的连接，并立即使用另一台呼吸机继续通气	38
无内置电池？	未安装内置电池，或安装的电池有故障或不正确	安装电池或按报警复位键确认报警，或者更换内置电池	39
无内置电池？	未安装内置电池，或安装的电池有故障或不正确	确认后，将持续显示提醒消息安装电池或更换内置电池	40
内置电池未充电	由于电池故障或者环境太热或太冷，内置电池无法进行充电	按下报警复位按键，确认报警更换内置电池	41
检查FiO_2设置	无法使用设置的流量达到设置的FiO_2浓度	调整吸气流量或FiO_2浓度（根据测量值）	42
确认设置	未使用旋钮确认更改的设置	按下旋钮以确认设置更改	43
潮气量过高	在使用儿童软管时，测量的VT超过250 mL 未连接正确的软管	确认后，将持续显示提醒消息。设置较低的VT 确认后，将持续显示提醒消息使用另一根软管	44

续表

参数报警	报警原因	处理	等级
设置未确认	未使用旋钮确认更改的设置	重新进行设置更改	45
自检通过	已打开设备并成功完成自检	在大约 15 s 后，该消息将自动消失	46

3.设备检查出现故障及处理（表2-1-17）

表2-1-17 设备故障及处理

故障消息	原因	解释/处理方法
系统泄漏	通气软管系统和/或模拟肺泄漏	检查软管、呼吸阀、流量传感器和模拟肺是否存在泄漏，必要时进行更换
	系统内部泄漏	请联系厂家处理
无模拟肺	模拟肺未连接或严重泄漏	连接模拟肺 检查软管、呼吸阀、流量传感器和模拟肺是否存在泄漏，必要时进行更换
呼吸阀故障	呼吸阀出现故障	请纠正呼吸阀状态，包括隔膜和橡胶盘；如果需要，安装新的呼吸阀或使用新的一次性软管套件
压力测量故障	未正确连接通气软管系统	正确连接通气系统
	无法测量压力	请联系厂家处理
PEEP 阀故障	系统内部泄漏	检查软管、呼吸阀、流量传感器和模拟肺是否存在泄漏，必要时进行更换
	设备有缺陷	请联系厂家处理
患者流速测量故障	流量测量结果不合理	更换流量传感器
管道监测故障	设备检查功能进行软管检测时失败	连接另一根软管，或更改软管类型设置
监测管道与所选管道不一致	检测到的软管与所选软管类型不同，或者流量测量软管位置不正确	连接另一根软管，或更改软管类型设置

4.报警监测（表2-1-18）

表2-1-18 报警监测

监测项目	设置范围
呼气MVe	
报警，报警上限	当超出报警上限时
设置范围	2~41 L/min

续表

监测项目	设置范围
报警，报警下限	当级别低于报警下限时
设置范围	0.5~40 L/min
气道压力 P_{aw}	
报警，报警上限	当超出值"P_{max}"时
设置范围	2~6 kPa
报警，报警下限	当吸气和呼气阶段的压力差小于0.5 kPa时或如果没有达到设置的压力级别
窒息报警时间 T_{apn}	
报警	当无法再检测到呼吸活动时
设置范围	15~60 s

（二）纽邦HT70呼吸机

1.报警分类

1）报警设置。报警控制改变和参数控制改变一样——用简单的触摸/调节/确认方法。

①触摸报警键进入报警界面。

②触摸需要调节的报警控制（将突出显示）。

③按▲或▼键进行调节。

④按确认键确认改变。

2）报警快速设置。可选择HT70呼吸机自动设置报警限。在报警界面，触摸报警快速设置键，并按确认键确认。HT70呼吸机将监测通气30 s，然后设置报警限。在30 s内，触摸屏将没有反应除非有报警发生或按取消键。报警快速设置调节高低氧浓度为关闭。在监测期间，如果有报警发生，快速设置取消，检查呼吸机设置并确认这些设置符合医生规定和患者需求，然后重新进行快速设置。在待机状态下，报警快速设置不可用，只有在通气情况下才可使用。

3）报警指示灯

当报警限触发：根据报警的优先级，信息区域的颜色改变并显示报警信息。HT70手柄上的报警指示灯闪烁。报警界面上报警参数键突出显示（如是可调节报警）。声报警响起。当触发的报警不再有效，按报警消音/复位键，报警指示停止发光。

4）报警消音/复位键

按下该键消除声报警1 min。一旦报警情况恢复正常，按该键清除（复位）报警信息。重复按该键消除多条信息或按住该键 3 s 立刻清除所有的报警信息。未能识别和纠正报警触发可能会导致患者伤害。

5）报警消音指示灯

位于报警消音/复位键旁边，在 1 min 报警消音期间，报警消音灯保持闪亮。

6）用户可调节报警

HT70 呼吸机监测气体输出口的容量，因此在通气中，高和低吸气分钟通气量报警会发生相应变化，不是呼出容量。当使用压力控制通气时，高吸气分钟通气量报警可发现漏气或脱落，当使用容量控制通气时，低压报警可发现管道漏气或脱落。使用单独的呼出容量监测来确认呼出容量。

（1）低压报警↓

低压报警确定了在指令通气模式下呼吸管道内获得的最小的压力。低压报警的设定要尽可能接近患者正常的峰压。在 SPONT 模式，低压报警不可用，但低压报警值可预先设置。在 SIMV 模式，低压报警限不适用于自主呼吸。低压报警设置要高于 PEEP/CPAP 设置，低压报警设置值为 PEEP/CPAP 设定值+3。如果 NIV 模式开启，低压报警设置值为 PEEP/CPAP 设定值+1。

（2）高压报警↑

高压报警设置确定了呼吸管道内允许的最大压力。一般来说，应该设置在高于患者正常峰压的 10~15 cmH₂O。

（3）低吸气分钟通气量报警

当输送的分钟通气量低于设置的报警限时，低分钟通气量报警会向护士发出报警。输送的分钟通气量降低是由于在任何模式/呼吸类型下，患者呼吸做功变慢或缺乏呼吸做功所导致的，也可能是由于在压力控制或压力支持下，肺部情况恶化或分泌物增多导致的。当无创通气打开时，低吸气分钟通气量设置为关闭。

（4）高吸气分钟通气量报警

该报警可帮助提醒护士注意呼吸频率的增加，自动触发和在压力控制或压力支持期间大漏气量或管道脱落。

（5）高呼吸频率报警

如果呼吸频率高于报警设置，该报警提醒护士注意。

（6）高氧浓度报警（安装氧气传感器才有效）

如果氧气百分比高于氧浓度报警设置，该报警提醒护士注意。

（7）低氧浓度报警（安装氧气传感器才有效）

如果氧气百分比低于氧浓度报警设置，该报警提醒护士注意。

（8）窒息报警

在设置时间 5~60 s，没有指令通气或没有探测到自主呼吸，窒息报警触发。

7）后备通气

产生低吸气分钟通气量报警或窒息报警或两者都存在时，后备通气启动。见高级界面，选择 BUV 参数。当后备通气启动时：报警指示灯闪烁声报警响起。

一条"后备通气报警"信息显示在信息窗触摸屏上显示为后备通气。

8）自动报警

（1）高基线压报警

呼气端有阻塞物或高阻力触发高基线压报警。检查是否有阻塞物或不当的呼出阀功能。引起这个的原因可能是由呼出阀上的药物。

（2）低基线压报警

低基线压报警由一个不稳定的基线所触发（如管道漏气或患者面部漏气）。检查是否漏气和不当的呼出阀操作。

（3）阻塞报警

呼吸管道阻塞可触发该报警。HT70 呼吸机将试图释放压力并不再输送额外的通气直到情况解决。当阻塞情况解决后，报警复位，输送通气将回复到原来的设置值。

（4）持续阻塞报警

如果阻塞报警在 10 s 内或在 2 次呼吸间（无论哪个时间短）没有消除，持续阻塞报警触发。HT70 呼吸机将试图释放压力并不再输送额外的通气直到情况解决。当阻塞情况解决后，报警复位，输送通气将回复到原来的设置值。

这个报警表明管道连接脱落或测压管脱落、扭曲或进水。检查管道是否脱落或测压力管/测压管过滤器是否有问题。确保测压管过滤器时刻保持干净、干燥。

（5）没有达到压力控制设置报警

在压力控制通气下，没有足够的压力上升会触发没有达到压力控制设置报警。检查上升斜率，将其设置到足够高的水平，并检查是否有漏气。

（6）没有外接电源报警

当电源线脱落或电源中断，该报警触发。呼吸机将自动切换到用电池主块或后备电池运行。按报警消音/复位键消除报警。

（7）设备故障报警——系统故障

当微处理器检测到呼吸机功能有故障时，该报警触发。当报警发生时，必须使用备用通气。如果导致设备故障原因不允许 HT70 显示报警信息，设备报警指示灯亮，呼吸机将关闭，并且触发关闭报警。如果设备故障报警产生，请立即将呼吸机与患者脱离，并提供备用通气，直到报警问题解决。

当微处理器检测到电动机或电动机控制系统有故障时，该报警触发。当报警发生时，应更换呼吸机并送去维修。

（8）关闭报警

当呼吸机关闭时，该报警触发。间断声报警表明呼吸机不再工作。间断蜂鸣声将持续至少 15 min 或按报警消音/复位键消音。

（9）内部温度报警

这个报警表明内部温度已经超过了规定温度。在操作期间，环境温度应不超过40℃（104°F）。尽快将 HT70 呼吸机连接到外接电源并采取措施降低环境温度。

（10）电池报警

①电池主块电量低报警

这个报警表明电池主块需要更换或需要接入外接电源进行充电或呼吸机应接到外接电源上。按报警消音/复位键消除该报警。

②切换到后备电池报警

当电池主块没有电，切换到后备电池，该报警触发。立即按呼吸机连接到备用电源或更换一块电量充足的电池主块。按报警消音/复位键消除报警。

③后备电池运行报警

如果 HT70 呼吸机依靠后备电池运行超过 15 min，声报警响起。该报警可以消音，但每 5 min 将会有一次报警提醒直到更换一块电量充足的电池主块或是接上外接电源。该报警表明后备电池电量只能用 15 min。立即将呼吸机连接到备用电源上。该报警可被消音，但每分钟都会有一次报警提醒直到更换一块电量充足的电池主块和/或接上外接电源。

④后备电池即将用完报警

该报警表明后备电池电量耗尽，即将关闭。该报警不可消音直到呼吸机关闭或更换一块电量充足的电池主块和/或接上外接电源。当后备电池即将用完报警发生时，立即接上外接电源或更换一块电量充足的电池主块。在转运过程中或户外应用中，强烈建议备有一块电量充足的备用电池。

⑤后备电池故障报警

该报警表明后备电池有故障，不能安全的运行 HT70 呼吸机。在电源没有修复前不要用电池运行呼吸机。

⑥后备电池充电量低报警

该报警表明当电池主块电量低或卸掉后，后备电池没有足够的电量来维持呼吸机运行。连接外接电源，对电池主块和后备电池进行充电。如果后备电池在 3 小时内不充电，不要用电池运行呼吸机。

⑦电池主块温度报警

该报警表明电池主块温度已经超过规定的温度。更换一块电量充足的电池主块，联系纽邦维修部门修复或更换电池。

⑧后备电池温度报警

该报警信息表示后备电池温度已经超过了规定的温度。连接外接电源，在电池没有修复之前不要使用电池运行呼吸机。

2.故障排查及报警的处理（表2-1-19）

表2-1-19　故障排查及报警处理

问题	可能原因	解决
报警指示灯亮，但信息视察中的报警信息不闪烁	报警状态已解决（报警被"锁定"）	按消音/复位键同时清除指示灯和报警信息。按住3 s立刻清除所有的报警信息
呼吸管道积水	气体流经呼吸管道冷却	在湿化器和气道间，尽可能使管道短并且温暖。经常清空积水杯里的水
电池主块电力不足	不充电	在使用间，电源连接到外部交流电或直流电至少3小时
	呼吸机设置和患者的状态要求输送的气体比标准设置的要多	电池主块功能正常。有些患者的通气模式需要更多的电池功率消耗，建议备有一块电量充足的电池主块
	电池主块需要更换	更换电池主块
检查管道报警	测压管潮湿	连接测压管到湿化器入口（干的一边）
	没有安装测压管过滤器	插入测压管过滤器
	管道脱落	重新连接管道
	吸入流速过低，管道压力不能上升到开始呼吸时	在容量控制下，适当地增加流速或改变流速，或者在压力控制/压力支持下，增加上升斜率设置
管道检查失败	呼吸管道漏气或模拟肺连接在管道上	拧紧所有管道和积水杯的连接；拿掉模拟肺，按照屏幕上的指令进行2个步骤的管道检查
	呼吸管道/呼出阀不正确组装	整理测压管末端和呼气阀管道，并且重新紧密连接；见操作手册，正确组装
	呼吸管道/呼出阀不匹配	选择匹配的管道
	氧气直接连接到管道	不要将氧气直接连接到管道。使用低流速氧气储存器或50 psig混合器。在此之后连接氧气装置，不要在此之前连接，管道检查完成
当HT70连接外部交流电（墙面）或直流电（外部电池或汽车点烟插座），面板上绿色的"外部电源"指示灯不亮	HT70没有外部电源连接	检查电源线连接 检查电源插座是否好
	HT70靠内置电池系统运行	外置电池电源用尽，连接到另一个外置电池，汽车点烟插座或交流电 检查/更换外置电池系统的保险丝或汽车点烟线

续表

问题	可能原因	解决
阻塞报警/持续阻塞报警 不给患者送气。在问题解决前只能手动通气	患者的呼气路径是阻塞的	评估患者呼气路径，确定是什么导致呼气阻力并解决问题；改变呼气阀；不要使呼气装置管道扭结
高压报警高峰压报警这将导致呼吸切换到呼气，呼气比计划提前	咳嗽/需要气道护理或支气管扩张治疗	进行吸痰/气道护理，如需治疗，按规定进行支气管扩张治疗
	由于没有足够湿化，分泌物太干燥	根据适当地温度设置加热湿化器，并保持管道温暖
	内嵌气动喷雾器	联系厂家
	氧流速直接补充到呼吸管道	使用低流速氧气储器或 50 psig 混合器
	扭结管道	不要扭结管道
	呼气阀粘有治疗药物或分泌物	安装一个干净的呼气阀
	通气设置和患者状况不稳合，例如在通气模式下，患者自主呼吸积极，呼吸机的吸气时间设置太长，流速设置太高，VT设置太高	评估患者，适当地改变设置（通气模式、流速、潮气量、吸气时间、流量波形）
	报警设置太低	评估患者，适当地改变设置
低压报警低峰压报警	管道漏气（特别是在使用容量控制时）	检查并解决漏气（与解决呼气阀校准失败相似）
	在容量控制下，流速设置过低（吸气时间设置太高）	评估患者，适当地改变设置（流速、潮气量、流速波形）
	在使用容量控制时，气道发生漏气	检查管道口是否膨胀/管道尺寸是否正确
		重新固定面罩，确保面罩没有漏气
		如果临床适用，用压力控制取代容量控制
	触发设置太敏感	压力触发设置接近于0
高分钟通气量报警	管道漏气（压力控制或压力支持）	检查并解决漏气（与解决呼气阀校准失败相似）
	气道漏气（压力控制或压力支持）	联系供应商
		检查管道口是否膨胀/管道尺寸是否正确
	患者呼吸比正常得要快	重新固定面罩，确保面罩没有漏气
	管道脱落后，立即重新接上	检查管道口是否膨胀/管道尺寸是否正确
	由于气道漏气，自动触发	确保夜间和白天的报警设置相同
		重新固定面罩，确保面罩没有漏气
		检查患者是否焦虑、疼痛，不适或疾病变化
		按报警消音键，报警会自动消除
		打开无创通气，增加偏流设置

续表

问题	可能原因	解决
低分钟通气量报警将触发后备通气	在压力控制或压力支持时，需要吸痰/气道护理 在使用面罩通气时，气道上端阻塞 氧流速直接补充到呼吸管道 每次呼吸作功，不触发呼吸机 患者呼吸比正常慢	吸痰/进行气道护理 重新摆好头部/颈部的位置 使用低流速氧气储存器或 50 psig 混合器，而不是在呼吸管道上直接增加氧气 压力触发设置接近于 0 如使用人工鼻，更换人工鼻 评估患者和呼吸机设置
BUV（后备通气）低分钟通气量报警或窒息报警发生时，输送后备通气（用户可以公用屏幕界面找到后备通气）	与低分钟通气量报警或窒息报警原因相同 当分钟通气量上升至低分钟通气量设置的 10% 或窒息报警解决，那么这个问题也就解决了	解决低分钟通气量报警或窒息报警 注解：在电源开启或调整通气设置，后备通气暂停 1 min
高基线压报警	安装管道时没有进行管道检查 增加呼气阻力 呼气阀管道扭结 由于漏气，自动触发（如果 PEEP 设置>0） 当患者呼气时，压力支持通气没有结束 允许的呼气时间太短	每次安装管道要进行管道检查 评估患者的呼气气道，确定受阻的原因，并解决问题；更换人工鼻 清洁/安装一个新的呼气阀；不要使其扭结 检查并解决漏气和/或开启无创通气，并或在高级界面调整偏流 增加呼气切换灵敏度和/或减少最大压力支持吸气时间 适当地缩短吸气时间或减少呼吸频率
窒息报警	在设置的时间内（5~60 s），没有指令通气或发现自主呼吸做功	患者呼吸吗？ 压力触发灵敏度设置足够吗？ 使用 A/CMV 或 SIMV（不是 SPONT）模式，确保呼吸频率设置足够
压力控制设置达不到	漏气/管道脱落	检查并解决漏气或管道脱落
没有外接电源电源切换报警 HT70 使用内置电池系统 除了故意断开外接电源，所有的解决方法必须确保"外接电源" LED 绿色灯	HT70 没有发现外接电源 电源处于关闭状态 电源线没有完全插入 如果不是故意断开电源，而是电源耗尽或不能解决的问题，立即联系服务部	检查有无插电源，按消音/复位键清除信息 将 HT70 接入外接电源 电源开关切换到开 将电源线完全插入 连接其他电源

续表

问题	可能原因	解决
切换到后备电池电源将用尽；HT70切换到后备电池	内置电池使用至少 30 min	连接到外部的交流电或直流电，确保"外接电源"LED 绿色灯亮起。在绿灯亮起前，不要离开。必须确定连接到外部电源
后备电池即将关闭，内置电池系统电量用尽。立即连接外接电源	内置双电池系统使用时间至少 15 min	连接到外部的交流电或直流电，确保"外接电源"LED 绿色灯亮起。在绿灯亮起前，不要离开，或立刻准备一台备用机
高呼吸频率报警；高呼吸频率输送的呼吸频率高于报警设置值	患者呼吸过快 由于漏气，自动触发呼吸机 触发灵敏度设置过于敏感 由于吸气时间设置太短造成双触发	检查患者，解决问题 通过拧紧所有连接处，解决管道漏气问题 如果气道漏气，打开无创通气并增加偏流设置 根据患者适当地设置触发灵敏度 适当地增加吸气时间和/或增加压力支持最大吸气时间设置或减少呼吸灵敏度的设置
高氧浓度报警高。氧浓度输送的氧气浓度高于设置的最大限制	开始通气前增加了氧气（如吸痰），氧浓度没有降低到规定值 使用低流速氧气储存器，并且患者的分钟通气量降低 高氧浓度报警设置不当 没有正确地进行氧气传感器校准	调整氧气设置，回复到规定值 评估患者，适当地重新调整设置或报警 正确地设置高氧浓度报警 按照 HT70 维修手册上的说明，正确地进行氧气传感器校准
低氧浓度报警。低氧浓度输送的氧气浓度低于设置的最低限制	氧气损耗或没有连接氧气源或氧气瓶内氧气用光 使用低流速氧气储存器，并且患者的分钟通气量增加 在压力控制下，使用低流速氧气储存器，并且气道或管道漏气增加，致使分钟通气量增加 低氧浓度报警设置不当 没有正确地进行氧气传感器校准 空气进入紧急吸入阀	恢复氧气供应 评估患者，适当地重新调整设置或报警 解决漏气，适当地重新调整设置或报警 正确地设置低氧浓度报警 按照 HT70 维修手册上的说明，正确地进行氧气传感器校准 确保通气设置与患者所需的相匹配
氧气传感器故障	氧气传感器耗尽或过期，建议更换	试一下校准传感器或更换传感器

3. 报警监测（表2-1-20）

表2-1-20　报警监测

用户可调报警	警优先级	范围/描述
↑气道压（高压）	高	4~99 cmH$_2$O
↓气道压（低压）	高	3~98 cmH$_2$O，限于≥PEEP+3（当 NIV 启用—1~98 cmH$_2$O）
↑MVL（吸入分钟通气量）	高	1.1~50.0 L/min
↓MVL（吸入分钟通气量）	高	0.1~49.0 L/min（当 NIV—关闭，0.1~49.0 L/min）
↑RR（高呼吸频率）	中	关闭，30~100 次/分
窒息	高	5~60 s
↑氧浓度	中	关闭，24~100，当氧气传感安装并使用时才适用
↓氧浓度	中	关闭，22~98，当氧气传感安装并使用时才适用
后备通气（BUV）	中	通过高级参数界面/BUV 参数可设置后备通气参数。低吸气分钟通气量报警或窒息报警或两者都存在时，可触发后备通气 可用于所有模式

自动报警	报警优先级	描述
低基线压	高	气道压 3 s<PEEP-2 cmH$_2$O
高基线压	高	时间触发通气开始，气道压设置为 PEEP+5
未达到压力控制设置	高	2 次持续通气间，峰压<PCV 设置值的 50%
检查管道	高	管道可能脱落或测压管扭曲或破损
没有外接电源	低	外接电源中断，自动切换到内置双电池系统
阻塞	高	管道内有阻塞物影响呼气
持续阻塞	高	阻塞持续 10 s 或 2 次呼吸间没有消除（无论哪个时间短）
设备故障报警	高	呼吸机故障，设备故障报警灯亮红色

自动调节报警	报警优先级	范围/描述
关闭报警	高	关闭该报警，按报警消音/复位键消音
电机故障	高	电机驱动电路发现硬件故障
内部温度	低	内部温度>60℃
后备电池温度	低	后备电池温度>60℃

续表

用户可调报警	警优先级	范围/描述
电池主块温度	低	电池主块温度>60℃
电池主块电量低	中	电池主块电量小于2 AH
切换到后备电池	中	表示电池主块不可用，呼吸机切换到用后备电池运行
后备电池运行	中	呼吸机用后备电池运行>15 min，声报警每5 min响一次
后备电池电量低	高	后备电池电量不足1 AH
后备电池即将用完	高	后备电池电量极低，即将关闭，连接外接电源或更换一块新的电池主块
后备电池故障	高	由于连接主机处理器失败或电池容量低于1 AH，表示后备电池故障

八、日常维护与管理

(一) 德尔格转运呼吸机 (Oxylog 3000 plus)

1.维护管理

1）为了避免设备发生故障，必须由经过适当培训的维修人员进行维护；每次维护之前和返厂维修时，应对设备或设备部件进行清洁和消毒以防发生传染。预防性维护任务如表2-1-21。

表2-1-21　设备维护及频率

任务	频率
更换滤尘器	每两年一次
更换内置电池	每两年一次 当电池无法达到指定的工作时间时
设备检查和维护	每两年一次
CO_2传感器检查和维护	每两年一次

2）轻拿轻放，转运患者时固定稳妥，不用时放于指定位置充电备用，勿碰撞、摔落。

3）重复使用软管系统的使用寿命及维护

（1）呼吸阀、流量传感器、弯角接头、流量测量软管和通气软管部件可承受灭菌期间建议使用的消毒剂和高温。

（2）但是，每次消毒和灭菌周期都会对相关部件造成磨损。为此，在清洗过程结束后，必须检查部件是否存在裂缝和永久变形。

4）当呼吸机发生故障时，请勿使用外表破损或似乎无法正常工作的呼吸机，此时，始终请经过工厂培训或授权的人员维修设备。

2.缩写与解释

见表2-1-22。

表2-1-22　设备缩写与解释

缩写	解释	缩写	解释
$100\%O_2$	$100\%O_2$流量	PIF	吸气流量峰值
AF	AutoFlow	P_{insp}	吸气压力
BF	身体浮动	PIP	吸气压力峰值
bpm	每分钟呼吸次数	P_{max}	允许的最大吸气压力
BTPS	体温压力饱和水蒸气	P_{mean}	平均气道压力
C	肺顺应性	Pplat	平台压力
CO_2	二氧化碳	PS	压力支持
CSM	客户服务模式	R	阻力
$\Delta Psupp$	高出PEEP的正压	RF	射频
EMC	电磁兼容性	RR	呼吸频率
ESD	静电放电	RR_{apn}	窒息通气期间的呼吸频率
$etCO_2$	呼气末CO_2浓度	RR_{sp}	自主呼吸频率
FiO_2	部分吸入氧气浓度	SpnCPAP	自主持续正气道压力
FRC	机能残气量	SpO_2	经皮动脉氧饱和度
HME	热湿交换	T_{apn}	识别窒息前的时间
I∶E	吸气时间与呼气时间的比率	Te	呼气时间
IPX2	入口保护级别2	Ti	吸气时间
IPX4	入口保护级别4	$T_{plat}\%$	停滞时间占吸气时间的百分比
MVL	吸气每分钟通气量	VC-AC	容量控制-辅助控制
MVspon	自主每分钟通气量	VC-CMV	容量控制-控制指令通气
NIV	无创通气-面罩通气	VC-SIMV	容量控制-同步间歇指令通气
O_2	氧气	VT	潮气量
O_2吸入	O_2吸入	VT_{apn}	窒息通气期间的潮气量
Paw	气道压力	VT_e	呼气潮气量

续表

缩写	解释	缩写	解释
PC-BIPAP	压力控制-双相气道正压	VTi	吸气潮气量
PEEP	呼气末正压力		

（二）纽邦HT70呼吸机

1.维护管理

1）每周检查空气过滤网（位于过滤盖后）。在一些环境下，过滤网须经常检查，当过滤网表面大部分面积变脏时要更换一个新的过滤网。空气过滤网不可反复使用。

2）每周检查测压管过滤器。如果过滤器弄湿或有污物，更换一个新的过滤器，测压管过滤器不可重复使用。

3）定期检查交流电充电器是否有破损或电源线磨损或接口破损。

4）定期擦拭呼吸机机壳，清除灰尘。

5）如果需要服务，联系纽邦医学仪器有限公司或设备供应商。

6）保护内置双电池系统使用寿命：正确的维护电池系统将保护电池的使用寿命。

如果条件允许，保持HT70呼吸机连接在外接电源上。额外配备一个电量充足的电池主块作为备用。更换电池，按下标有"PUSH"的释放栓，同时提起电池主块并向上滑动。

HT70呼吸机应始终安装一块电池主块。呼吸机的交流连接口位于电池主块的后面。电池包含污染环境的材料。不要将电池丢弃到焚烧炉中或强行拆开电池。电池不能作为普通废物丢弃。应根据当地政府的规定处理电池。在用汽车进行转运中，使用选配件直流电汽车点烟线运行HT70或连接一个外置电池。

7）6个月维护

（1）日常维护按以上描述。

（2）进行快速检查程序。

每次执行快速检查程序，呼吸机就可准备用于患者身上。作为日常维护程序，快速检查应每6个月进行一次以确保呼吸机的正常操作。使用这部分最后的快速检查程序检验单记录每次检查结果。如果节省电能开启，当2 min内不使用，屏幕将进入睡眠状态（变黑）。只要按屏幕任一地方便可恢复。如果快速检查失败，不要使用HT70呼吸机。

①需要设备：1 L模拟肺（LNG800P）和带呼出阀的呼吸管道。②测试前检查：通过HT70呼吸机右侧过滤器盖检查空气入口过滤网。如过滤网脏了，须更换；检查模拟肺和患者管道，确保没有漏气的；检查交流电状况，确保处于良好状态。③设置：连接交流电源；确认外接电源指示灯亮；打开呼吸机，在自检过程中确认声报警响起和指示灯亮；进行管道检查；呼吸管道连接模拟肺；按亮度键检查4挡水平的亮度，设置所需的亮度；设置呼吸机，并按"开始通气"键。④其程序如下。A.没有外接电

源报警检查：断开交流电源，确认 HT70 呼吸机有声报警并且把手处的报警指示灯闪烁，外接电源指示灯关闭，信息区域变为黄色，显示没有外接电源报警信息。确认 HT70 呼吸机继续通气。按报警消音/复位键并确认指示灯为黄色，声报警关闭，信息区域返回到黑色。再按报警消音/复位键确认报警信息消除。重新连接交流电源，检查外接电源指示灯为绿色。B.报警和指示灯检查。高压报警：设置高气道压报警限到 20 cmH$_2$O。确认声报警响起并显示高气道压信息，在吸气末压力达到最高限制。设置高气道压限到 99 cmH$_2$O，并确认声报警停止，报警信息保留。按报警消音/复位键消除报警信息。低压报警：断开模拟肺与呼吸管道的连接，确认在两次呼吸后声报警响起，显示低气道压报警信息。连接模拟肺到呼吸管道上，确认声报警停止，报警信息保留。按报警消音/复位键清除报警信息。C.压力表/PEEP 检查：确认每次呼吸，压力表可转上转下；选择 PEEP 和气道峰压显示在两个监测数据键中；调节 PEEP 到 5 cmH$_2$O。在一个监测数据键中选择 PEEP，确认监测数据键中显示的 PEEP 值在 4~6 cmH$_2$O，减少 PEEP 到 0；选择压力控制，并且压力设置在 20 cmH$_2$O。确认监测数据键中显示气道峰压，显示气道峰压在 17~23 cmH$_2$O。D.容量/分钟通气量/总呼吸频率监测检查：改变通气类型到容量控制，确认潮气量为 500 ml；选择潮气量、分钟通气量和总呼吸频率显示在三个监测数据键中，确认潮气量=450~550 ml，每分钟通气量=6~9，总呼吸频率=13~17 次/分。E.电池主块和后备电池检查：拔掉交流电源，按报警消音/复位键消除报警。确认 HT70 呼吸机继续通气，电池主块图标（蓝色图标）显示电量至少在 80%。如果电池充电水平不充足，接入外接电源使内置双电池系统完全充电；拿掉电池主块，确认 HT70 呼吸机继续通气，报警响起，报警指示灯亮，信息区域显示的信息表明正在使用后备电池；确认电池图标现在为红色（后备电池），图标显示电量至少在 80%。如果后备电池电量不足，重新装上电池主块并接入外接电源使电池完全充电；更换电池主块，确认报警清除，但报警信息保留；重新连接交流电到电池主块，确认外接电源指示灯变绿；反复按报警消音/复位键直到所有报警信息清除。

8）12 个月维护

（1）日常维护按以上描述。

（2）进行快速检查程序。

（3）更换冷却扇过滤网。

9）24 个月维护

（1）更换空气过滤网和测压管过滤器。

（2）更换电池主块。

（3）更换后备电池。

（4）更换氧气传感器（如果安装的话）。

（5）更换冷却扇过滤网。

（6）校准和操作检查程序由授权的服务人员提供。

10）15 000 小时维护（或每4年）

呼吸机运行15 000小时或每4年（无论哪个时间先到）需要进行一次全面的维护保养。

（李宁香　江露）

第四节　呼气末二氧化碳分压监测仪

一、基本简介

呼气末二氧化碳分压（$P_{et}CO_2$）监测作为一种较新的无创监测技术，是除体温、呼吸、脉搏、血压、动脉血氧饱和度以外的第六个基本生命体征，美国麻醉医师协会（ASA）已规定$P_{et}CO_2$为麻醉期间的基本监测指标之一。$P_{et}CO_2$具有高度的灵敏性且使用简便，对判断肺通气、血流变化及代谢变化等具有特殊的临床意义。近年来，随着传感分析、微电脑等技术的发展和多学科相互渗透，利用监测仪连续无创测定$P_{et}CO_2$已在麻醉、ICU、呼吸、急诊等科室得到越来越多的应用。

呼气末CO_2浓度或分压（$P_{et}CO_2$）的监测可反映肺通气，还可反映肺血流。在无明显心肺疾患且V/Q值正常时，$P_{et}CO_2$可反映动脉血二氧化碳（$PaCO_2$）。使用呼吸机及麻醉时，根据$P_{et}CO_2$测量来调节通气量，保持$P_{et}CO_2$接近术前水平。其波形还可确定气管导管是否在气道内。而对于正在进机械通气者，如发生了漏气、导管扭曲、气管阻塞等故障时，可立即出现$P_{et}CO_2$数字及形态改变和报警。

$P_{et}CO_2$的测定方法有红外线法、质谱仪法和比色法三种，临床常用的红外线法又根据气体采样的方式分为旁流型和主流型两类。

1.旁流型是经取样管从气道内持续吸出部分气体送至红外线测定室作测定，传感器并不直接连接在通气回路中，不增加回路的死腔量；不增加部件的重量；不需要密闭的呼吸回路，对未插气管导管的患者，改装后的取样管经鼻腔仍可做出精确的测定。不足之处是识别反应稍慢；可因水蒸气或气道内分泌物而影响取样；在行低流量麻醉或小儿麻醉中应注意补充因取样而丢失的气体量。目前大部分监测仪是采用旁流型测定。

2.主流型是将红外线传感器直接连接于气管导管接头上，使呼吸气体直接与传感器接触，优点是反应速度快且准确性高、波形失真少；气道内分泌物或水蒸气对监测效果的影响小；不丢失气体。缺点为传感器重量较大；增加额外死腔量（大约20 mL）；不适用于未插气管导管的患者。

二、基本原理

（一）生物原理

组织细胞代谢产生CO_2，经毛细血管和静脉运输到肺，呼气时排出体外，在产生、运输和排出过程中的任何环节发生障碍，均可使CO_2在体内潴留或排出过多，并造成不良影响。因此，体内二氧化碳产量（VCO_2）、肺泡通气量（VA）和肺血流灌注量三者共同影响肺泡气二氧化碳分压（P_ACO_2）。CO_2弥散能力很强，极易从肺毛细血管进入肺泡内，肺泡和动脉血CO_2很快完全平衡，且无明显心肺疾病的患者V/Q值正常，最后呼出的气体应为肺泡气，一定程度上，$P_{et}CO_2 \approx P_ACO_2 \approx PaCO_2$，所以临床上可通过测定$P_{et}CO_2$反映$PaCO_2$的变化。正常$P_{et}CO_2$为5%，而1%$CO_2$约等于11 kPa（7.5 mmHg），因此，相当于5 kPa（38 mmHg）。

（二）物理原理

$P_{et}CO_2$监测仪可根据不同的物理原理测定$P_{et}CO_2$，包括红外线分析仪、质谱仪、拉曼散分析仪、声光分光镜和化学CO_2指示器等，而最常用的CO_2监测仪是根据红外线吸收光谱的原理设计而成的，因CO_2能吸收特殊波长的红外线（4.3 μm），当呼吸气体经过红外线传感器时，红外线光源的光束透过气体样本，光束量衰减，且衰减程度与CO_2浓度呈正比。红外线检测器测得红外线的光束量，最后经过微电脑处理获得$P_{et}CO_2$或呼气末二氧化碳浓度（$C_{et}CO_2$），以数字（mmHg或kPa及%）和CO_2图形显示。红外线CO_2监测仪中还配有光限制器、游离CO_2参考室及温度补偿电路等，使读数稳定，减少其他因素干扰。

三、基本结构

EMMA CO_2分析仪是一款定量主流式CO_2监测仪，包括一个传感器主体，该传感器主体卡接在一次性EMMA气道适配器的顶部，如图2-1-55。

（一）传感器主体

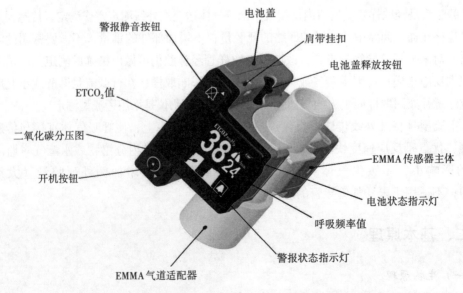

图2-1-55　EMMA CO_2检测仪

（二）EMMA气道适配器

呼吸气体测量结果通过连续测量红外线通过EMMA气道适配器时的吸收量来获得。EMMA气道适配器配有光学XTP™窗口，所选波长范围内的光线均可通过该窗口。例如，EMMA气道适配器可以插入到气管内导管和复苏袋之间或复苏袋和患者面罩之间。

EMMA气道适配器有两种型号：成人/儿童型（图2-1-56）和婴儿型（图2-1-57）。当用于适当的患者人群时，配备两种EMMA气道适配器型号的EMMA均可按规范运行。

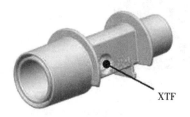

图2-1-56　成人／儿童型EMMA气道适配器

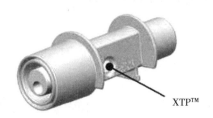

图2-1-57　婴儿型EMMA气道适配器

经过培训的医疗专业人员必须为每名患者应用确定适当的EMMA气道适配器型号。选择不同的EMMA气道适配器型号无须更改硬件或软件配置。

（三）EMMA界面

1.控件

EMMA CO_2监测仪拥有一个开机按钮和一个警报静音按钮。这些按钮还可用于调高和调低。

2.监测

EMMA CO_2监测仪配有一个图形OLED显示屏，用于显示$ETCO_2$值、呼吸频率值和CO_2波形（二氧化碳分压图）。

3.$ETCO_2$

EMMA二氧化碳监测仪能够以毫米汞柱（0~99 mmHg）或千帕（0.0~9.9 kPa）两种方式显示$ETCO_2$，第一次呼吸后，将会显示$ETCO_2$值，每次呼吸后都会更新平均值。

4. 呼吸频率

呼吸频率（RR）显示为每分钟呼吸次数（3~150）。呼吸两次后会显示RR，该值在每次呼吸都会更新。

5. CO_2 分压图（图 2-1-58）

CO_2 分压图显示为填充图形，具有 14.4 s 的水平扫描和固定的 0~53 mmHg/0~7 kPa 范围。

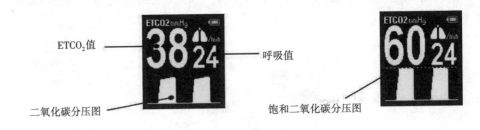

ETCO$_2$值 ——
呼吸值 ——
二氧化碳分压图 ——
饱和二氧化碳分压图 ——

图 2-1-58 EMMA CO_2 检测仪

如果 CO_2 水平达到或超过 53 mmHg/7 kPa，将会显示一条水平虚线以指示 CO_2 分压图已饱和。

6. 指示灯

EMMA CO_2 监测仪配有警报状态指示灯。

7. 电池状态指示灯

电池状态指示灯通常在显示屏的右上角稳定地亮起绿色（电池正常）。当电池电量低时，电池状态指示灯会开始闪烁（碱性电池电量耗尽前大约 30 min）。

电池电量变低后，每隔 80 s 将重复发出蜂鸣声。当不使用电池时，碱性电池的端电压将会恢复。因此，在开机后的初始阶段，剩余时间的预测值并不可靠。即使内部电池电阻过高，以致于在下次激活开机按钮时无法提供足够的电流来启动设备，电量即将耗尽的电池仍可以提供高于电池电量低指示阈值的电压。

为了延长电池寿命，EMMA 显示器具有自动亮度控制功能。在稳定状态下，该功能将会激活。所显示的重要参数发生任何变化、触发警报或按任一按钮会使 EMMA 显示屏恢复正常亮度。当电池状态指示灯开始闪烁时，请立即更换电池。电池供电剩余时间取决于电池类型和其他条件，无法可靠预测。当电池状态指示灯开始闪烁时，锂电池的剩余寿命可能已低于 30 min。如果滥用锂电池，可能会引发火灾或化学灼伤危险。请勿拆解电池、加热至 100℃（212°F）以上或焚烧电池。应立即处理用完的电池，置于儿童接触不到的地方。只能使用碱性电池或 Energizer Ultimate Lithium L92 电池。使用其他锂电池可能会引发火灾或爆炸。

四、临床应用

【应用范围】

1. 监测通气功能

无明显心肺疾病的患者 V/Q 比值正常。一定程度上 $P_{et}CO_2$ 可以反映 $PaCO_2$。正常 $P_{et}CO_2$ 为 5%，而 1%CO_2 约等于 11 kPa（7.5 mmHg），因此，$P_{et}CO_2$ 为 5 kPa（38 mmHg）通气功能有改变时，$P_{et}CO_2$ 接近 P_ACO_2 和 $PaCO_2$，故 $P_{et}CO_2$ 逐渐增高是反映通气不足，是非常迅速、敏感的指标，但特异性一般。当 $P_{et}CO_2$ 与 $PaCO_2$ 存在差值时，其敏感性和特异性下降，由于通气不足的临床表现不敏感，也无特异性，故 $P_{et}CO_2$ 波形的辅助诊断价值较高。其多数由于 VT 设置偏小。也可能是回路漏气等原因。

2. 维持正常通气量

全麻期间或呼吸功能不全使用呼吸机时，可根据 $P_{et}CO_2$ 来调节通气量，避免发生通气不足和过度通气，造成高或低碳酸血症。

3. 确定气管的位置

目前公认证明气管导管在气管内的正确方法有 3 种。

1）肯定看到导管在声门内。

2）看到 $P_{et}CO_2$ 的图形。临床利用纤维支气管镜技术是判断导管位置的"金标准"，但使用不便，$P_{et}CO_2$ 对于判断导管位置迅速、直观、非常敏感，特别是口腔手术经鼻插管，冉启华等利用 $P_{et}CO_2$ 波形导引指导，当导管越接近声门口时，波形会越明显，以此来指导将导管插入声门，如果导管插入食道，则不能观察到 $P_{et}CO_2$ 波形，所以 $P_{et}CO_2$ 对导管误入食管有较高的辅助诊断价值，是证明导管在气管内的方法之一，邢峰等利用 $P_{et}CO_2$ 判断气管位置进一步做了改进，他们根据 $P_{et}CO_2$ 特异性不高，容易因面罩下操作过度通气致胃充气膨胀、饮过含 CO_2 的饮料、服用抗酸药等原因出现假阳性波形，而采用按胸 $P_{et}CO_2$ 判断导管位置，其价值在于以下两点。

（1）波形直观，有特征性、数值高，较手控通气后 $P_{et}CO_2$ 更有助于迅速准确地判断导管位置。

（2）有助于判断无通气期间体内 CO_2 蓄积情况，尤其在插管时间较长情况下，机体尚未缺氧，但已出现 CO_2 蓄积。因此，在无通气时间超过 90 s 后，应终止插管操作，重新面罩给 O_2 通气，所以 $P_{et}CO_2$ 波形图是指导经鼻插管的基本原则。

3）看到正常的顺应性环（PV 环），由此可以避免发生气管导管误入食管内的错误判断。

4. 及时发现呼吸机的机械故障

如接头脱落、回路漏气、导管扭曲、气管阻塞、活瓣失灵以及其他机械故障等，$P_{et}CO_2$ 图形在临床上可以发生变化，呼吸环路接头脱落、回路漏气常见于气管导管与螺纹管之间的脱落，螺纹管与麻醉机之间的脱落或呼吸囊连接处的脱落。头面部手术的操作容易造成接头处脱落而观察者往往由遮挡而难以发现，如做了$P_{et}CO_2$监测时，可及时发现CO_2波形消失，同时伴有气管压力骤然下降。导管扭曲打折、气道阻塞、活瓣失灵也会发生CO_2波形的消失或明显的下降，同时也会发现气道压力猛增，这时只要能及时发现并排除阻塞就可转危为安。如导管为部分梗阻表现为$P_{et}CO_2$增高，同时伴有气道压力增高、压力波形变尖、平台降低，应及时解除梗阻。吴卫平等认为在气管插管全麻术中持续$P_{et}CO_2$监测优于SpO_2，呼出潮气量等其他监测方法，具有发现气管导管扭曲、堵塞、脱管、导管移位、呼吸环路脱开等呼吸道不畅更加及时、准确的优点，因而对气管插管全麻，尤其是术中无呼出气潮气量监测；麻醉者远离患者头部，气管全麻术中及时发现、处理呼吸道不畅，维持患者呼吸道通畅，保障患者供O_2具有重要意义。

5. 调节呼吸机参数和指导呼吸机的撤除

（1）调节通气量。

（2）选择最佳PEEP值，一般来说最小$P_{et}CO_2$值的PEEP为最佳PEEP值；

（3）$P_{et}CO_2$为连续无创监测，可用以指导呼吸机的暂时停用，当自主呼吸时SpO_2和$P_{et}CO_2$保持正常，可以撤除呼吸机；应注意异常的$P_{et}CO_2$存在，必要时应用血气对照。

6. 监测体内CO_2产量的变化

静脉注入大量$NaHCO_2$，$P_{et}CO_2$显著增高，是反映心输出量的指标之一；重吸入、体温升高、突然放松止血带以及恶性高热，均使CO_2产量增多；而且$P_{et}CO_2$迅速增高是恶性高热敏感的早期指标。

7. 了解肺泡无效腔量及肺血流量变化

$PaCO_2$为有血液灌注的肺泡的$PaCO_2$、$P_{et}CO_2$为有通气的$PaCO_2$，若$P_{et}CO_2$低于$PaCO_2$，$P_{et}CO_2$增加或CO_2波形上升呈斜形，说明肺泡无效腔量增加及肺血流量减少。方伟武等报道侧卧位时，不管是控制呼吸或自主呼吸都会发生无效腔的改变，此时上侧肺有良好的通气而血流灌注不足，下侧肺则灌注充分而通气不足，可增加无效腔。

8. 循环功能

休克、心跳骤停、肺梗死、肺血流减少或停止、CO_2浓度迅速为零、CO_2波形消失，$P_{et}CO_2$消失和$P_{et}CO_2$迅速下降持续30 s以上，表示心跳骤停，$P_{et}CO_2$作为复苏急救时心前区挤压是否有效的重要的无创监测指标，而且其判断预后的价值更大，此时，$P_{et}CO_2$水平与心输出量为相应变化。

五、操作流程

【操作流程】

1. EMMA使用前准备

（1）打开包装并检查EMMACO_2监测仪外部是否损坏。

（2）将电池盖释放按钮按到EMMA传感器主体中，直到电池盖弹出。

（3）打开电池舱并插入两枚AAA电池。确保按照指示的极性安装电池。电池安装好后，将电池盖按回原位。

2. EMMA操作流程

1）将EMMA气道适配器卡接到EMMACO$_2$监测仪中。在插入正确的情况下，它会卡入到位。

2）按开机按钮。

3）当EMMACO$_2$监测仪准备就绪后，ETCO$_2$值为零。

可以通过取下EMMA气道适配器以生成"无适配器"警报来检查声音警报的声音。

当EMMA二氧化碳监测仪准备就绪后，ETCO$_2$值指示"0"，呼吸频率值指示"——"

如果ETCO$_2$值非零，通过拆下并重新连接EMMA气道适配器来确保EMMA传感器主体和EMMA气道适配器之间未积聚CO$_2$，如果在此操作后ETCO$_2$值仍显示非零值，请在对患者使用EMMA CO$_2$监测仪之前进行调零程序。

4）将EMMACO$_2$监测仪连接到导管或面罩

可使用多种方式将EMMACO$_2$监测仪与患者相连。图2-1-59、图2-1-60演示了两种连接方法。

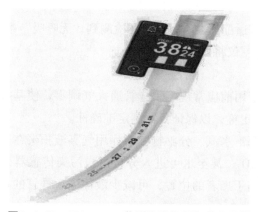

图2-1-59　EMMA CO$_2$监测仪连接到气管内导管

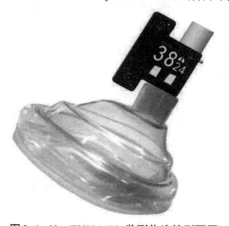

图2-1-60　EMMA CO$_2$监测仪连接到面罩

5）解析 $P_{et}CO_2$ 波形及意义

（1）正常 $P_{et}CO_2$ 波形几乎呈直方形，一个 CO_2 波形是一个呼吸周期，由吸气末开始（a点）至下一次吸气结束（e点）。$P_{et}CO_2$ 波的呼气相分3个段和2个角。

（2）正常的 CO_2 波形一般可分四相四段

①A-B：称相Ⅰ，吸气结束时始，呼出的气体为解剖死腔气体，数值为0，构成基线。

②B-C：称相Ⅱ，呼出的气体为死腔气和肺泡气的混合气体。随着 CO_2 水平增加，形成呼气上升支，上升陡直。

③C-D：称相Ⅲ，所有气体都来自肺泡内交换后的气体。由于 CO_2 弥散的特别快，肺泡排空均匀同步，整个相Ⅲ排出的 CO_2 水平接近一致，故此相平坦或轻微上倾斜，又称平坦相。吸气开始前，CO_2 水平达峰水平，即 $P_{et}CO_2$ 值。

④D-E：吸气冲洗过程，形成下降支直至基线或0。有人把此相称相0或相Ⅳ。

α角：相Ⅱ和相Ⅲ的夹角，通常 $100°\sim110°$。

β角：相Ⅲ和相Ⅳ的夹角，通常 $90°$。相Ⅲ斜率通常采用直线回归法计算，单位 mmHg/s。正常人相Ⅱ斜率平均 1.84 mmHg/s 左右。

6）关机

在取下EMMA气道适配器 15 s 后，或在检测到"无呼吸"条件 2 min 并按下警报静音键后，EMMA CO_2 监测仪将自动关闭。

【注意事项】

1. 调零和定标：使用前应常规将采样管通大气调零，使基线位于零点，同时应定期用标准浓度 CO_2 气体定标，以保证仪器测定准确性。

2. 避免采样管堵塞：水汽、分泌物和治疗用气雾液积聚在采样管内，一旦阻塞采样管，就不能测定 $P_{et}CO_2$，甚至水可进入分析室内污染传感器，使仪器失灵，因此使用时应将采样管放在高于患者的位置，可减少液体流入导管的机会，导管被阻塞时应及时清洗或更换。

3. 回路气体损失：在循环紧闭呼吸回路内气流速度很慢时，用旁流型方法采样后，回路内气体损失可达 100 mL/min。

4. 注意漏气和气体混杂：采样管漏气或经鼻采样，可能混杂空气，导致样本稀释，结果可使测定的 $P_{et}CO_2$ 值偏低。

5. 呼吸频率影响：呼吸频率快时，呼气不完全，肺泡气不能完全排出，呼出气不能代表肺泡气；特别是当监测仪反应时间大于患者呼吸周期时，都可致对 $P_{et}CO_2$ 监测值偏低。

6. 通气不足：通气不足时，呼气流速减慢，如低于采样气体流速，则 $P_{et}CO_2$ 偏低，此时采样气体流速应定为 150 mL/min 或更低，可提高测定准确性。

7. $P_{et}CO_2$ 的波形应观察以下5个方面

（1）基线：吸入气的 CO_2 浓度，一般应等于零。

（2）高度：代表$P_{et}CO_2$浓度。

（3）形态：正常CO_2的波形与异常波形。

（4）频率：呼吸频率即CO_2波形出现的频率。

（5）节律：反映呼吸中枢或呼吸机的功能。

8.正常CO_2波形的定性指标和定量指标

（1）呼气中出现CO_2：表示代谢产生的CO_2经循环后从肺排出。

（2）吸气中无CO_2：表示通气环路功能正常，无重吸入。

（3）呼气时CO_2上升和平台波：快速上升的CO_2波形反映呼气初期气量足，而接近水平的平台波反映正常的呼气气流和不同部位的肺泡几乎同步排空。

（4）$P_{et}CO_2$为定量指标，正常情况下应稍低于$P_{et}CO_2$。

六、常见报警及仪器故障处理

1.警报信号

1）触发警报后，显示器右下角的警报状态指示灯会亮起稳定或闪烁的黄灯，具体取决于警报优先级，同时还将发出声音警报的"嘟"声提示。

注意：1=0定义为首次显示警报条件的时间。t=40、60、80……应被解读为"t=0之后40 s""t=0之后60 s""t=0之后80 s"等。

进一步显示活动警报，如表2-1-23所示。

表2-1-23 常见报警

警报	屏幕	$ETCO_2$值	RR值
无呼吸	正常	值稳定	"--"闪烁
低$ETCO_2$	正常	值闪烁	值稳定
高$ETCO_2$	正常	值闪烁	值稳定
适配器堵塞	适配器	不适用	不适用
无适配器	适配器	不适用	不适用

注：如果自从开机以来未检测到呼吸，则RR值将稳定显示"--"。

2）警报的默认限值

"无呼吸"和$ETCO_2$警报的默认出厂设置如表2-1-24所示。

表2-1-24 警报的默认限值

	低	高
RR（无呼吸）	9次/分	–
$ETCO_2$	OFF	50 mmHg（7.0 kPa）

3）警报静音

（1）可以通过按警报静音按钮把声音警报设为静音2 min。声音警报静音时，显示屏右下角的黄色静默警报指示灯（即警报状态静音指示灯）会亮起。

（2）如果在2 min的静音期间再次按下警报静音按钮，将再次激活声音警报。

在通过按警报静音按钮使"无呼吸"警报静音的情况下，如果未检测到新呼吸，EMMA CO_2监测仪将会在2 min后自动关闭。

（3）如果声音警报静音时警报消失，警报图标将变为绿色。在无警报期间按下警报静音按钮也会在显示屏右下角显示绿色的静音警报指示灯。

4）调整$ETCO_2$警报限值

（1）调整高$ETCO_2$警报限值

①按住警报静音按钮，直到显示屏上显示"高$ETCO_2$屏幕"，并且$ETCO_2$显示屏显示当前的高$ETCO_2$警报限值；②松开该按钮；③调整警报限值：按警报静音按钮调高此值，或按开机按钮调低此值。将限值调整到99 mmHg（9.9 kPa）以上可以关闭高$ETCO_2$警报。在调整过程中，$EMMACO_2$监测仪会在$ETCO_2$显示屏上显示"--"来指示这一设置。

如果短时间内未激活任何按钮，$EMMACO_2$监测仪将会自动恢复正常运行。

（2）调整低$ETCO_2$警报限值

①按住开机按钮，直到显示屏上显示"低$ETCO_2$屏幕"，并且$ETCO_2$显示屏显示当前的低$ETCO_2$警报限值；②松开该按钮；③调整警报限值：按警报静音按钮调高此值，或按开机按钮调低此值。将限值调低到0可以关闭低$ETCO_2$警报。在调整过程中，EM-$MACO_2$监测仪会在$ETCO_2$显示屏上显示"-"来指示这一设置。

如果短时间内未激活任何按钮，$EMMACO_2$监测仪将会自动恢复正常运行。

（3）警报限值调整范围（表2-1-25）

表2-1-25　$ETCO_2$警报限值的调整范围

	低	高
以毫米汞柱（mmHg）显示的$ETCO_2$	关闭；1~89 mmHg	11~99 mmHg；关闭
以千帕（kPa）显示的$ETCO_2$	关闭；0.1~8.9 kPa	1.1~9.9 kPa；关闭

如果高$ETCO_2$限值降低到接近低$ETCO_2$限值，则低限值会自动调整，以便使高低警报限值之间保持至少10 mmHg（1.0 kPa）的差值。同样，如果低$ETCO_2$限值提高到接近高$ETCO_2$限值，则高限值会自动调整，以便使高低警报限值之间保持至少10 mmHg（1.0 kPa）的差值。关机后，警报限值将重置为默认值。

2. 异常的$P_{et}CO_2$波形

（1）Ⅰ相变化：正常时，$PICO_2$几乎为零，吸气基线抬高代表CO_2重复吸入，见于呼吸回路异常，如CO_2吸收剂钠石灰耗竭、吸气活瓣失灵。

（2）Ⅱ相变化Ⅱ相上升速率与第一秒时间肺活量呈正相关，呼气上升支延长，见于呼出气流受阻，如哮喘、支气管痉挛、慢性阻塞性肺疾病及气管导管扭曲等。

（3）呼气平台终末抬高：反映死腔量增加，V/Q值失调。可见于慢性阻塞性肺疾病或气管痉挛等使肺泡排气不均情况。

（4）呼气平台升高：见于肺泡通气不足或输入肺泡的CO_2增多，如分钟通气量不足（呼吸机设置不当、中枢抑制等）、CO_2产量增加（如甲亢危象、恶性高热和败血症等）、突然放松止血带、静脉输入碳酸氢钠过快及腹腔镜时CO_2气腹等。

（5）呼气平台低：见于肺泡通气过度或输入肺泡的CO_2减少，如分钟通气量过大（疼痛、代酸、缺氧等）、低心排及肺血流量减少。

（6）呼气平台沟裂：见于自主呼吸恢复、肌松药作用即将消失、沟裂的深度和宽度与自主潮气量的大小呈正比，可用于估计呼吸功能的恢复程度，随着潮气量的逐步增大，沟裂加深加宽，最后平台分离 一大一小依次排列的波形，前者代表机械通气，后者代表自主呼吸。须等待裂口消失后才能拔除气管插管，因为它提示有通气障碍存在。

（7）呼气平台后段降低：见于按压患者胸廓，造成胸廓和肺反弹，气道内气体逆向流动的情况。

（8）呼气平台前段压低：见于呼气活瓣失灵，有新鲜气流混入。

（9）吸气下降支呈锯齿形（心源性振动波），是中枢呼吸抑制或呼吸机频率太慢，心脏和主动脉波动时拍击肺所致，表现为出现在较长呼气末端之后，与心跳同步的低频小潮气量呼吸曲线。

（10）下降支坡度变大，提示吸入流速减慢，见于限制性通气功能障碍或吸气活瓣失灵。

（11）冰山样曲线，多见于肌松药作用消失，自主呼吸恢复初期，自主呼吸频率低，峰相呈不连贯状，有如冰山消融。

（12）冲洗样曲线，为呼吸管道回路与气管导管接头脱落。

七、日常维护与管理

1. 更换电池

绿色的电池状态指示灯会在碱性电池的电量耗尽前大约30 min开始闪烁。

当电池状态指示灯开始闪烁时，请立即更换电池。电池供电剩余时间取决于电池类型和其他条件，无法可靠预测。当电池状态指示灯开始闪烁时，锂电池的剩余供电时间可能已低于30 min。

如果滥用锂电池，可能会引发火灾或化学灼伤危险。请勿拆解电池、加热至100℃（212°F）以上或焚烧电池。应立即处理用完的电池，置于儿童接触不到的地方。

只能使用碱性电池或Energizer Ultimate Lithium L92电池。使用其他锂电池可能会引发火灾或爆炸。

更换电池方法。

（1）按下释放按钮，打开电池舱。

（2）轻轻取出耗尽的电池。

（3）将两枚新 AAA 电池插入电池舱中。确保按照极性标志安放电池。

（4）电池正确安放到位后，轻轻将电池盖按回原位。始终使用 EMMA 包装袋携带备用电池。

2.清洁

（1）清洁前请取出电池。

（2）可以用70%浓度异丙醇浸湿的布清洁 EMMACO$_2$ 监测仪。请勿将 EMMA 浸入任何液体中。

3. EMMA 气道适配器

EMMA 气道适配器仅限单个患者使用，其为一次性用品，不得重复使用，重复使用 EMMA 气道适配器可能导致交叉感染。应根据当地的危险生物垃圾法规处理用过的 EMMA 气道适配器。

4.调零程序

工作500小时后或无论何时发现气体读数出现偏置时，建议执行调零程序。请按照以下步骤对 EMMACO$_2$ 监测仪执行调零程序。

（1）按开机按钮开启 EMMACO$_2$ 监测仪。

（2）确保正确安装了新的 EMMA 气道适配器。

（3）同时按住开机和警报静音按钮，直到服务屏幕上显示服务代码"CO"和服务值"10"。在服务值开始"倒计时"（即显示"9""8""7"等）时，按住这两个按钮，直到显示"0"。

（4）服务值显示"0"时，EMMACO$_2$ 监测仪的调零程序就完成了。

当服务值达到"0"或松开任意按钮时，EMMACO$_2$ 监测仪将返回正常的测量模式。EMMA 气道适配器中存在环境空气（0%CO$_2$）对于成功调零至关重要。在调零前或调零过程中，应特别注意避免在 EMMA 气道适配器附近呼吸。

5.气体量程检查

EMMACO$_2$ 监测仪不需要执行任何例行校准。建议定期进行气体量程检查，以确保测量结果在精度水平内。建议每年进行一次气体量程检查。

要对 EMMA 执行气体量程检查，将需要如下条件。

（1）带塑料管和15M连接器的气体流量调节器。

（2）校准气体（5%CO$_2$、21%O$_2$，其余为 N$_2$）。

（3）两个 EMMA 气道适配器。

（杨　丹）

第二章

重症监测

第一节　无创心输出量监测

一、基本简介

（一）血液动力学监测技术概论

越来越多的数据证明：目标导向血流动力学疗法可以有助于手术患者，特别是有助于高危手术患者的预后恢复。20世纪70年代到90年代末，肺动脉导管（PAC）被广泛地用作血流动力学监测的"金标准"；在接下来的几年里，几个大型随机对照试验未能证明其在改善患者预后中的效果，从而导致PAC的使用有明显的下降。虽然PAC仍然可以提供患者的肺动脉高压、右心室衰竭等参数的重要信息，但是越来越多的共识认为PAC不应作为常规监测的主要手段。所以，PAC的安全问题为微创或无创血流动力学监测技术的发展铺平了道路。这些微创或无创技术包括经食管多普勒血流动力学监测技术、经肺热稀释监测技术、锂指示剂稀释监测技术、校准和不需校准的脉冲轮廓分析监测技术。

（二）血流动力学监测技术分类

无创血液动力学监测技术是对机体组织没有机械损伤的血流动力学监测方法，经皮肤或黏膜等途径间接取得有关心血管功能的各项参数，其特点是安全、没有或很少发生并发症，所以广泛应用于临床。

（三）无创血液动力学监测技术定义

无创心输出量监测（NICOM）是一个以胸部生物电抗技术为基础的完全无创的心输出量监测工具，即通过分析电脉冲穿过胸腔时频率的变化，进行相关临床指标的监测。Cheetah NICOM Reliant 系统是一种基于生物电抗技术的便携式、心排血量（CO）监护设备。除此之外，系统还可以计算并显示其他测量结果：每分钟心跳次数（BPM）、心指数（CI）、每搏输出量（SV）、每搏输出量变异（SVV）、每搏指数（SVI）、心室射血时间（VET），以及通过测量胸腔电阻抗（Zo）来跟踪胸腔液体变化的胸腔液体含量（TFC）。同时还能够记录无创血压（NIBP）和总外周阻力（TPR）。

二、工作原理

1.基本原理：欧姆定律（电阻＝电压/电流）。

2.人体血液、骨骼、脂肪、肌肉具有不同的导电性，血液和体液电阻抗最小，骨骼和空气电阻抗最大。

3.基本原理是生物体容积变化时引起电阻抗变化。根据胸部所有组织结构具有固定不变的容积电阻抗值和心脏射血时血管容积变化引起的电阻抗值变化（容积增大时电阻抗变小，反之变大）计算心排血量。

4.测定左心室收缩时间间期并计算出每搏量，然后再演算出一系列心功能参数。

5.基于胸腔血流变化时电阻抗值的变化来无创检测人体心排血量的胸阻抗法（ICG）技术由Dr.BO Sramek发明，从1940年起该技术出现，直到1980年后商业性的胸阻抗设备才出现。

三、基本结构

（1）Cheetah NICOM Reliant系统基本结构如图2-2-1所示，包括主机＋电缆线＋电源线。

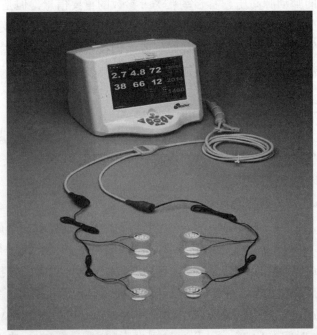

图2-2-1　Cheetah NICOM Reliant结构示意图

（2）前面板和按键（图2-2-2）

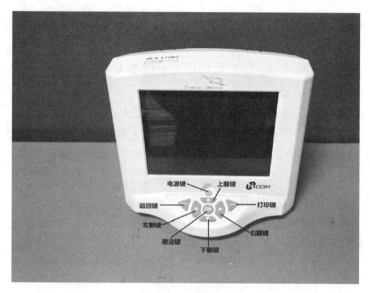

图2-1-2　前视图

前面板为8英寸LCD显示屏，具有8个按钮。绿色键为开机键；关机请使用主菜单当中的"Shut Down"命令。使用"Up"和"Down"按键（位于右侧）从菜单中选择命令，在测量过程中改变测量显示界面并浏览相应数值。"OK"键是用来从菜单中选择命令，范围数值，浏览图形和数值结果以及启动、停止测量等功能。"左"和"右"键用于移动指针并在回顾患者结果时浏览测试片段。"返回"键用于"退出"菜单和退回上一级菜单。"打印"键将供未来使用。

（3）后面板和连线（图2-2-3）

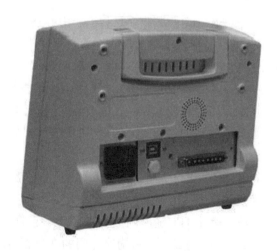

图2-2-3　后视图

①3条连线可以与设备的插槽相连。

②NICOM患者导联线–宽槽口用于患者连线，另一端与患者身体上的NICOM电极相连。

③电源线–标准电源插口。在内置的可充电电池支持下，设备可以维持工作数小时，连接至电源将对电池进行充电。

④USB线。通过连接标准USB线，允许用户在连接到PC时进行测量或下载存储在Reliant内存上的测量结果。这些操作仅能在装有相关软件的PC上进行，更多的解释请参阅软件帮助说明文件。

四、无创心排临床应用

（一）无创心排主要监测指标及意义

1.心排血量（CO）—— 由心脏泵出的血液容量，详指一个心室1 min内的泵血量。其等于心跳数乘以每搏输出量。测量单位为L/min。CO=BPM × SV。

2.心指数（CI）——一种涉及心排血量（CO）与体表区域（BSA）的参数，与个人体格及心脏表现有关。测量值单位为L/（min · m^2）。

3.每分钟脉搏（HR）—— 1分钟内心脏收缩（心脏搏动）的总次数。也被称为心率。

4.心室射血时间（VET）——从主动脉打开至关闭到心室排出血液的时间。测量结果单位为毫秒，显示数值为VET的数值。

5.瞬时胸生物电抗（dX/dt）——每次心脏收缩时，通过胸腔输入与排出的血液引起的胸部电生理特性的改变，可以通过计算生物电抗测得。胸生物电抗随每次搏动从心脏内排出血液量而呈周期性下降。

6.每搏输出量（SV）——在一次心脏收缩过程内，由心室泵出的血液总量（ml）。

7.每搏指数（SVI）——与每搏输出量和BSA有关。测量单位是ml/（min · m^2）。

8.每搏输出量变异（SVV）——对发生在窗口时间内（30 s）的每搏输出量变化的测量。SVV反映了对患者的预响应能力。SVV只对那些采用机械辅助呼吸的患者有意义，且要在平稳状态下（如无运动或呼吸不稳定）对其监控。在其他情况下，SVV反映的是非呼吸作用对于SV的影响，对于实际的预响应能力预判性较低。

9.胸腔液体含量（TFC）——是Z_0的倒数（1/Z_0）。因为它是电阻的倒数，所以它反映了胸腔的导电性，代表胸腔液体含量。

10.TFCd——这个参数代表了TFC随时间的动态变化。它是计算最后的10个TFC的平均值与设定时间前10个连续的TFC的平均值之间的变化百分比得出。举例说明，如果用户选择回顾1小时内的TFC增量，最后的10个TFC均值为60，1小时前10个连续的 TFC 均值为 50，那么 TFCd 为 20%。

11.TFCd0——这个参数表示的与 TFC 基线水平（最初的 5 个 TFC 均值水平）相比的变化百分比。举例说明，如果最初 5 个 TFC 均值为 40，当前 TFC 为 44，这就表明 TFC 相比于基线平均水平有 10% 的增高。因此 TFCd0 会显示为 +10%。

12.NIBP——无创血压。

13.平均血压（MAP）——它随心脏的血液流动（心排量）和小血管及毛细血管流动时遇到的阻力而定。

14.总外周阻力（TPR）——是循环系统中血液流动所要克服的阻力。TPR=平均动脉压/CO。

15.总外周阻力指数（TPRI）——是 TPR 的指数形式。TPRI= MAP/CI。

16.心功率（CP）——心功率表现了心脏做功的情况，它的计算单位是 Watts。它是 CO 和 MAP 由以下公式计算而来的：CP = CO×MAP/451（请参见下述参考文献）。

17.心功率指数（CPI）——是 CP 的指数形式。它的计算单位是 $Watts/m^2$，它是通过 CP 除以体表面积而得。CPI = CP/BSA。

18.Z_0—— Z_0 是胸腔的生物电阻抗。

（二）无创心排临床应用意义

1.实时评价心功能状况。

2.定性/定量评价心脏前负荷/后负荷。

3.独特的心肌收缩力评价，使心功能评价更加完善。

4.实时监测血流动力学变化趋势。

5.监测血流动力学的同时，进行心电监护。

6.评价药物对心脏功能的影响，指导临床用药。

7.实时监测胸腔液体水平，控制输液速度。

（三）无创心排使用范围

1.适合的患者：适用于静息状态下的成年人。

2.不适合的患者：①躁动的患者。②心动过速，HR>250 次/分。

3.禁忌：①先天性心脏病伴随复杂心内分流的患者。②安置有连续过流左室辅助装置（CFLVAD）的患者：NICOM 技术通过探测动脉血流过程中的脉动变化原理进行工作，使用 CFLVAD 后，根据其原理，除心脏自身排血外还有少量其他搏动。因此在这些患者身上使用 NICOM 设备可以有效的探测自身心脏的心排血量贡献，但将探测不到 CFLVAD 的贡献。

4.临床环境潜在地影响着 NICOM 设备的运算准确度或性能。

注意：下列大多数临床环境与患者症状可能影响绝对测量数值，但不会影响到设备对血液动力学改变的响应能力与敏感性/指标。例外的情况为受到起搏器严重干扰的情况。

5.严重的肺动脉高压：当肺动脉压力超过60 mmHg，CO可能被高估。

6.严重的主动脉瓣关闭不全：主动脉瓣关闭不全严重病例伴有主动脉瓣回流部分可能导致CO过高。

7.严重的三尖瓣缺损：三尖瓣缺损严重病例可能引起CO读数偏高。

8.严重的胸大动脉解剖结构异常：例如大动脉人工搭桥、大动脉瘤或大动脉夹层可能影响对血液动力学参数测量的准确性或性能。该畸形必须足够严重才会影响监测仪的准确性。

9.使用单电极的外置或内置起搏器：对于使用外置起搏器与相对老型号单电极内置起搏器的患者请谨慎使用本设备。某些外置起搏器与单电极内置起搏器可以产生人工电信号对NICOM生物电抗信号产生影响。大多数情况下，但非所有情况下，监测仪用户界面将警告用户信号质量不理想的情况。

（四）无创心排操作流程

1.启动界面

（1）打开启动界面，激活设备是进入应用程序的第一步。

（2）点击任何按键进入主菜单。

2.菜单界面

（1）此界面的用途是允许用户通过系统屏幕轻松导航。通过上下键在菜单选项中移动箭头。OK键确认所选择的内容。

（2）为了进行测量，需要输入患者的详细信息；该操作可以在"New Patient（新患者）"界面进行，用于初查的患者。对于复查患者，使用"Existing Patient（已有患者）"界面。用鼠标从右边列表选择所需患者，点击OK。

（3）"Setting（系统设置）"界面用于设置系统的时间和日期、测量单位等信息；选择"Shut Down（关闭）"界面安全关闭设备。

3.新患者界面

该界面的用途是用来添加新患者。

（1）打开界面，光标位于ID栏。点击OK操作信息栏。点亮键盘，使用左右键和上下键操作，当所选择数字突出时，点击OK。

（2）为了移动到下一栏，点击Back，光标将自动跳转到下一栏。栏目里有多项选择（例如性别），选择好以后点击OK，然后使用左右键在选项间变换。加亮的选项为所选中的。

（3）在"L"一栏，"L"仅同TFC测量结果相关。TFC值可能受到电极间距离变化的影响，准确输入电极间距离（L数值）可以纠正该问题。例如，对跟踪回访患者，用户可能想要输入电极间的准确距离，以便于跟踪自上次测试以来患者TFC的变化情况。要输入患者上下两电极之间的距离。系统默认的L值为25 cm；如果实际间距不同，请输入实际距离替代默认距离。若用户仅对实时TFC的直接变化感兴趣，则无须输入"L"。

（4）当完成必要信息的输入后，选择Run运行监测新患者。选择Open查阅患者信息（不保存）或Cancel（取消）输入的信息，返回主菜单。点击Return回到主菜单以返回"主菜单"界面。

注意：为了将新患者信息保存至系统内，必须先运行测量，获得至少一个记录结果。新患者随即增加到已有患者列表。

4.已有患者界面

该界面的用途是从数据库中下载已有患者的详细信息。使用箭头键操作，点击OK键进入选中的选项中。点击"Display Results（结果显示）"，显示患者前一次测量结果。"Run"按钮打开运行界面，允许对患者进行新一次监测。"Update Details（更新信息）"按钮将打开患者信息列表，允许用户更新患者信息。选择"Cancel"返回主菜单。点击"Back"使用界面菜单条，使用箭头键选择操作。"Change Patient"按钮显示已有患者列表，如需切换患者，请选中患者ID，然后点击OK。点击"Return"返回主菜单，选择Back至主菜单界面。再次点击"Back"即可隐藏菜单条。

5.患者准备为了确保NICOM信号按适当的标准记录，NICOM的定位应满足下列条件，这是非常重要的。

（1）如果需要，请去除身上的体毛，并用75%的酒精擦拭患者皮肤。

（2）将NICOM电极贴片粘贴在皮肤上。

（3）连接患者测试导线的末端到相应的电极上。

将NICOM电极贴片贴于患者身上，确保粘贴部位的皮肤没有毛发，保持清洁（电极贴片包装袋上也有说明）。将NICOM导联线的4个带颜色的尖端同4组电极片连接，白色端连接至胸腔右上侧，黑色至胸腔左上侧，绿色至胸腔右下侧，红色至胸腔左下侧。有些国家提供的导联线颜色有所不同，请根据国际标准来连接。将NICOM的4条导联线与患者身体上的电极贴片连接，根据颜色连接时，应确保患者面对用户，并且导联线的尖端应与电极片的中心区域相连，而不是与电极片的边缘相连。一旦连接好，请使用包装袋内提供的医用胶布将导联线固定，以防止导联线过分晃动并脱落。

特别注意：NICOM双面电极贴片仅特别为单次使用设计。若贴片从患者身体上因任何原因掉下或分离，就应在继续测量前进行更换。另外，为了得到最佳测量，每累计使用12小时，应更换一组新NICOM电极片。电极片的使用期限及批次请参见电极片外包装。这些信息将显示在外包装上。

6.运行界面

该界面（图2-2-4）的用途是运行新测试，保存和显示测量结果。

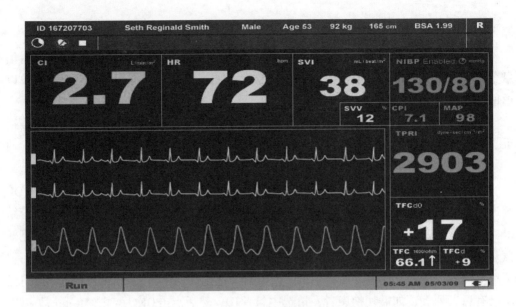

图2-2-4　运行界面图

1）点击"OK"键开始测量（在菜单栏时钟附近的图标由Stop图标转换为Play图标），再次点击则暂停（暂停按钮将替代Play图标）。使用Up和Down键，切换不同显示界面。所有其他操作，按界面菜单条提示进行。"Back"返回键回到主菜单界面，使用箭头键选择。点击"OK"开始测量。点击"Stop"结束测量。在画面的下部分，3条波形曲线描绘了测量过程，2路为ECG（心电图）和1路为"NICOM"曲线。8个空心数字显示框位于画面的顶端和侧端。在测量中，系统将显示出CO、CI、HR、NIBP、SV、SVI、SVV、TPR和TFC这8组参数。使用"Switch Display"键，在运行界面，数字显示界面和波形显示界面之间切换。"Alarm On/Off"开启2 min报警。"Patient Form"按钮打开患者信息界面。点击返回键回到主菜单。

2）NIBP

（1）使用方向键从主菜单屏幕中选择设置选项。一旦这个选项被选择，按OK按钮进入设置屏幕。按Back键进入屏幕的弹出式菜单。选择设置选项然后选择NIBP选项然后按OK键。一旦进入NIBP设置屏幕，这个部分的所有设置选项都会显示出来，允许的测量改变都列在选项后面。

（2）这个选项允许用户选择是否使用NIBP模块。当NIBP设置为"Disable"，屏幕上的NIBP和TPR框将会被关闭，"Disabled"将会出现在NIBP框的NIBP后面。当NIBP设置为"Enable"，屏幕上的NIBP和TPR框将会被打开，"Enabled"将会出现在NIBP框的NIBP后面。NIBP只有在设置为Enable状态下才能进行测量。当NIBP设置为Disalbe的时候，NIBP模块不会对NIBP测量有反应。

（3）NIBP操作模式

这里允许用户在手动NIBP测量（意味用户能根据他的患者的需要在指定时候采取

测量）和自动+手动模式间进行选择（意味着用户可在任何指定时候进行测量，并且Reliant 将根据用户设置的时间间隔在特定的时间进行 NIBP 自动测量，例如每30 min）。当我们使用 NIBP 自动+手动选项时，如果手动测量在自动测量之前 2 min 内开始，自动测量将被延迟（如果时间间隔应该是 30 min 的话，下次自动测量会在手动测量后 32 min 后进行）。注：当使用 NIBP 模式时，NIBP 实时信息将会出现在 NIBP 信息框中。

（4）NIBP 时间间隔

这个选项允许用户在自动+手动选项中设置 NIBP 时间间隔，因此可以根据患者的需要按照预先的设置自动测量血压。时间预设的选项为：1 min、3 min、5 min、10 min、15 min、30 min、60 min 和 90 min。

（5）NIBP 初始膨胀压力

系统对初始膨胀压力默认的设置是 140 mmHg。

这个选项允许用户根据患者的心脏收缩压设置 NIBP 的初始膨胀压力，范围从系统默认到不同的阈值。可供选择的选项为：120 mmHg、140 mmHg、160 mmHg、180 mmHg和 200 mmHg。设置正确的初始膨胀压能够避免血压袖带过度充气或是充气不足，这还会影响血压测量的速度，同时正确的初始膨胀压可以提高患者的舒适度。

注：无论使用哪个 NIBP 测量方法，如果在测量中血压袖带过度充气，可导致测量立刻终止。当在运行界面时，按 Back 键查看弹出式菜单选项；然后选择停止 NIBP 选项，可使 NIBP 操作停止并且使血压袖带立刻放气。位于后部和中部的通气接口允许用户快速将血压袖带与充气部位断开，这样可以使血压袖带快速放气（打开其中一个连接口即可达到快速放气的目的）。如果袖带尺寸不适合患者，或者 NIBP 袖带连接处有漏气，系统将会显示错误的信息。

（6）NIBP 测量方法

①振量法

振量法测血压是一种无创的血压测量方法，在袖带紧缩时监测袖带压力变动确定动脉血压。袖带压力首先在心脏收缩压水平上升高，并且袖带开始以一定的速率放气。最初袖带紧缩期间压力起伏的升高幅度接近心脏收缩压。当袖带进一步放气，这些压力波动在高度增加直到到达高峰，通常被认为是平均动脉压（MAP）。当袖带继续紧缩，舒张压可以根据压力波动迅速减少的幅度来确定。以此方式，收缩压、平均动脉压和舒张压都能通过控制袖带紧缩率的压力起伏获得。

②副反应

袖带部位的过敏性皮疹（症候群爆发）可能导致风疹的形成（过敏反应包括皮肤和黏膜凸起性水肿斑块以及剧烈瘙痒），这是由袖带的纤维成分造成的。

使用袖带后，前臂淤点（皮肤表面出现的很小的含血的红色或紫色淤点）的形成，或是 Rumple-Leede 现象（多处淤点）的形成，可能会导致特发性血小板减少症或是静脉炎。

③袖带选择和安放

选择适合患者上肢直径的袖带的尺寸是非常重要的。使用袖带内的标线来确定适当的使用尺寸。

在上肢缠绕袖带时，确保动脉标记与肱动脉对齐。如果有可能，不要将袖带缠绕在患者衣服外面。袖带应确保舒适，这样才能获得最大的示波信号质量。一个尺寸合适的袖带应该放在非主导上肢，并且袖带的下缘要位于肘前窝上2cm处（肘关节向内弯曲）。

确保连接监测仪和袖带的空气软管没有受到挤压、卷曲或是损坏。

受试者上肢的正中央应该保持在心脏的水平位，以确保测量的准确性。当袖带低于心脏水平时，测量结果相较心脏水平位的结果可能偏高；相反，当袖带高于心脏水平，测量结果可能偏低。

五、常见报警及仪器故障处理

1.出错信息

在正常的系统操作过程中可能遇到如下出错信息提示。下面将指导用户如何处理该问题。

（1）信息提示："Possible clectrode problem"

原因：Reliant设备与患者身体连接被切断。导致ECG信号振幅过低。

解决：检查患者身体上的电极贴片是否放置完好，是否与NICOM导联线上的扁平瞬动连接头正确连接。检查NICOM控制器背面板上导线插口上插头的连接。若NICOM电极贴片已经使用超过12个小时，请更换他们。有时候，特别对于电极片潮湿或贴在未干的带有毛发的皮肤上，请提早更换。若问题未解决，请停止测量并更换新电极。

（2）信息提示："Check Right Uppor/Lowor Electrode"或"Check Left Upper/Lower Electrode"

原因：Reliant设备与患者身体连接被切断。导致NICOM信号质量不理想。

解决：扁平瞬动连接头正确连接。检查NICOM控制器背面板上导线插口上插头的连接。若NICOM电极贴片已经使用超过12个小时，请更换他们。有时候，特别对于电极片潮湿或贴在未干的带有毛发的皮肤上，请提早更换。若问题未解决，请停止测量并更换新电极。

（3）信息提示："Problematic Results due to Movements or Disconnections"

原因：①该信息只有在研究期结束时显示5s，是设备长时间过度移动或电极长时间不连接后，在研究过程结束时无法报告出可靠的结果导致的。②单条或多条患者导联线上的电极片未正确与设备和患者连接，和/或设备探测到患者或导联线移动导致信号过度异常。

解决：应告知患者在Rest测量模式下尽量减少移动，或在Stress测试中减少导联线的晃动。

（4）信息提示："Phase Calibration Error. Unable to calibrate. Please check cable and electrode connections and try again"

原因：电极没有适当应用或者被从患者身上移除了。电极需要被重置。或者患者电缆没有被连接到仪器上或者患者身上。

解决：如果怀疑电极不达标，替换已经使用了12小时以上的电极。检查电极是否放置好并且连接到患者电缆。检查患者电缆是否安全地连接到了仪器背部。

2. 警告信息

下列警告信息可能在系统的正常操作过程中遇到。下列说明将帮助用户进行处理。

（1）信息提示：起搏器指示为On

原因：患者正使用起搏器，将导致NICOM信号中断。

解决：通常情况下，起搏器工作不会影响NICOM信号，除非该起搏器为单电极起搏器或可以扭曲NICOM信号的外置起搏器。当起搏指示为On时，用户应定期检查NICOM信号状态，以确保其正常。

（2）信息提示："Battery Low Please Connect to Main Power Supply"

原因：电池组能量耗尽不足其容量的10%，系统长时间未与电网连接。

解决：尽快将设备同电网连接。

3. 其他故障

（1）单个或多个通道未正确显示

原因：①探头未正确连接。②患者在测量过程中移动。

解决：检查导联线两头是否松脱。

（2）屏幕显示图像扭曲/发出噪声或系统故障

原因：系统可能放置在产生强电磁场的大功率设备附近，例如CT工作站附近。

解决：将设备放置在无电磁场的环境中。

（3）系统启动后黑屏

原因：电池未充电、损坏或保险丝熔断。

解决：电池重新充电并重启系统。要充电15 min以上再启动系统。如果问题依旧，请更换保险丝。或请联系Cheetah Medical服务工程师。

（4）LCD屏幕上有烧坏的像素

原因：LCD故障。

解决：请尽快联系Cheetah medical更换LCD。

（5）在监测期间LCD失灵

原因：变频器或变频器的直流供电故障。

解决：请联系Cheetah medical代理商更换变频器或直流供电。

（6）当打开电源时警报器失效

原因：警报器被关闭或者故障。

解决：假使警报器被关闭，进入一般设置界面并且选择打开警报。假使警报器故障，请联系 Cheetah medical 代理商。

（7）警报器在监测期间失灵

原因：警报器被关闭或者故障。

解决：假使警报器被关闭，进入一般设置界面并且选择打开警报。

假使警报器故障：请联系 Cheetah medical 代理商。

（王　燕）

第二节　PiCCO 监测仪

一、基本简介

PiCCO 即脉波指示剂连续心排血量监测，是一种较新的有创心排血量监测技术，采用经肺热稀释方法和动脉脉搏轮廓分析法对血流动力学和容量进行监护管理。采用两种方式得到心输出量，在连续监测时通过动脉脉搏轮廓分析的方法得到，间断测量时通过经肺热稀释技术得到。测量单次的心输出量，通过分析动脉压力波形曲线下面积来获取个体化的每搏输出量（SV）、心排血量（CO）和每搏量变异（SVV），以达到多数据联合应用监测血流动力学变化的目的。是一种微创、连续、准确的血流动力学监测法，近年来在临床上得到了广泛的应用，是近年来快速发展的一种心脏前负荷监测技术，能够快速、准确地反映患者的心脏前负荷等情况。

血流动力学监测：心脏是一个泵，它由心肌组成。心脏通过心肌收缩将心腔内的血液泵到全身，将氧气带到全身各个组织和器官供它们利用，来维持机体的正常的生理功能。

血流动力学是研究由心脏收缩产生动力推动血液在血管系统内流动以使组织得到灌注的科学。

二、工作原理

1. 经肺热稀释法（Transpulmonary Thermodilution, TPTD）

早在 1897 年，Stewart 首先将人造指示剂直接注入血流，然后在其下游测定其平均浓度和平均传输时间，计算出心排血量。后来 1966 年 Pearse 等在心肺实质容量测定中，进一步在临床上确定了从中心静脉同时注入温度染料两种指示剂，在股动脉除了测定心排血量，可计算出不透过血管壁的血管内染料容量（胸内心血管）和透过血管壁的温度容量。PiCCO 中单一温度热稀释心排血量技术就是由温度–染料双指示剂稀释心排血量测定技术发展而来。

　　与传统热稀释导管不同之处为PiCCO从中心静脉导管注射室温水或冰水，在大动脉（通常是主动脉）内测量温度-时间变化曲线，从热稀释曲线测定出特定传输时间乘以心排血量，就可计算出特有的容量，这些特定的传输时间包括平均传输时间（MTt）和指数下斜时间（DSt）。

　　平均传输时间容量（MTt volume）：把心肺当作相连的系列混合腔室，股动脉探测的稀释曲线，实际是由所有混合腔室产生的最长衰减曲线所形成的。其平均传输时间（MTt）与心排血量的乘积就是相应指示剂流经的容量，即注入点（中心静脉）和探测点（降主动脉）之间的全部容量。作为温度指示剂的这种全部胸内温度容量（ITTV），是由总舒张末期容量（GEDV）、肺血容量（PBV）、血管外肺水（EVLW）共同组成。

　　ITTV = MTt × COTDa = GEDV + PBV + EVLW。

　　胸内血容量（ITBV）由左右心腔舒张末期容量和肺血容量组成，因此与心腔充盈量密切相关。ITBV = RAEDV + RVEDV + PBV + LAEDV + LVEDV。

　　下斜时间容量（DSt volume）：DSt与CO的乘积等于一系列指示剂稀释混合腔内最大的单独混合容量（肺温度容量）。作为温度指示剂的这种肺温度容量（PTV）是由PBV和EVLW组成。一般将开始点定在最大温度反应的75%处，终点定在最大温度反应的45%处，两点之间（约30%）的时间差被标为DSt。

　　PTV=DSt×COTDa=PBV+EVLW。

　　GEDV=ITTV−PTV。

　　ITBVI=1.25 × GEDV。

　　EVLW=ITTV−ITBV。

　　2.脉搏轮廓心输出量（PCCO）

　　早在1899年，Frank在著名的系统循环模型中，就阐述了动脉压力波形计算心搏量的概念，随后几十年间出现了许多用动脉压力波形测定心搏量的计算公式，直到1983年，Wesseling提出心搏量同主动脉压力曲线的收缩面积成正比，对压力依赖于顺应性及其系统阻力，并做了压力、心率、年龄等影响因素校正后，该法才得到认可，并逐步应用于临床。

　　主动脉血流和主动脉末端（股动脉或其他大动脉）测定的压力之间的关系，是由主动脉顺应性函数所决定的，即主动脉顺应性函数具有同时测定的血压和血流共同特征。利用与连续动脉压同时测定的经肺温度稀释心排血量来校正脉波轮廓分析中的每个患者的主动脉顺应性函数。

　　为了做到心排血量的连续校正，需要用温度稀释心排血量来确定一个校正系数（cal），还要计算HR以及压力曲线收缩部分下的面积［P(t)/SVR］与主动脉顺应性和压力曲线波形［以压力变化速率（dp/dt）来表示］的积分值。

　　由经肺热稀释法进行校正，通过中心静脉导管，用冰冻或室温生理盐水进行弹丸注射。动脉热稀释导管会记录下热稀释曲线，这条导管同时也是测量动脉压的通路。

三、PiCCO 的测量参数

PiCCO 技术提供前负荷容量参数和连续心排血量，同时监测后负荷心肌收缩力、肺水和容量反映性，从而获得全面的血流动力学监护。PiCCO 的参数由热稀释参数（单次测量）和脉搏轮廓参数（连续测量）两部分组成（见表 2-2-1）。通过对分析每一次心脏跳动（beat by beat）时的动脉压力波形得到连续的参数，经过经肺热稀释校正后，可以测量每一次心脏跳动的每搏量（SV），各餐宿的变化可直观、动态地检测患者血流动力学的状态，对心功能的早期调整提供依据及容量复苏后的变化可为危重患者容量状态的评估提供可靠的依据，为液体复苏提供精确的指导，避免了容量复苏对机体一系列代偿机制和内环境的影响。

表 2-2-1　PiCCO 参数

脉搏轮廓分析法（连续）	热稀释法（非连续）
血流：心指数（CI） 每搏量指数（SVI）	血流：心指数（tdCI）
收缩力：左心收缩力指数（dPmx）	前负荷：全心舒张末期容积指数（GEDI）
器官功能：心脏做功指数（CPI）	收缩力：心功能指数（CFI） 全心射血分数（GEF）
后负荷：全身血管阻力指数（SVRI）	器官功能：血管外肺水（ELWI） 肺血管通透性指数（PVPI）
容量反应性：每搏量变异（SVV） 脉压变异（PPV）	

PiCCO 参数的英文缩写、英文全称、中文含义，见表 2-2-2。

表 2-2-2　参数设置

缩写	英文全称	中文含义
CI	Cardiac Output Index	心脏指数
PCCI	Pulse Contour Cardiac Output Index	脉搏轮廓心输出量指数
SVI	Stroke Volume Index	每搏输出量
GEDI	Global End-diastolic Volume Index	全心舒张末期容积指数
ITBVI	Intrathoracic Blood Volume Index	胸腔内血容积指数
SVV	Stroke Volume Variation	每搏量变异
PPV	Pulse Pressure Variation	脉压变异

续表

缩写	英文全称	中文含义
SVRI	Systemic Vascular Resistance Index	全身血管阻力指数
MAP	Mean Arterial Pressure	平均动脉压
GEF	Global Ejection Fraction	全心射血分数
dP_{max}	Maximum Velocity of Pressure increase	左心收缩力
CFI	Cardiac Function Index	心功能指数
CPI	Cardiac Power Index	心脏做功指数
ELWI	Extravascular Lung water Index	血管外肺水肿指数
PVPI	Pulmonary Vascular Permeability Index	肺血管通透性指数

（一）心排血量/心脏指数（CO/CI）

每分输出量：每分钟一侧心室射出的血量，简称心输出量或心排血量（Cardiac Output，CO）。

心输出量由以下两个生理参数决定。

$$CO=每搏输出量（SV）×心率（HR）$$

SV为每次心跳心室收缩排出的血液量（mL/次），HR为每分钟心脏搏动的次数（次/分）。

注一次冰水就可以显示出两者的精确数值，通常连续注射三次冰水，取三次数值的平均值来减少误差；以后常常需要每6~8小时校正一次就可以连续显示。但是当患者病情变化时（容量复苏、使用了血管活性药物及其他诊疗手段后），需要随时校正热稀释曲线，从而获得更准确的连续性的心排血量（PCCO）。CI是单位体表面积CO。

（二）胸腔内血容积指数（ITBVI）

ITBVI是心脏4个腔室的容积＋肺血管内的血液容量。

ITBVI是指示剂稀释心排血量测定中左右心腔舒张末期容量和肺血容量组成，即注入点到探测点之间胸部心肺血管腔内的血容量。

ITBVI=RAEDV+RVEDV+PBV+LAEDV+LVEDV。

（三）全心舒张末期总容积指数（Global End-diastolic volume，GEDV）

GEDV是心脏4个腔室内的血容量。

该参数较准确反映心脏前负荷的指标，可以不受呼吸和心脏功能的影响，较好地反映心脏的前负荷数值。GEDV约占ITBVI的2/3到3/4，通常我们认为ITBVI是GEDV的1.25倍。ITBVI=1.25×GEDV。

GEDV=RAEDV+RVEDV+LAEDV+LVEDV。

ITBVI和GEDV在反映心脏前负荷方面不但敏感性和特异性优于常规使用的心脏充

盈压力 CVP+PCWP，而且也优于右心室舒张末期容积，ITBVI 和 GEDV 的显著优点是不受机械通气的影响，可以更准确地反映前负荷的情况。

（四）血管外肺水（ELWI）

ELWI 是肺内含有的水量，可以在床旁定量判断肺水肿的程度。

肺的含水量是由肺血的含水量和血管外肺水量组成，ELWI 指的是分布于肺血管外的液体，该液体由血管滤出进入组织间隙的量、肺毛细血管内静水压、肺间质静水压、肺毛细血管内胶体渗透压和肺间质胶体渗透压所决定，是目前监测肺水肿较好的量化指标。任何原因引起的肺毛细血管滤出过多或液体排出受阻都会使 EVLW 增加，导致肺水肿。超过正常 2 倍的 ELWI 就会影响气体弥散和肺的功能，患者出现肺水肿的症状与体征。而肺间质的含水量反应肺水肿的程度，与急性呼吸窘迫综合征的严重程度、机械通气天数、住 ICU 时间及死亡率明确相关，在评估肺水肿方面优于胸部 X 线。

PiCCO 通过以下公式来计算 ELWI：

$ITTV=MTt×CO_{TDa}=GEDV+PBV+ELWI$

$PTV=DSt×CO_{TDa}=PBV+ELWI$

$GEDV=ITTV-PTV$

$ITBV=1.25×GEDV$

$ELWI=ITTV-ITBVI$

ELWI＞7 ml/kg 作为肺水肿阈值的敏感度为 86%。ELWI 是一项表示病情严重的指标。就 ICU 的急性呼吸窘迫综合征患者死亡率与 ELWI 的关系问题，在 1990 年 Sturm JA 就曾指出：ELWI 增加的患者需要给予机械通气及特殊护理与治疗，只有能减少 ELWI 不降低内脏灌注的措施，才能增加患者存活机会。

（五）肺血管通透性指数（PVPI）

临床上，左心衰、肺炎、败血症、中毒、烧伤等都可使肺的液体含量增加，增多的液体转到间质或肺泡腔，可以是血管滤过压和血管表面积增加（左心衰、液体容量超荷），或是由于肺血管对血浆蛋白通透性增加（内毒素、肺炎、败血症、中毒、烧伤等）所致，漏出的蛋白吸引更多的水，以使血管外的胶体渗透压平衡。静水压和通透性增加，都会助长 ELWI 的增加。当肺血管通透性增加已经引起肺水肿时，唯有 ELWI 床旁数据能定量评估通透性损伤程度，PVPI 是指血管外肺水同胸内血容量之比（ELWI/ITBVI）。换言之：PVPI 可以判断肺水肿类型。

如果 ELWI 升高明显，同时 ITBVI 正常，PVPI 会明显升高，表明是肺血管通透性增加（急性呼吸窘迫综合征等）引起的肺水肿；如果 ELWI 升高明显，同时 ITBVI 也明显升高，PVPI 正常范围，表明是静水压升高（左心衰等）引起的肺水肿。而判断出这两种疾病状态对于临床治疗意义重大。

（六）每搏量变异（Stroke Volume Variation，SVV）

反映了每搏量随通气周期变化的情况，正常值为 10%。对于没有心律失常的完全机械通气患者而言，SVV反映了心脏对因机械通气导致的前负荷周期性变化的敏感性。SVV可用于预测扩容治疗对每搏量的提高程度。

SVV是由正压通气引起左室搏出量发生周期性改变，可用来判断容量反应性。为了避免自主不规则呼吸引起心搏量周期性改变的不稳定，SVV的测定需要患者充分镇静，呼吸机容量控制性通气。达到以上条件，SVV就能比CVP、GEDV等静态指标更能反映容量反应性。临床上通过SVV而不是通过容量负荷试验，就可避免过多的容量负荷，对心功能或肾功能不全的患者尤为重要。

SVV指的是在控制性机械通气期间，最大的每搏量（SV_{max}）与最小的每搏量（SV_{min}）之差值与每搏量平均值（SV_{mean}）相比获得的，计算公式为$SVV=（SV_{max}-SV_{min}）/SV_{mean}×100\%$，其中$SV_{mean}=（SV_{max}+SV_{min}）/2$。根据此原理，还可以监测收缩压力变异（SPV）和脉搏压力变异（PPV）等指标，后两者也具有与SVV相似的意义。

SVV的局限：①SVV不能用于自主呼吸的患者，不能用于具有心律失常的患者；②受到机械通气的影响，因此设定不同的潮气量会影响SVV的阈值，当潮气量过小时（小于8 ml／kg），不能作为预测液体治疗效果的指标；③若是患者有肺源性心脏病，尚不能解释SVV的意义；④不同的监测系统进行动脉搏形计算方法不同，得出的SVV不同。因此，不能仅仅依靠SVV预测液体治疗的效果，还要根据患者的病情以及其他血流动力学参数做出综合判断。

（七）心脏做功指数（CPI）

CPI反映左心室输出的能力，单位W/m^2，是压力和流量组合计算得到。用于评估整个心脏的机能，是测心源性休克院内死亡率的最佳指数。正常值范围：CPI 0.5~0.7 W/m^2。

（八）前负荷

心脏收缩前（即舒张末期），心室内充盈量，也就是静脉回流（VR）。

理想的前负荷监测指标是左心舒张末容量（LVEDV）或压力（LVEDP），但临床较少使用，因此往往用压力来表示体积状态右心室：CVP、RAP；左心室：PAWP、LAP。

（九）全身血管阻力指数（SVRI）

测量心脏泵血需要克服的血管阻力。后负荷——在其他因素不变的条件下，心脏泵血需要克服的阻力，阻力越大心输出量越小。取决于：血管收缩，如心源性休克、血管加压药物治疗；血管舒张，如感染性休克、过敏性休克、血管舒张药物治疗。

（十）收缩力

收缩性在前负荷、后负荷以及心率稳定的前提下，因为心肌收缩力改变造成心脏工作的改变。

dPmx（左心收缩力指数）：动脉压力曲线上最大的斜率（$\Delta P_{max}/\Delta t$）代表左心室收缩力趋势参数，没有正常值范围，对于正常心脏，预期值为900~1 200 mmHg/s，和左心收缩时候的最大收缩压力有绝佳关联。

表 2-2-3 PiCCO 血流动力学正常参考范围值

参数	正常范围	单位
CI	3.0~5.0	L/（min/m²）
SVI	40~60	ml/m²
SVRI	1 200~1 800	dyn* · s · cm⁻⁵ · m²
MAP	70~90	mmHg
GEF	25~35	%
GEDVI	680~800	ml/m²
ITBVI	850~1 000	ml/m²
SVV	≤10	%
ELWI	3.0~7.0	ml/kg
PVPI	1.0~3.0	

（十一）PiCCO 血流动力／容量管理决策树

将 PiCCO 测量的各种参数（见表 2-2-3）相结合起来，可以有效地知道临床患者的液体管理，准确而客观地掌握临床决策的时机，如何时增加容量、减少容量、使用血管活性药物等（见图 2-2-5）。

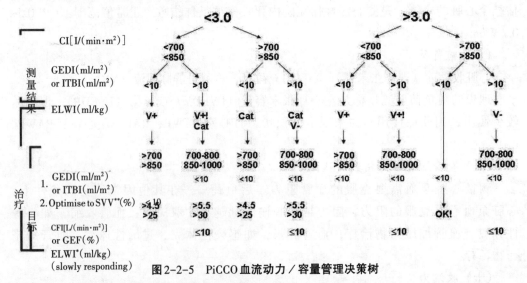

图 2-2-5 PiCCO 血流动力／容量管理决策树

注：V+ = 增加容量（! = 慎重）V- = 减少容量 Cat = 儿茶酚胺／心血管药物；

** SVV 只能用于没有心律失常的完全机械通气患者。

---

* 1 dyn=1×10⁻⁵ N。

四、适应证与禁忌证

（一）适应证

1.各种血流动力学不稳定，需要进行心功能和循环容量监测的患者。

2.各种原因休克的鉴别以及管理。

3.急性呼吸窘迫综合征。

4.急性心功能不全。

5.肺动脉高压。

6.严重创伤。

7.高风险外科手术患者的围手术期监护。

（二）禁忌证

由于测量方式是有创的，因此如果患者动脉置管的部位不适合进行置管，则不能使用；接受主动脉内球囊反搏治疗（IABP）的患者，不能使用该设备的脉搏轮廓分析方式进行监测，但是经肺热稀释技术仍然适用。

1.出血性疾病。

2.瓣膜返流，室间隔缺损。

3.主动脉瘤，大动脉炎。动脉瘤可导致由热稀释法测定的 GEDV 显示错误性偏高。

4.动脉狭窄，肢体有栓塞史。

5.肺叶切除、肺栓塞、胸腔巨大占位性病变。

6.体外循环期间。

7.严重心律不齐。

8.严重气胸，心肺压缩性疾病。

9.体温或血压短时间内变化过大。

10.心腔肿瘤。

11.心内分流。

五、操作流程

（一）操作规程

1.操作前准备

1）用物准备：PiCCO 监测仪 1 台，PiCCO 套件 1 套，压力传感器 2 套，含有 6 U/ml 肝素钠的 500 ml 氯化钠溶液 1 袋，250 ml 氯化钠溶液 1 袋，中心静脉导管包 1 套，低于 8℃的冰盐水或小于 24°的室温水（本操作选用小于 8℃冰盐水）1 袋（100 ml）加压输液袋 1 个（此处设定患者已顺利安置股动脉置管及锁骨下中心静脉置管）。个人防护用品（医用手套、口罩及帽子等）。

2）护士准备：工作服着装整洁，指甲不宜过长，洗手，戴口罩；如患者存在多重耐药菌感染或呼吸道传染病，须根据可能暴露的程度穿隔离衣、佩戴防护口罩。环境准备：环境清洁宽敞，光线充足，定期消毒；物品布局合理；操作前 30 min 停止打扫，减少人员走动，避免尘埃飞扬。

3）患者准备

（1）向清醒患者或患者家属解释操作目的和意义，以取得其配合。

（2）心理状态：情绪反应，心理需求。

（3）合作程度：患者和（或）家属对此项操作的认识及配合程度。

（4）检查置管穿刺处（股动脉置管及中心静脉置管）有无渗血\渗液，红肿，皮温\皮肤颜色异常。

2.操作流程

（1）护士洗手、戴口罩，携用物至床旁，沟通解释，用PDA扫描腕带和医嘱条码查对患者姓名及登记号以及核对医嘱信息（患者身份的查对，必须是2个及2个以上有效身份的识别）。

（2）告知患者及家属此操作的目的，取得患者及家属的配合，患者取合适的体位，或根据病情协助患者取合适体位。有效地沟通，并做好患者的心理护理工作。

（3）携用物至患者床旁。用物包括：PiCCO 监测仪 1 台，PiCCO 套件 1 套，压力传感器 2 套，含有 6 U/ml 肝素钠的 500 ml 氯化钠溶液 1 袋，250 ml 氯化钠溶液 1 袋，中心静脉导管包 1 套，低于 8℃ 的冰盐水 1 袋（100 ml）加压输液袋 1 个。

（4）检查患者股动脉置管是否固定妥善，穿刺处有无渗血、渗液，红肿，皮肤的温度及颜色是否正常及足背动脉搏动是否良好。

（5）将含有 6 U/ml 肝素钠的 500 ml 氯化钠溶液，与一次性压力传感器相连接，确保连接每一处无松动。

含 6 U/ml 肝素钠的 500 ml 氯化钠溶液的配置方法：将 1/4 支 12 500 U 的肝素钠加入 500 ml 生理盐水，即 6 U/ml。若患者凝血功能差，则无须肝素抗凝。在 PiCOO 的监测过程中，必要时及时监测凝血功能的结果。

（6）排尽空气，排气时应注意滴管液面不能过高，速度尽量缓慢，防止管道中有气泡产生，必要时应对着灯光逐一检查。

（7）操作中查对。同操作前查对内容，指导患者配合操作，同时行心理疏导，减少恐惧。检查患者股动脉置管处，再次确认植入导管是否有移位。

（8）开机，设置患者信息。患者信息包括：年龄、性别、身高、体重。

（9）连接股动脉换能器。

（10）冲管、校零：打开一次性压力传感器上的滑轮，充分冲管，并注意液体流速，判断动脉穿刺管是否通常。将一次性压力传感器上的换能器置于患者腋中线与第四肋间交界处（心脏水平），即静脉静力血轴保持平行。换能器上三通调整方向，让换能器与大气相通，同时按下"校零"按键，开始校零。

（11）校零成功。只有校零成功，才能正确显示动脉血压波形及读取动脉血压值。波形应当清晰、正确才能读取。观察动脉血压波形及读取动脉血压值。

（12）连接中心静脉置管，校零，中心静脉压连接导管至换能器与上述方法一致，若无法持续测量CVP，则每次检测后，手动录入测量后的正确值。

（13）准备盐水进行热稀释。准备15 ml 8℃以下的冰盐水。按下开始"START"，当出现注射"××ml"的信息，通过注射温度感受器，在7 s内流畅地推入准备好的注射液溶液。重复上述操作3次，取其平均值。（推荐在10 min内测3~5个热稀释信号。如果ELWI小于10 ml/kg，也可以使用室温注射液。热稀释测量对于判断患者的容量状态以及校正脉搏轮廓分析持续心排血量的数值时有必要的）。

（14）记录，及时准确记录实际血流量数值，做好随时抢救准备。若有专用表格应按照表格上内容进行客观数据记录。

（15）操作后查对。同操作前、操作中查对内容，同时对患者和（或）家属进行健康教育，七步洗手法洗手。告知患者注意事项，减少并发症的发生，贴上管道标签，记录时间、日期。整理床单位，洗手，书写记录，签全名。垃圾用物分类处置。

（16）收拾用物，查看患者穿刺点是否有渗血、肿胀及肢端皮肤温度异常，及大腿腿围是否有变化，如若有，及时处理以减少并发症。

（二）管道的连接

1.PiCCO的导管连接

见图2-2-6。

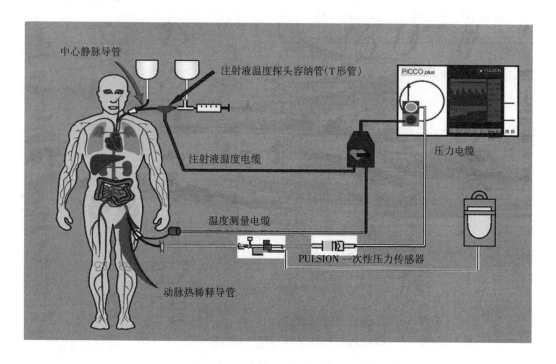

图2-2-6　PiCCO的导管连接图

2. PiCCO动脉导管构造（图2-2-7）

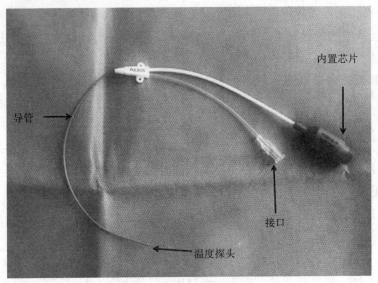

内置芯片

导管

接口

温度探头

图2-2-7　PiCCO动脉导管构造

（1）内置芯片，识别导管尖端的温度探头，并将读取的温度数值传递到主机。

（2）接口可连接压力延长管和压力换能器，尾端连接加压输液袋。

（3）导管长16 cm。

（4）温度探头，可测量血液温度及变化。

3.ProAQT传感器（图2-2-8）

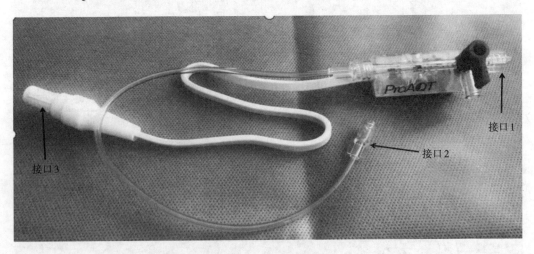

接口3

接口1

接口2

图2-2-8　ProAQT传感器

（1）接口1连接患者桡动脉方向管路。

（2）接口2连接压力换能器及加压输液袋方向管路。

（3）接口3连接主机上的ProAQT传感器线缆。

4.ProAQT连接（图2-2-9）

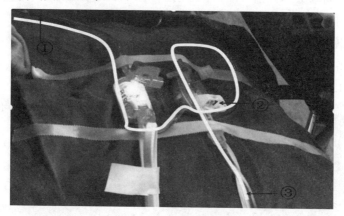

图2-2-9　ProAQT连接

（1）此端连接桡动脉。

（2）压力换能器。

（3）此端连接连接加压输液。

5.注射液温度传感器构造及功能（图2-2-10）

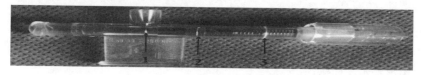

图2-2-10　注射液温度传感器构造

（1）深入传感器内部的不锈钢针帽，可传导冰盐水温度。

（2）不锈钢活塞，注射冰盐水时被冰盐水推动。

（3）不锈钢活塞压缩弹簧计时，注射完冰盐水后，弹簧恢复原状，计时结束。

6.注射液温度传感器的连接方法（图2-2-11）

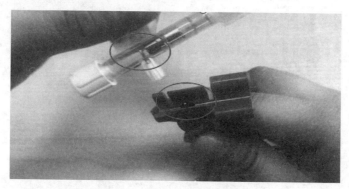

图2-2-11　注射液温度传感器的连接方法

注意事项：

（1）注射液温度线缆蓝色接头内有一根非常灵敏的探针，可以和注射液温度传感器的不锈钢针帽紧密结合。

（2）连接时将针尖和针帽对准，将注射液温度传感器垂直卡入接头即可。

（3）取下时也是向外垂直拔出，其他方向可能损坏注射液温度线缆。

（三）PiCCO热稀释操作

1. PiCCO热稀释操作准备

见图2-2-12。

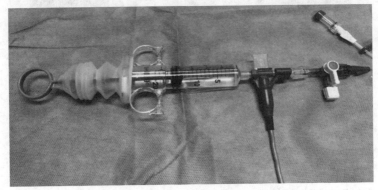

图2-2-12　操作准备

注意事项：

（1）检查注射液量与设置值是否一致。

（2）旋转注射液温度感受器前端的三通，使之与中心静脉连通，关闭其他方向的通路，以免冰盐水流向错误。

（3）准备好三管15 ml低于8℃的冰盐水或使用密闭式注射器，取下注射液温度感受器上的肝素帽或堵头，将注射器乳头（而非注射器针尖）连接在注射液温度感受器尾端。

2. PiCCO热稀释操作

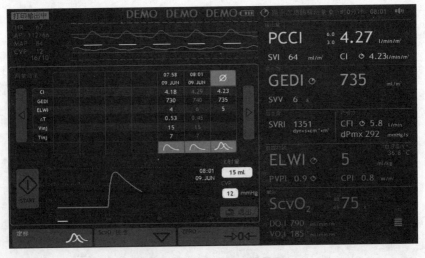

图2-2-13　热稀释测量界面

1）点击左下角TD热稀释校准键进入热稀释测量界面（图2-2-13）

（1）点击START键基线提示"注射15 ml"后开始注射，注射需快而稳，在7 s内完成。

（2）如果机器提示"等待"，则机器在自动校准温度基线，稍等即可。

（3）PiCCO会自动把10 min内测得的值做平均值，10 min之内可以进行删除/恢复数据的操作。

（4）操作完成后关闭三通注射液温度感受器一端。

2）注意事项

（1）推荐在10 min内测量3~5个热稀释信号。

（2）情况稳定的患者推荐每8小时测量一次热稀释。对于不稳定的患者，为了判断患者的容量状态和重新校正持续心排血量，有必要增加热稀释测量频率。

六、PiCCO 的护理

（一）病情的观察

1. 密切观察患者的生命体征变化，患者意识、体温、脉搏、呼吸、血压、血氧饱和度及心电图的变化并做好相关记录。

2. 补液过程中严密观察中心静脉压和PiCCO的测量结果，以便及时调整补液速度、补液量和性质。

3. 严格记录24小时出入量，随时掌握病情变化。

4. 根据观察和检测结果指导进出量，调整血管活性药物的使用，予患者最佳治疗方案。

（二）PiCCO导管的护理

1. 保证监测的准确性：PiCCO仪定标采用的是"热稀释法"，一般为8小时1次。

（1）每次PiCCO定标至少3次。

（2）定标的液体一般为冰盐水（要求与血液温度相差12 ℃）10 ~ 15 ml。

（3）4 s内匀速注入。

（4）定标首次测量前须暂停中心静脉输液30 s以上。

2. 保持导管通畅

（1）保证PiCCO导管连接通畅，避免打折、扭曲，并予妥善固定，导管内无血液反流。

（2）导管内有凝血发生部分堵塞而导致波形异常时，应及时抽出血块加以疏通；

（3）冲洗管道时严防空气进入，使动脉栓塞。

3. 防止感染

（1）严格遵守无菌操作。

（2）观察穿刺处有无红肿、渗血，遵医嘱予抗生素抗感染。

（3）一般PiCCO导管留置时间可达10天，若患者出现高热、寒战，应立即拔除导管，并留取导管尖端做细菌培养。

4.并发症观察和护理

1）并发症一：远端肢体缺血

（1）原因分析

选择导管型号不恰当、反复进行穿刺或者导管滞留时间过长等因素，均可以造成肢体循环差，或者形成血栓，最终导致缺血、缺氧直至坏死。

（2）临床表现

患者自诉疼痛或动脉搏动减弱或消失，感觉运动障碍，皮温降低，皮肤苍白、湿冷甚至花斑形成。

（3）预防

①所有的接头保持清洁、干燥，无渗液及渗血，管道内无空气。

②测压或校零，以及抽取动脉血后应保证管道通畅并防止气泡进入动脉。

③保证加压输液袋内肝素稀释液的压力及浓度，按时冲洗管道，防止血液凝固及回血。抽取动脉血后，及时冲洗管道，保证管道内无血液残留，防止血液凝固堵塞管道及形成血栓。

（4）处理

①若管道肉眼可见血凝块，严禁强行冲管，应反复回抽，尽可能将血凝块抽出，防止血凝块进入血管。若无法抽出血凝块，应立即拔管，压迫穿刺点。

②及时观察肢体皮温变化及循环变化，监测肢体围度的变化，监测动脉搏动的情况，充分了解患者肢体肿胀的原因，遵医嘱及时处理。

2）并发症二：局部出血血肿

（1）原因分析

穿刺失败或穿刺失败后拔管按压时间不足；患者凝血常规结果异常。

（2）临床表现

一般在反复穿刺不成功，或穿刺6小时以内伴有渗血、渗液，也可见少部分患者见于拔管后出血，按压不及时。

（3）预防

①熟练操作，尽量做到一次性穿刺成功，若穿刺失败应及时拔出导管并用弹力胶布进行加压包扎。

②操作前应充分了解患者凝血功能是否正常。在监测过程中，动态监测凝血功能的变化，及时调节肝素的用量，必要时可暂停使用肝素稀释液。

③连接管道时应注意连接紧密，无漏气、漏液，观察透明敷料时否卷边，做到及时更换。及时观察穿刺部位有无渗血、渗液，以及有无血肿形成。

（4）处理

操作穿刺应当准确，尽量选择使用B超引导穿刺，避免反复穿刺及穿刺失败，正确按压，保证按压质量；尤其对正在使用抗凝药物的患者，持续有效的压迫5 min或以上。必要时加压绷带，观察30 min后若无不适，伤口未见渗血、渗液，肢端温暖及无活动性出血可予以解除。

3）并发症三：感染

（1）原因分析

操作过程中未严格执行无菌操作，及穿刺部位消毒不彻底有关。

（2）临床表现

可见穿刺部位沿血管走向出现条索样红线，并伴有穿刺部位皮肤红肿、皮温升高，患者可表达疼痛感。

（3）处理

置管时间不易过长，当患者病情好转或暂时不需要进行此项操作时，就当及早拔出导管。

（4）预防

①所有操作均应在严格的无菌操作下进行。

②加强无菌操作管理。塑造有菌观念以及无菌操作的意识。

③及时观察穿刺部位，动态检查患者病情变化，当患者出现寒战或体温持续升高，立即抽取导管血进行血培养，如若拔管，应及时留取导管尖端送检，根据血培养结果合理、足量使用抗生素。

④拔出导管后，应持续使用25%硫酸镁湿敷穿刺侧肢体，观察该侧肢体的皮肤状况，必要时应配合血管静脉超声检查。

5.拔管护理：患者病情稳定，血流动力学各项指标正常，可考虑拔管。动脉导管拔除后按压15~30 min加压包扎，予1.0~1.5 kg盐袋或砂带压迫6~8 h，制动24 h，同时观察肢体温度、颜色及足背动脉搏动情况。

（三）基础护理

1.做好生活护理，保证患者皮肤及床单的清洁。

2.股动脉导管置入侧肢体制动，保持伸直，严禁弯曲，必要时予约束带保护性应用。

3.限制翻身，翻身时应保持置入侧下肢与身体成一直线，且翻身不宜超过40°。

（四）ProAQT的护理

1.ProAQT传感器出厂时侧面已连接有红色塑料螺旋接头，该接头为中空，故仅能暂时防止直接接触污染物，必须及时更换为实心堵头或肝素帽。

2.患者取平卧位，术侧肢体保持伸直、制动，必要时予约束带约束或药物镇静。约束带的使用不易过紧，松紧以能容纳两指为宜，指端循环良好，并及时观察约束部位的皮肤情况。

3.观察穿刺部位有无渗血、渗液、肿胀或淤斑，保持穿刺部位清洁、干燥，如若出现渗血、渗液及时更换敷料，如若出现肿胀或瘀斑，及时通知医生。

4.监测期间，观察穿刺侧手掌或肢体温度及颜色、动脉搏动情况，如发现远心端温度低、发绀，患者诉疼痛明显，说明有栓塞的可能，肢体表现疼痛、肌肉痉挛、颜色苍白、变凉、足背动脉搏动消失等，立即通知医生处置。

5.动脉导管通路需要连续给予肝素盐水冲洗管道，保持管道畅通，肝素配比为2~4 U/ mL，并使用加压输液袋加压。注意：肝素量须根据患者凝血状况调整。

6.加压输液袋压力维持在300 mmHg，以确保肝素生理盐水能以每小时2~4 mL的速度冲洗股动脉导管，起到抗凝的作用。

7.为防止压力衰减及监测不准，确保动脉导管及压力延长管内没有气泡。

8.如果要从ProAQT传感器连接的管道上采动脉血气，要注意导管的护理，以防动脉导管细菌定植。

9.至少每24小时校准一次动脉压。

10.如果患者体位发生变动，重新固定压力换能器位置，并校准动脉压。

11.至少每8小时校准一次心排血量，如果患者血流动力学不稳定，建议缩短校准时间间隔。

12.每次压力校零后也需要重新校准一次心排血量。

（五）PiCCO 中心静脉端的护理

1.建议把注射液温度传感器连接在中心静脉导管的主腔上，以确保能够在7 s内匀速注射完冰盐水。

2.注射液温度传感器前方三通过多会使冰盐水损失过大，导致测量误差增大，故注射液温度传感器与中心静脉导管之间最多连接一个三通。

3.注射液温度传感器出厂时已连接有白色一个塑料螺旋帽，该接头中空，仅能暂时防止直接接触污染物，必须及时更换为实心堵头或肝素帽。

4.注射液温度传感器后面不能连接任何测压/输液装置，只能连接肝素帽或堵头，以免注射液温度传感器内的弹簧损坏。

5.不使用时关闭注射液温度传感器一端，注射液温度传感器是卡槽式设计，连接或取下时不要扭动或滑动，直接插拔即可。

（六）PiCCO 注射液温度传感器的护理

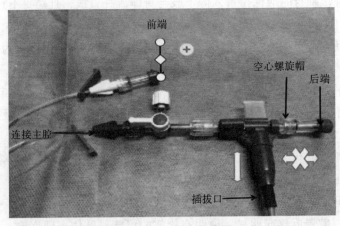

图2-2-14　温度传感器

1.温度传感器（见图2-2-14）连接在主腔。

2.前端仅增加一个三通。

3.移除空心螺旋帽。

4.后端只能连接肝素帽或堵头。

5.直接插拔注射液温度传感器。

（七）CVC的护理

CVC置管后第一个24 h，应观察有无动脉损伤的表现，穿刺点有无渗血、渗液，全身有无空气栓塞的表现。置管72 h以内主要观察机械性损伤的表现：血肿、动静脉瘘、气胸、血胸、胸导管损伤。以后每天观察穿刺点周围皮肤有无发红、肿胀、疼痛、硬结等临床表现。对新穿刺置管或者置管不顺利者做好交接班。发现异常及时通知医生给予相应处理。

1.冲管目的。防止不相溶药物和溶液的混合，保持导管通畅性

2.封管目的。保持导管通畅性

3.冲封管时机。每次输液治疗前应冲管，连续输注不相溶的两种药物或者溶液之间应冲管，经血管内导管抽血之后，持续输注肠外营养液应每6~8 h冲管一次，输液完毕应封管。

4.冲管液及用量。适量生理盐水，当药物和生理盐水存在配伍禁忌时可用5%葡萄糖注射液进行冲管。

5.封管液及用量。肝素盐水浓度：0~10 U/ml，用量应大于导管容积加延长管容积2倍的肝素盐水。

6.冲封管原则。采用脉冲式冲管（冲一下，停一下），正压封管技术。

【更换敷料】

1.更换目的：观察穿刺局部情况，预防导管相关性感染等并发症，保障使用期限内导管功能。

2.更换时机：导管植入后第一个24 h应更换敷料。此后，若穿刺局部无异常（穿刺点无渗血、渗液、潮湿，贴膜无污染、卷边、脱落），透明敷贴至少每周更换一次，如出现异常情况应立即更换敷贴，无菌纱布至少每48 h更换，若无菌纱布和透明敷贴一起使用，则视为纱布敷料，至少48 h更换。

3.更换原则：严格无菌操作，使用无菌透明贴膜或无菌纱布固定，透明贴膜上记录更换敷料的日期和时间。

（八）注意事项

1.操作前应评估患者神志情况以充分了解患者配合程度，评估非计划拔管，签署侵入性操作知情同意书，如患者位置发生改变应二次固定所连接管道及各处开关，防止脱、拉、拽导致管道意外脱落。

2.准确输入患者具体的计算参数。患者的身高、体重、性别、疾病类别等（若设备无自动计算理想体重的功能，需要输入患者的实际身高和理想体重）。

3.保证中心静脉导管和PiCCO动脉导管尖端置于理想位置。保证各管通畅，回血明显，抽吸通畅，若因患者体位发生改变，应及时更换置功能位，否则会造成阻力增加，实际取得值不准确客观，不能反映出患者真实病情变化。

4.患者躁动时，应及时评估非计划拔管分数，必要时进行保护性约束。患者咳嗽、情绪躁动不配合会导致测量值低于实际值。

5.静脉使用三通连接管时应注意使用方法正确有效，保证各个接口处于正确位置。有效校零方式：患者取平卧位，当动脉校零成功后，要求换能器与第四肋间在同一水平位置上，如果患者体位变动，应及时调整压力换能器的位置，以保证所测量值准确。

6.在校零、取血等操作过程中防止气体进入桡动脉内造成血栓形成。

7.PiCCO定标要超过3次，将冰盐水作为定标液体，冰盐水要在规定的时间内匀速注入，定标第一次测量之前中心静脉输液应该要暂停超过30 s，测量中不能用手触碰中心静脉的温度感受器，避免用力抓握温度感受器，以免手温影响测量准确性。

8.用生理盐水作为温度指示剂，要求小于8℃的冰水或者小于24℃的室温水。一般选择8℃以下冰水。操作者禁止将整个注射器握在手中，以防影响测量值的准确性。

9.注射液体的容量必须与机器上要求一致，成人不超过20 ml。如果注射液体有误差，测量值与实际值可能会有误差。

10.进入热稀释测量界面，注射液体速度严格控制，要求7 s内完成注射，注射要快速而稳。当界面显示"现在注射"才能开始注射，避免提前。保证足够的注射间隔时间是血液温度回升至基础水平的关键，这样测量值才能更准确。

11.注射静脉选择，一般选择上腔静脉，这是因为从注射点到测定点的容量要较从上腔静脉注入高，而ELWI的值是准确的。

12.在进行PiCCO监测时应暂停中心静脉补液。

13.同时进行连续肾脏替代治疗的患者，可以不停机打冰盐水，但一定注意，血液温度不能有变化。

14.被动抬腿试验的护理：试验前要对患者的意识状态和病情进行严格评估，如果患者清醒则应加强解释，告知患者被动抬腿试验的相关知识。首先要抬高患者床头45°，患者选择半坐卧位，持续2~3 min摇平患者床头，让患者处于平卧位，将患者双下肢被动抬高45°。

15.SVV和PPV只能用在完全机械通气且无心律失常患者身上（潮气量≥6 ml/kg），这样的测量值才有实际意义。

16.禁忌证：动脉插管和中静脉插管有禁忌证的患者（如穿刺部位感染或全身出血性疾病）；接受主动脉内球囊反搏治疗（IABP）的患者。

（张潇予）

第三节　BIS 监测仪

一、基本简介

脑电双频指数（BIS）双频谱指数。通过放置在前额的传感器采集脑电图信号，通过脑电信号分析方法，分析脑电信号的频率、波幅、频率和波幅之间的相位关系等指标，通过计算机技术转化为一个量化指标，更直观、更简便、更实时、更连续。应用于麻醉深度监测和意识状态的评估，指导 ICU 病房的镇静用药/镇静评分/控制镇静深度，预判及判断脑死亡/评价神经系统疾病等方面。

二、工作原理

BIS 是通过对脑电图进行处理、计算，得到的综合指数，直接反应麻醉意识深度，即应用非线性相位锁定原理对原始 EEG 波形进行处理的一种方法，属于一种回归的处理方法。是在功率谱分析的基础上又加入了相关函数谱的分析，既测定 EEG 的线性成分（频率和功率），又分析 EEG 成分波之间的非线性关系（位相和谐波）。通过分析各频率中高阶谐波的相互关系，进行 EEG 信号频率间位相耦合的定量测定。BIS 是唯一被美国食物药品管理局认可的监测麻醉药对脑作用的指标，是目前商业化麻醉深度监测仪中敏感度和特异度最好的监测仪之一。

三、基本结构

BIS 监测仪是由 BIS VISTA™ 主机、传感器、BISX™ 三部分组成（图 2-2-15）。通过将传感器放置在患者头部，传感器可以收集到 EEG 信号并传输到 BISX™ 数据处理模块，BISX™ 会先过滤并分析干扰波，然后使用数字信号处理技术进行处理，从复杂的脑电信号中提取出典型特征，最后将数据以 0～100 的形式输出到显示器。

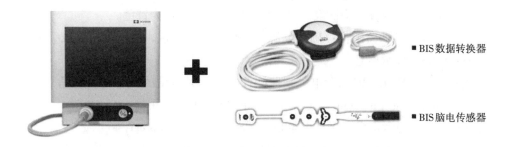

■ BIS 数据转换器

■ BIS 脑电传感器

图 2-2-15　BIS 监测仪结构图

四、参数设置

BIS监测仪是将EEG的功率和频率经双频分析得出的混合信息拟合成一个最佳数字，通常用0～100表示，数值越大反映麻醉越浅，直到完全清醒；相反，数值越小反映麻醉越深，提示大脑皮质的抑制愈严重。对于成人而言，BIS值85～100代表正常状态，65～85代表镇静状态，40～65代表麻醉状态，低于40可能呈现暴发抑制（表2-2-4）。对于小儿目前尚无一个统一的标准。

（一）范围及含义

范围：0～100。

含义：100代表完全意识状态，0代表完全无脑电活动状态（大脑皮质抑制）。

表2-2-4　BIS值

数值	状态
85~100	清醒状态
65~85	镇静状态
40~65	麻醉抑制状态
低于40	可能呈现暴发抑制

五、操作流程

（一）操作前准备

1.护士准备：着装整齐，洗手，戴口罩、帽子。

2.了解患者的心理状况及合作程度，解释操作的目的及意义。

3.物品准备：BIS模块（操作前应检验设备）、酒精、棉球、PDA。

4.环境准备：环境清洁，减少人员流动。

（二）检验设备

1.将电缆连接到监测仪：确认电源接通后电源指示灯显示为黄色。

2.按下电源按钮启动监测仪：确认电源指示灯显示为绿色，确认自检完成，屏幕显示"Connect BIS"提示信息。

3.连接BISX/BISX4和PIC患者电缆到监测仪：确认屏幕显示"Testing BIS"，确认屏幕显示"Connect sensor or cable"提示信息；下连接PIC与传感器。

4.连接传感器与患者电缆，确认屏幕显示"Sensor check in progress"。

5.断开电源线与监测仪，确认电池图标显示在BIS值下方。

（三）操作流程

1.护士洗手、戴口罩，携用物至床旁，与患者沟通解释，用PDA扫描腕带和医嘱条码查对患者姓名及登记号以及核对医嘱信息（患者身份的查对，必须是2个及2个以上有效身份的识别）。

2.告知患者及其家属此操作的目的，取得患者及其家属的配合，患者取合适的体位，或根据病情协助患者取合适体位（有效地沟通，取得患者和/或家属对此项操作的认识和配合，并做好心理护理）。

3.携用物至患者床旁。用物包括：BIS VISTA™主机、传感器、BISX™。

4.正确连接电源、BIS BISTA™主机及BISX™与PIC患者电缆。

5.开机，自检。

6.检查传感器包装是否完整，且在有效期以内。

7.用含有酒精的棉球擦拭患者额部及颞部皮肤并保持干燥。

8.将传感器的1号探头贴额部鼻根上方5 cm，4号探头贴一侧眉毛上方，3号探头贴在太阳穴处（如图2-2-16所示），并按压传感器探头的周围，确保传感器粘贴牢固。

9.将传感器接头与缆线连接，接头连接牢固，正确连接BIS，BISX与PIC患者电缆，确认自建过程完成并且慢无错误后，将BIS传感器与患者连接。

10.将缆线连接到监测仪的BIS模块即可在监护仪上读取BIS值。将传感器端的空白侧向上（芯片侧向下），对准PIC患者缆线的插口插入，直到听见"咔嗒"声表示连接完成；连接完成后屏幕会出现提示信息"Sensor Check in Progress"并开始传感器检查，通过测试后会显示主屏幕开始监控；传感器检查也可由主屏幕左下角的"Sensor Check"按钮手动启动。

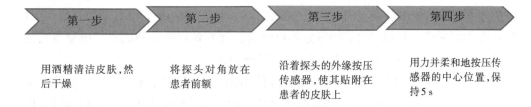

第一步	第二步	第三步	第四步
用酒精清洁皮肤，然后干燥	将探头对角放在患者前额	沿着探头的外缘按压传感器，使其贴附在患者的皮肤上	用力并柔和地按压传感器的中心位置，保持5 s

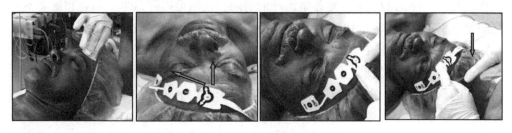

图2-2-16 传感器粘贴部位

11.阻抗测试：传感器与PIC患者电缆完全连接后，会启动阻抗测试，如果立即通过测试，会直接跳转至监测屏幕；如果没有通过测试，则会进入阻抗测试界面，阻抗测试界面也可以通过点击"sensor check"按钮手动进入。灰色带"?"代表存在外源性干扰，阻抗不可测得。红色"×"代表阻抗过高。当所有传感器电极都通过测试后，屏幕会显示"Pass"标签，并开始检测。如需要进一步调整，屏幕中会出出现提示信息。点击右下角"Show Values"可以查看每个电极的阻抗值，单位为千欧（kΩ），阻抗测试的通过标准为小于30 kΩ。在该页面下直接点击"Menu"→"View/Save Setting"→"Save Active"可将其中一种显示转状态保存为默认。

12.遵医嘱是指BIS值的目标范围。

13.结束BIS的监测：监测完成后按下PIC患者电缆与传感器连接端的连接释放按钮断开传感器的连接，禁止拉住电线的方式拉出传感器；从患者身上取下BIS传感器，BIS传感器为单患者使用，如果是当日的最后一次操作，则按住电源键2 s然后释放，使BIS监测仪进入待机模式，在间歇期间清洁BIS。

14.清理用物，洗手，观察，记录。

六、BIS在临床中的应用

（一）适用范围

1.机械通气患者使用镇静肌松剂，评估镇静深度，指导合理用药，防止镇静过度。

2.在麻醉深度监测中应用，监测麻醉深度，预计麻醉用药量。

3.评价脑损伤程度及预后。

4.评价昏迷、脑死亡、心肺脑复苏后脑功能及预后。

5.BIS监测仪在ICU中的应用：在BIS监测仪的监护下，可以达到更好的镇静目标，避免过度镇静，使机械通气的时间及住院治疗时间都大幅缩短，非计划拔管概率更低。从患者角度来看，正确地使用BIS监测仪监测，能有效降低镇静成本，维持适当镇定效果，ICU内的不愉快记忆也可以从18%下降到4%。

6.BIS监测仪在麻醉科的应用，正确地使用BIS监测仪对手术患者进行监测，所得数据可以有效的减少16%~26%的麻醉药物的使用；可以减少患者复苏期持续时间以及患者恢复时间，降低32%术后复苏室治疗的时间；同时可以降低术中知晓和患者不良记忆的发生率达80%；降低住院治疗期间术后谵妄的风险发生率达35%。

7. BIS监测仪在神经ICU的应用：神经重症患者镇静深度的客观监测手段主要是量化脑电图（qEEG）监测技术，包括BIS等。常用于：①镇痛的滴定；②评价严重脑损伤患者的意识转归，意识恢复患者的BIS平均值（62.5）较意识不能恢复的患者平均值（42.5）更高；③重症颅脑损伤患者转归的评估（BIS值在0~40患者死亡率为40%，BIS值在41~70患者的死亡率为15%，BIS值在71~100患者的死亡率为

4.5%），换言之，BIS值越高，颅脑损伤患者后期的恢复效果越好；④评估脑死亡，BIS值<20与脑死亡有显著的相关性。

8. BIS监测仪在儿童ICU镇静镇痛中的应用：大脑成熟和突触的形成在出生后持续长达5年，而七氟醚在儿童手术中的BIS值与呼末药物浓度成反比，当七氟醚的呼末浓度在手术完成后从0.9%下降到0.7%和0.5%时，BIS值在年龄较大的儿童中不断上升。

（二）注意事项

1.粘贴传感器需要避开毛发并充分脱脂。

2.粘贴传感器需要先贴好周围，然后用力按数字位置5 s以上。

3.传感器凸起部分正对PIC线圆钮处连接。

4.建议将机器挂在输液架上，BISX建议夹在输液架，手术床头部下方等能固定的位置，防止跌落。

5.当通过对BIS值的解释来做出临床诊断时，始终应结合其他有用的临床体征来进行判断。

6.伪迹以及很差的信号质量可能导致不准确的BIS结果，对有明确神经障碍患者、服用有精神作用药物的患者以及年龄不足一岁的儿童使用BIS的经验还不多，故在对这些患者所得出BIS值进行解释时要非常慎重。

7.伪迹产生的原因：异常或过多的电干扰；高阻抗；肌肉活动或强直；传感器放置错误；头部以及身体的运动；持续的眼球运动。

8.禁忌证：仅为监测手段，无任何有创操作，无明显不良反应，无明确禁忌证。

9.BIS值波动的处理

1）BIS值异常升高

（1）检查是否有干扰（如肌电图、电烧、高频信号），这些高频干扰可能会破坏脑电图信号，会导致BIS值偏高。

（2）确保麻醉给药系统运行正常，麻醉药物剂量如期进入患者体内；挥发罐设置的改变、新鲜气体流速、静脉输液泵的设置和静脉给药途径均可能会导致麻醉效果的突然改变，引起BIS值的变化。

（3）确保麻醉剂量充足，BIS值突然改变可能反映和麻醉剂量或手术变化相关的大脑皮质状态的改变。

（4）评估目前的外科刺激强度，当伤害性刺激增强时，BIS值可能会相应的一过性升高。

2）BIS值异常降低

（1）评估药物的改变；静脉单次追加药物，改变吸入麻醉药辅助用药都可能导致BIS值的快速降低。

（2）评估目前的外科刺激强度，当伤害性刺激减弱时，BIS值可能会相应地降低。

（3）考虑是否因追加肌松药所致；在某些情况下，尤其是当EMG较给药前活跃时，给与肌松药后BIS值将会降低。

（4）评估其他生理状态的可能改变，严重的低血压、低体温、低血糖或缺氧可能降低大脑活动状态。

（5）评估麻醉苏醒情况，在使用吸入麻醉的苏醒过程中，患者在清醒前出现短暂的突然的BIS值降低，这种改变被称为反常苏醒现象。这种改变的临床意义尚未明确。

3）Temporarily unable to measure electrode 2处理方法

（1）检查电极片的粘贴。

（2）检查PIC线与BISX连接处是否连接好。

（3）使用机身背后reset键重置机器。

（4）重新插拔电极片1次或者更换电极片。

（5）如果以上方法无效，报修，须更换PIC线。

七、常见并发症及预防、处理

（一）并发症一：皮肤过敏

1.原因分析

老年患者皮肤松弛干燥、缺乏弹性，皮下脂肪萎缩、变薄，皮肤易损性增加，且损伤后的愈合能力下降，其屏障功能、抵御感染的能力、创伤修复能力细胞免疫功能及炎性反应均降低，易并发皮肤过敏。儿童皮肤比成人薄很多，易并发皮肤过敏。而在同龄的成年人群中，男性皮肤相对较厚，抵抗外界摩擦和刺激能力较女性强，因此皮损发生率低于女性。出汗多的患者皮肤过敏发生率高，说明汗液可能与电极片内层含多种电解质的凝胶样物质发生化学反应，从而刺激损伤皮肤引起过敏。电极片原材料、操作不当亦会增加皮肤过敏的发生率。

2.预防及处理

（1）使用合格电极片，在电极片采购等方面应严格控制。

（2）操作前询问患者过敏史，安置传感器后应密切观察患者皮肤情况。

（3）电极片使用不当或使用时间过长，可更换电极片。

（4）出现皮肤过敏后，应积极尝试运用各种方法进行主动治疗，防止因皮肤不适影响诊断和治疗。刺痒严重者给予炉甘石涂液或痱子粉涂抹，防止使用粗糙的毛巾擦洗；局部按摩以促进血液循环；当出现水疱时，可给予硼酸软膏敷料覆盖1~2天，待渗出液吸收后再行暴露。皮肤破损时给予2%龙胆紫溶液或氢化可的松软膏涂抹，保持皮肤的清洁、干燥，防止皮肤感染。

（二）并发症二：压力性损伤

1.原因分析

电极片长期使用使局部组织受压出现皮肤溃烂坏死。

2. 主要表现

1）1期压力性损伤：指压时不变白红斑。局部组织表皮完整，出现非苍白性红斑，深肤色人群可能会出现不同的表现。局部呈现的红斑、感觉、温度或硬度变化的存在可能会先于视觉的变化。

2）2期压力性损伤：部分真皮层缺失伴真皮层暴露。伤口床是有活力的，基底面是粉红色或红色、潮湿，可能会呈现完整或破裂的浆液性水疱。

3）3期压力性损伤：全层皮肤缺损。全层皮肤缺损，溃疡内可呈现脂肪以及出现肉芽组织和外包（创面边缘会有卷边）。可能呈现腐肉和/或焦痂。损坏组织深部按解剖位置而异，脂肪较多的部位可能会呈现较深的创面。潜行和窦道也可能存在。

4）4期压力性损伤：全层皮肤和组织的损失。全层皮肤和组织的损失，溃疡面暴露筋膜、肌肉、肌腱、韧带、软骨或骨。

5）不可分期压力性损伤：全层皮肤和组织的缺损因腐肉或焦痂掩盖了组织损伤的程度。一旦腐肉和坏死组织去除后，将会呈现3期或4期压力性损伤。在缺血性肢体或脚后跟存在稳定焦痂（即干燥、附着、完整、无红斑或波动感）时不应将焦痂去除。完整或非完整的皮肤局部出现持续的深红色、栗色或紫色变色或表皮分离后出现深色伤口床或血疱。在发生颜色改变前往往会有疼痛和温度变化。在深肤色人群中变色可能会有不同。

3. 预防及处理

注意观察患者电极片周围皮肤，班班交接，如出现压力性损伤，及时对症进行压力性损伤皮肤护理，及时确定分期，按分期处理，去除危险因素，减压避免压力性损伤发展，保护皮肤，预防感染，如有皮肤缺损，应清洁创面、去除坏死组织、促进愈合。患者的配合是防治压力性损伤的重要环节，应做好患者及家属宣教工作，有效防止压力性损伤的发生。

（张潇予）

第三章
生命支持

第一节　除颤仪

一、基本简介

除颤（Defibrillation）是治疗心室颤动（简称室颤）等心律失常的最有效手段，它可以终止大多数致死性心律失常现象，使心率恢复正常。国际心肺复苏指南中指出，早期除颤是心室纤颤患者急救过程中关键的一环，电除颤是目前已知的最有效的除颤方法，并作为国际心肺复苏指南中的标准方法使用。实践证明治疗室颤的有效时间窗为发生室颤后的前10 min，随着时间的拖延，除颤成功的概率迅速下降，每过1 min下降7%～10%。所以尽可能早地进行电除颤才可以有效救助患者生命。能够进行电除颤的仪器称为除颤仪，除颤仪是目前唯一能够进行有效的早期电除颤的医疗仪器，它能够产生高压脉冲作用于心脏从而终止心室纤颤，使心脏恢复正常节律。

现在全球市场上比较主流的产品主要包括美国卓尔（ZOLL）、荷兰飞利浦（Philips）、瑞士席勒（Schiller）、光电（Nihon Kohden）等大公司的产品，这些公司的除颤产品研发历史相对较长，技术比较成熟，拥有自主研发的技术专利，且拥有各自的产品特色。本章主要介绍临床常使用的深圳迈瑞除颤仪、美国卓尔除颤仪及荷兰飞利浦除颤仪。

二、工作原理

（一）除颤仪的基本工作原理

在患者发生室颤时，除颤仪将一定能量的电能储蓄在仪器内的储能器件上，然后以强高压脉冲的方式释放到人体的心脏处，或者描述为"用较强的瞬时脉冲电流通过心脏来消除心律失常，使之恢复窦性心律的方法。"

（二）基本组成

除颤仪主要由电源供应、电池控制、能量控制（极板阻抗测量、起搏波形发生控制、高压充电电路、放电电路、双相波控制、心电监护）、主控制（系统控制、各电路板通信控制、声音及信息发生控制）、显示驱动、键盘电路、参数控制、打印机等部分组成。

（三）除颤仪的分类

除颤仪根据用途、使用方法、电极位置、放电时机等因素的不同可以有多种分类方式，通常除颤仪的分类有以下几种。

1.按除颤的电极位置，可将除颤产品分为体内除颤仪和体外除颤仪。

（1）体内除颤仪又称为植入式心率转复除颤仪（ICD）是针对患有自发性或持续性心律失常的患者而设计的除颤治疗仪器。ICD将电极植入患者体内，可以持续性地监测患者心率。ICD具有支持性起搏、低能量同步心率转复、高能量除颤等功能，能够自主识别室性心动过速（简称室速）、室颤等多种心率失常，并快速做出放电治疗，极大提升了心率失常患者的生存率。

（2）体外除颤仪即不需将电极植入患者体内的除颤仪，常见的自动除颤仪（AED）、除颤监护仪等除颤产品都属于体外除颤仪。

2.按是否放电时机与R波同步，可将除颤产品分为同步除颤仪和非同步除颤仪。

（1）同步除颤仪内部具有一个R波检测电路，可以准确识别R波的位置，并控制放电电击时机与R波同步。有研究发现，心室细胞处于复极化时是心脏的易损期，该易损期对应于心电信号T波波段，而R波的下降期处于整个心室的绝对不应期，是最佳的除颤放电时间。对于发生房颤或室速等快速心律失常的患者，其心肌细胞并未完全紊乱，心电信号仍具有明显特征，若对此类患者实施放电除颤时电击落在T波波段处，不仅除颤成功率低而且很容易引发更严重的室颤、心室扑动（简称室扑）等症状。所以，对此类患者实施电击除颤抢救时应使用同步除颤仪以确保除颤电击与R波同步。

（2）非同步除颤仪适用于室颤、室扑等心律失常的患者。此类患者心肌细胞已完全紊乱，心电信号无规律可循，可在任意时刻进行除颤放电。

3.按除颤的操作方法，可将除颤产品分为自动除颤仪和非自动除颤仪。

（1）自动除颤仪又被称作自动体外除颤仪（AED），是专门安置在公共场所（如机场、公园、商场等），方便非医护人员在院外对心源性猝死患者实施抢救的过程中使用。除颤抢救的有效时间窗是室颤发生后的10 min之内，院外发生室颤时医护人员往往难以在10 min内赶到现场，若一味等待医护救援则丧失了最佳抢救时机。AED有效地解决了该问题，AED体积小、易携带、操作简单、具有自动分析心律等特点，大大提高了院外心脏猝死的抢救成功率。

（2）非自动除颤仪一般用在院内以及救护车上，需要专业的医护人员操作。

非自动除颤仪一般具有生命体征监护的功能，如3导/5导心电、脉搏氧、无创血压和体温等监测，而AED为了方便携带和减少功耗一般是不具有此功能。

三、基本结构

（一）迈瑞除颤监护仪

1. 主机

1）前视图见图2-3-1。

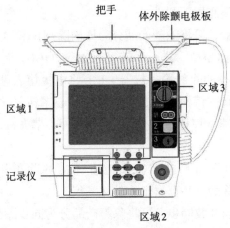

图2-3-1　前视图

2）区域1见图2-3-2。

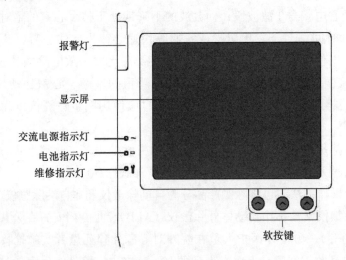

图2-3-2　区域1

（1）报警灯：以不同的颜色和闪烁频率提示不同级别的报警。

（2）交流电源指示灯：①亮。除颤监护仪已经接通交流电源。②灭。除颤监护仪未接通交流电源。

（3）电池指示灯：①黄灯亮。电池正在充电。②绿灯亮。电池已充满电或除颤监护仪正在使用电池供电。③灭。没有安装电池、或电池出现故障。

（4）维修指示灯：①闪烁。【电池不存在】设置为【维修灯开】时，只接通交流电源而未装电池，或电池电量低但未接通交流电源，或除颤监护仪检测到故障。②灭。除颤监护仪工作正常。

（5）软按键：与屏幕上的热键名称一一对应，在不同工作模式下，同一软按键的功能并不一致。

3）区域2见图2-3-3。

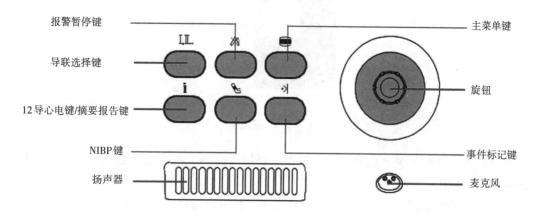

图2-3-3 区域2

（1）报警暂停键：按下该按键可以暂停、恢复或关闭报警。

（2）导联选择键：按下该按键可以选择第一道ECG波形的导联。

（3）12导心电键/摘要报告键：①12导心电键（配置12导ECG功能）。按下该按键可以进入全屏12导ECG界面；②摘要报告键（未配置12导ECG功能）。按下该按键可以打印事件摘要报告。

（4）NIBP键：按下该按键可以启动或停止NIBP测量。

（5）扬声器：用于发出报警声以及语音提示。

（6）主菜单键：如果主界面上没有显示的菜单，按下该按键可以打开主菜单。如果主界面上有显示的菜单，按下该按键可以关闭菜单。

（7）旋钮：顺时针或逆时针旋转旋钮，可以移动焦点。按下旋钮可以确认某项操作。

（8）事件标记键：按下该按键可以手动标记一些特定的事件。如果屏幕上事件标记菜单已打开，按下该按键可以关闭该菜单。

（9）麦克风：在AED工作模式下，当录音功能启动时，用于进行录音。

4）区域3见图2-3-4。

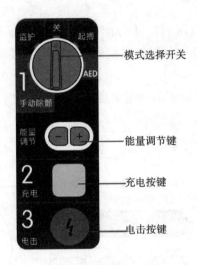

模式选择开关

能量调节键

充电按键

电击按键

图2-3-4　区域3

（1）模式选择开关：旋转该开关可以选择进入监护工作模式、AED工作模式、手动除颤工作模式、起搏工作模式或关机。

（2）能量调节键：在手动除颤工作模式下，按下该键进行能量选择。

（3）充电按键：按下该按键进行除颤能量充电。

（4）电击按键：按下该按键对患者进行电击治疗。

5）主机左视图见图2-3-5。

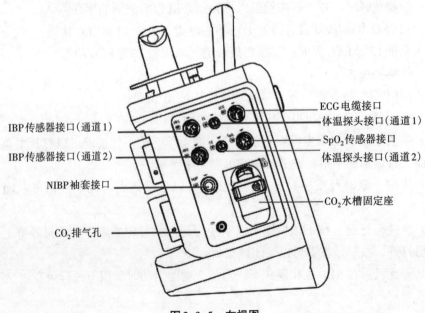

ECG电缆接口

体温探头接口（通道1）

IBP传感器接口（通道1）

SpO_2传感器接口

IBP传感器接口（通道2）

体温探头接口（通道2）

NIBP袖套接口

CO_2水槽固定座

CO_2排气孔

图2-3-5　左视图

6）右视图见图2-3-6。

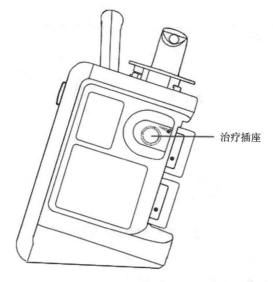

治疗插座

图2-3-6 右视图

7）后视图见图2-3-7。

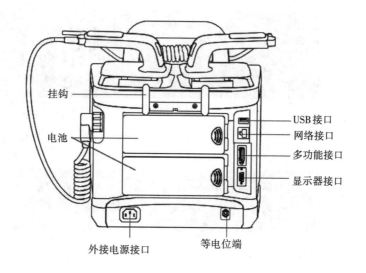

挂钩

电池

USB接口

网络接口

多功能接口

显示器接口

外接电源接口

等电位端

图2-3-7 后视图

（1）外接电源接口：通过该接口接电源线连接交流电源，或接逆变器连接直流电源对除颤监护仪供电。

（2）等电位端：当其他设备与除颤监护仪共同使用时，应使用导线将它们的等电位端连接起来，以消除不同设备之间的地电位差，保证安全。

（3）多功能接口：连接CPR传感器、ECG模拟信号输出电缆、同步除颤输入电缆。

2. 体外除颤电极板，见图2-3-8。

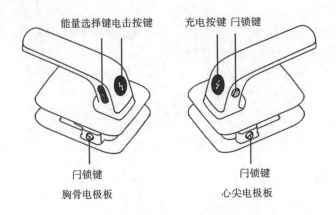

图2-3-8　体外除颤电极板图

3. 屏幕显示，见图2-3-9。

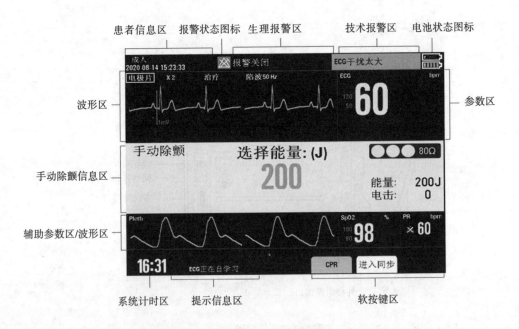

图2-3-9　屏幕显示图

1）患者信息区：显示患者姓名/床号、患者类型、起搏状态以及当前的日期和时间。

2）报警状态图标：显示报警状态。

3）生理报警区：显示生理报警信息。当多条报警同时出现时，报警信息循环显示。

4）技术报警区：显示技术报警信息和提示信息。当多条信息同时出现时，报警信息循环显示。

5）电池状态图标：显示电池状态。

6）参数区：由各个小参数区组成，显示各参数模块对应的参数测量数值。每个小参数区的左上方为标名。

7）软按键区：热键名称与下面的软按键——对应，这些软按键名称会因工作模式和界面视图的改变而改变。

8）提示信息区：显示提示信息以及相关信息。

9）系统计时区：显示除颤监护仪此次开机后运行的时间。

10）辅助参数区/波形区：显示参数区无法显示的参数。当辅助参数区无法显示所有参数时，将占用最后一道波形区位置。

11）手动除颤信息区：显示手动除颤的能量、电击次数以及相关的提示信息。

12）波形区：主要显示生理参数的波形，每道波形的左上角是标名。

（二）卓尔 ZOLL M 系列除颤起搏监护仪

1. 主机

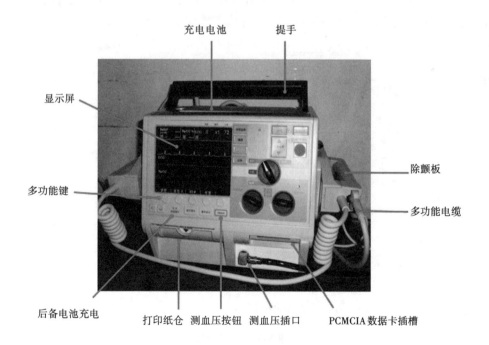

图 2-3-10 前视图

1）前视图（图 2-3-10）按键说明

（1）充电电池：位于除颤板的顶端，当除颤器充电并处于准备状态时，指示灯亮起。

（2）提手：用于外出检查和转运患者。

（3）除颤板：用于成人和儿童。

（4）多功能电缆：可连接一次性电极片。

（5）PCMCIA数据卡插槽：用于安装PCMCIA闪存卡，保存并导入数据。

（6）测血压插口：用于监测血压。

（7）测血压按钮：用于启动监测血压。

（8）打印纸仓：用于储存和供应打印机用打印纸。更换新打印纸时，按下打印纸仓并向外拉，更换好打印纸后，重新推入打印纸仓并卡紧。

（9）后备电池充电：充电指示灯将有多种工作方式。①当除颤仪由交流供电时，除颤仪处于关闭状态，或者除颤仪接有后备电池时，同时除颤仪处于开启状态，橙/黄色充电指示灯连续发光；②当除颤仪处于关闭状态，并由交流供电，后备电池充满后指示灯发出绿色光；③当除颤仪没有安装后备电池或后备电池出现故障，并由交流供电时，绿色和橙色的充电指示灯会交替发出黄色/橙色光；④当除颤仪没有使用交流供电时，充电指示灯会自动熄灭。

（10）多功能键：位于显示屏下未标明的五个按钮，根据除颤仪所选择的模式控制除颤仪的功能。按钮的具体功能在显示屏的底部按钮的正上方显示。

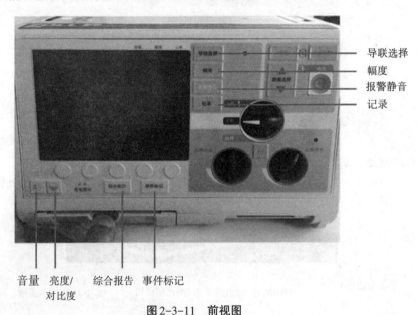

图2-3-11　前视图

2）前视图（图2-3-11）按键说明

（1）导联选择：可选择屏幕显示为操作者需要的ECG导联。

（2）幅度：可控制ECG波形显示的幅度大小。

（3）报警静音：可启动或关闭心率上下限报警。

（4）记录：可控制开始打印和停止打印。

（5）事件标记：可以将除颤仪事件标记菜单启动，并使用多功能按钮，将内存中的常用药物以及治疗手段显示。

（6）综合报告：根据需要，除颤仪中的患者的心电数据、除颤仪设置、日期、时间以及治疗资料会在简要报告中显示出来。

（7）亮度/对比度：用于在屏幕上调出"对比度/亮度"调整菜单，然后使用多功能按键，调整对比度/亮度。

（8）音量：用于在屏幕上调出调节QRS声音（心率滴滴声）的大小的菜单，然后用多功能键，调整QRS声音，可调节最大音量到关闭。

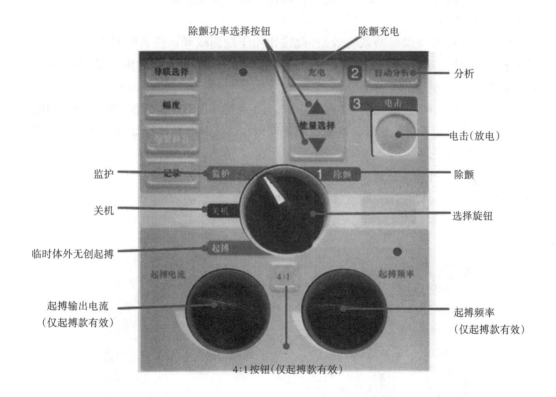

图2-3-12　界面图

3）界面图（图2-3-12）按键说明

（1）除颤功率选择按钮：用于除颤功率的选择，用来控制除颤功率水平。一组在面板上，另一组在胸骨手柄上。按下或保持相应的上或下箭头按钮，直到所需的除颤能量显示在屏幕上。

（2）除颤充电：按下面板上的或锁骨下手柄上的按钮，除颤仪开始充电，并充至所需功率。

（3）分析：用于启动ECG的分析功能，识别需电击心律。

（4）电击（放电）：按下并保持住电击按钮实施电击。每只除颤板的前端都有一个SHOCK（除颤）按钮，用于充电和预备。每个外部电极靠近手柄前段的地方均带有按钮。同时按下并保持住两个电击按钮实施电击。

（5）除颤：将选择旋钮旋转至除颤位置，除颤仪会自动选择除颤能量200 J，或按用户设置的第一次除颤能量。

（6）选择旋钮：可以选择以下功能。OFF（关机），MONITOR（监护），DEFIB（除颤）和PACER（起搏）。

（7）起搏频率（仅起搏款有效）：当选择起搏功能，此旋钮控制起搏器的工作频率。频率必须设置高于患者的固有心率，以便于起搏器实施刺激放电。设置的起搏心率显示在显示屏上。

（8）4∶1按钮（仅起搏款有效）：此按钮用于检测或确认患者的起搏捕捉情况。当按下此按钮后，起搏器按照屏幕显示的起搏频率的1/4实施刺激放电，释放此按钮，起搏器恢复正常起搏功能。

（9）起搏输出电流（仅起搏款有效）：当选择起搏功能，此旋钮控制输出到多功能电极上的电流。对于清醒患者，电流应当逐渐增大，直到起搏捕捉显示出设置的电流在显示屏上显示。

（10）临时体外无创起搏：须粘贴电极片和多功能电极片。

（11）监护：可以用作短期或者长期监护设备。

4）后视图见图2-3-13。

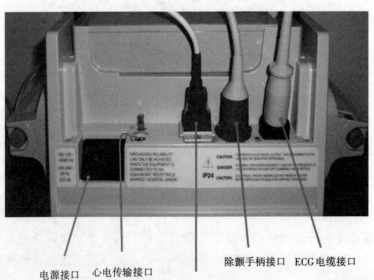

电源接口　心电传输接口　　　　　　　　　　除颤手柄接口　ECG电缆接口

血氧饱和度监测接口

图2-3-13　后视图

（三）飞利浦除颤监护仪（Efficia DFM100）

1. 主机

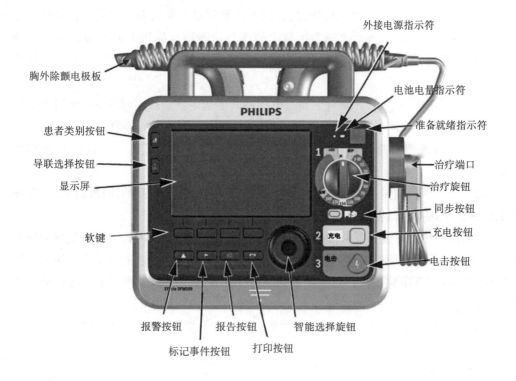

图2-3-14　前视图

1）前视图（图2-3-14）按键说明

（1）外接电源指示符：用于提示是否交流电源供电。

（2）电池电量指示符：①每当交流电源连接时，绿色的交流电源指示符都会亮起。在电池充电过程中，绿色的电池充电指示符会闪烁。在电池已充满电和已接通交流电源的情况下，该指示符将持续亮为绿色。②在以下情况中，该指示符会关闭。即未装上电池，电池已装上但不能正常工作，或是未提供交流电源。

（3）准备就绪指示符：用于指示治疗发送功能的状态。

（4）治疗端口：用于实施治疗。

（5）治疗旋钮：向右转动治疗旋钮可启用监护模式、手动除颤或起搏；向左转动可启用AED模式。

（6）同步按钮：可在心脏复律期间所用同步化能量发送与除颤期间所用非同步化能量发送之间切换。当同步功能处于活动状态时，同步按钮会亮为蓝色。

（7）充电按钮：按选定的手动除颤能量设置给除颤器充电。它只能用于手动除颤模式下。在AED模式下，除颤器会自动充电。

（8）电击按钮：通过多功能电极或非开关式胸内除颤电极板来发送电击。在手动除颤模式下，将按选择的能量发送电击。在AED模式下，患者类别为成人，发送150 J的能量。患者类别为婴儿/儿童，则会发送50 J的能量。充电完成时，此按钮会闪烁。

（9）智能选择旋钮：是一个转向盘，按下此旋钮显示屏上未出现菜单，会显示主菜单，出现某一菜单，则会选择突出显示的条目。转动此旋钮可向下滚动菜单上的列表。如果已打开某一数值选择窗口，顺时针转动此旋钮可调高数值，逆时针转动可调低数值。

（10）打印按钮：用于开始对主要心电图和其他选定波形按实时或10 s延迟方式执行连续打印输出，具体视所用配置而定。打印时按下打印按钮，即可停止打印。

（11）报告按钮：用于调出报告菜单，在报告菜单中，可打印事件概要或趋势报告。

（12）标记事件按钮：用于在事件概要报告中插入加盖时间戳的注释以标注事件发生的时间，包括某些药物的给药时间。

（13）报警按钮：按下报警按钮后，可在已配置的时间间隔内暂停所有生理和技术方面的声音报警。在暂停时间间隔结束时，各个报警都会返回原先的设置。如果在暂停时间间隔内按下报警按钮，可使报警返回原先的设置。在AED模式下，按报警按钮可激活报警。

（14）软键：用于显示在软键正上方的显示屏上，显示与功能视工作模式的不同而异。

（15）显示屏：显示布局易于配置。

（16）导联选择按钮：更改波形区中的心电图导联。按下此按钮，即可循环滚动可用的心电图波形，从而更改所显示的波形和标名。

（17）患者类别按钮：用于快速切换患者类别。

（18）胸外除颤电极板：对于成人/儿童（≥10 kg）和婴儿（<10 kg）患者均适用。

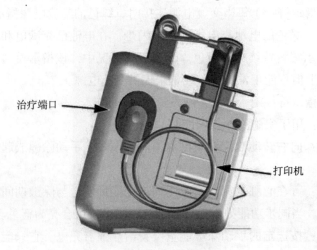

图2-3-15　右视图

2）右视图（图2-3-15）按键说明

（1）治疗端口：用于电极板（胸外或胸内）的治疗端口或附带多功能电极的治疗电缆。①连接治疗电缆：将电缆上的白色指示标记对准绿色治疗端口上的白色箭头，电缆插入绿色治疗端口中并推入，直到听到"咔哒"声卡入到位为止。确认已连接妥当，方法是轻轻牵拉此电缆以确定它未松脱；②断开治疗电缆：按照治疗端口旁边的解锁符号的指示，沿顺时针方向旋转绿色旋钮，从设备上拉掉电缆。

（2）打印机。①要为打印机装纸，往上推门闩锁，以打开打印机门；②如果打印机无纸或少纸，请上提纸卷以将其取下；③检查一卷新的打印机用纸，并清除卷纸外层上的所有黏性残留物；④将这卷新纸放入纸匣内，并按照打印机内的符号所示让纸卷末端位于底部；⑤将纸卷末端经纸辊上方拉出，关闭打印机门；⑥检测打印机，然后重新开始使用除颤器。

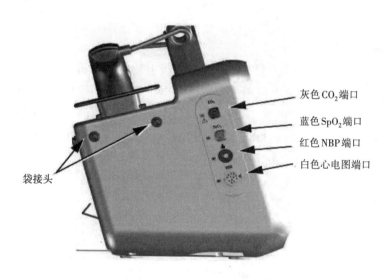

灰色CO_2端口
蓝色SpO_2端口
红色NBP端口
白色心电图端口

袋接头

图2-3-16 左视图

3）左视图（图2-3-16）按键说明

（1）灰色CO_2端口：要连接CO_2电缆，握住电缆接头，使扁平端朝向正面，然后将该电缆插入灰色CO_2端口并推入到底。

（2）蓝色SpO_2端口：要连接SpO_2电缆，握住电缆接头，使扁平端和蓝色标记朝向正面，将电缆插入蓝色SpO_2端口，并将接头的蓝色部分插入设备直到完全没入为止。

（3）红色NBP端口：要连接NBP电缆，将NBP电缆插入红色NBP端口并推入到底，将NBP电缆连接到NBP袖带。

（4）白色心电图端口：要连接3或5导联电缆，使心电电缆对准白色心电图端口，心电电缆上的白色标记要朝向设备的顶面。将心电电缆牢固地插入心电图端口。

（5）袋接头：用于收纳电源线。

2. 顶板（图2-3-17）

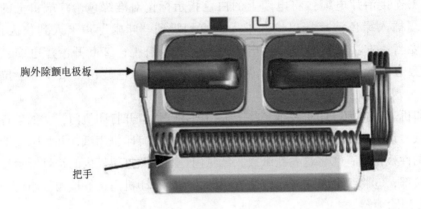

胸外除颤电极板

把手

图2-3-17　顶板

1）顶板按键说明

（1）胸外除颤电极板：①每个心尖电极板上均有一个黄色按钮，可对除颤器进行远程充电。每个组的两个电极板上都有橙色电击按钮，当除颤器充电时闪烁。同时按下两个橙色按钮可实施电击。②每个胸骨电极板上都有一个带有患者接触指示符（PCI）。PCI上的橙色或红色灯指示患者接触不良，应该调整电极板的压力和位置以优化与患者的接触。PCI上的绿色灯指示已建立良好的接触。

（2）把手：便于搬运。

3. 胸外除颤电极板（图2-3-18）

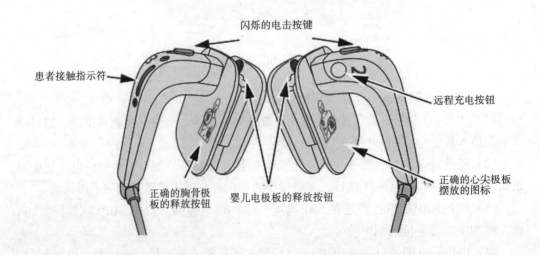

闪烁的电击按键

患者接触指示符

远程充电按钮

正确的心尖极板摆放的图标

正确的胸骨极板的释放按钮

婴儿电极板的释放按钮

图2-3-18　胸外除颤电极板功能

4. 背板（图2-3-19）

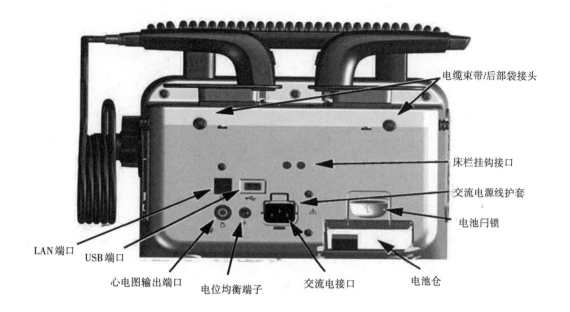

　　　　　　　　　　　　　　　　　　　　　　电缆束带/后部袋接头

　　　　　　　　　　　　　　　　　　　　　　床栏挂钩接口

　　　　　　　　　　　　　　　　　　　　　　交流电源线护套

　　　　　　　　　　　　　　　　　　　　　　电池闩锁

LAN端口

　　USB端口

心电图输出端口　电位均衡端子　　交流电接口　　　电池仓

图2-3-19　背板

（1）电缆束带/后部袋接头：用于收纳电缆线。

（2）床栏挂钩接口：用于固定于床栏上。

（3）交流电源线护套：把交流电源线插入设备后部的交流电源连接器上。将其紧贴地推入到位。将电源线护套放低至适当位置，并确认它在交流电源线后部扣牢，轻轻地牵拉电源线，以确认是否紧密贴合。

（4）电池闩锁：要安装锂电池，使电池对准电池仓，确认电池标签上的箭头朝上，将电池推入电池仓中，直至听到电池闩锁"咔哒"声锁定到位为止。

（5）电池仓：要取出锂电池，沿箭头所示方向往上推电池闩锁，电池会从电池仓内弹出。如果电池未弹出，请拉动电池标签以将电池完全取出。

（6）交流电接口：用于连接交流电。

（78）心电图输出端口：要连接心电输出电缆，将适应插头插入发送设备的心电图输出端口中。将销针接头插入接收设备的白色心电图输入端口中。

（四）ZOLL AED PLUS

主机前视图如图2-3-20）

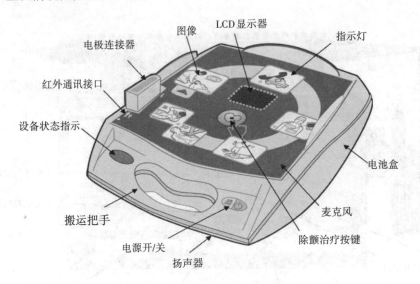

图2-3-20　主机前视图

（1）指示灯：用来指示救援者在抢救患者时应该进行的步骤。

（2）电池盒：电池盒可以容纳10节123 A二氧化锰锂电池，用于为装置提供电源。

（3）麦克风：当装置安装上声音记录选项时，麦克风将会拾取并且记录周围的声音，包括救援者的语音。

（4）除颤治疗按键：①按钮的指示灯在AED完成充电并且准备对患者进行治疗时会闪亮。②按下此按钮时，准备就绪并已充电的除颤器将会向患者输出能量。③如果除颤器没有充电，按钮附近的指示灯就会熄灭。按下此按钮将会听到语音提示，说明自从装置打开之后除颤器发送的电击次数。

（5）扬声器：用来发出语音提示和节拍器"哔哔"声，用来指导救援者在救援过程中应该如何进行工作。如果需要进行维修的话，扬声器也会发出声音提示。

（6）电源开/关：打开或者关闭电源。当按下此按钮5 s以上时，表示进行自检或者进行数据通信。

（7）搬运把手：便于携带。

（8）设备状态指示："√"表示装置已经经过自检，并且可以投入使用。"×"表示装置自检失败，不能投入使用。

（9）红外通讯接口：用来在除颤器和个人计算机之间上传和下载数据的红外接口装置。

（10）电极连接器：用于将电极连接到AED。

（11）图像：用来解释复苏和除颤处理的一系列步骤的图标。

（12）LCD显示器：用来显示已经经过的时间、电击计数、用户提示，CPR按压深度以及ECG波形。

四、临床应用

【定义】

心脏电复律（cardioversion）是指利用电能治疗异位性快速心律失常，转复为窦性心律的一种方法。根据发放脉冲是否与心电图的R波同步，心脏电复律又分为非同步电复律和同步电复律。

非同步电复律又称电除颤，是指利用高能量的脉冲电流，直接或经胸壁瞬间通过心脏，使大部分或全部心肌细胞在短时间内同时除极，抑制异位兴奋性，使具有最高自律性的起搏点（通常是窦房结）发出冲动，恢复窦性节律的治疗过程。根据电极板放置位置，除颤可分为体外和体内两种方式。

同步电复律指启用同步触发装置，主要用于转复室颤以外的各类异位性快速心律失常。

【目的】

纠正患者心律失常，恢复窦性心律。

【适应证】

1.非同步电复律：室颤、室扑、无脉性室速者。

2.同步电复律：不稳定性室速、不稳定性房颤、不稳定性心房扑动、不稳定性的规则性和有脉性单形性心动过速者。

【禁忌证】

（一）非同步电复律

心电图分析示心室静止、无脉性电活动者。

（二）同步电复律

1.绝对禁忌证

（1）洋地黄中毒引起的快速性心律失常。

（2）室上性心律失常伴高度或完全性房室传导阻滞。

（3）持续性房颤在未用影响房室传导的药物情况下心室率已缓慢者。

（4）伴有病态窦房结综合征（即快—慢综合征）。

（5）近期内有动脉栓塞或经超声心动图检查发现左房内存在血栓而未接受抗凝治疗者。

2.相对禁忌证

（1）拟近期接受心脏外科手术者。

（2）电解质紊乱尤其是低血钾，电复律应在纠正后进行。

（3）严重心功能不全已纠正者，因转复后有发生急性肺水肿的可能。

（4）心脏明显扩大者，即使成功转复后，较难维持窦性心律。

（5）甲亢伴房颤而未对甲亢进行正规治疗者。

（6）伴风湿性心脏病或感染性心内膜炎而未控制的心脏病患者。

（7）转复后在胺碘酮维持下又复发或不能耐受抗心律失常药物维持治疗者。

（8）房颤为阵发性，既往发作次数少、维持时间短，预期可自动转复者。因为电复律并不能预防其发作。

五、操作流程

【评估】

1. 环境准备：环境整洁、温度适宜、光线良好。

2. 护士准备：仪表端庄，工作服着装整洁，戴口罩、帽子，根据需要穿戴防护用品。

3. 患者准备：平卧于硬板床上，检查并去除身上金属及导电物品，松解衣扣，暴露前胸，了解有无安装起搏器。

4. 用物准备：治疗车1辆、除颤仪1台、导电糊1瓶、电极片7个、弯盘2个、酒精纱布2块、干纱布2块，必要时备球囊面罩装置、吸氧及吸痰用物、急救药品等抢救物品。切断电源情况下检查除颤仪性能，确保处于完好备用状态。

【操作流程】

1. 非同步电复律操作流程见表2-3-1。

表2-3-1　非同步电复律操作流程

项目	操作要求
发现病情	通过心电监护观察患者的心律变化，确认除颤指征；启动应急反应系统，准备除颤仪或急救设备，记录抢救时间；打开除颤仪开关，开机自检
准备除颤	除颤方式，开机默认"非同步"状态
选择能量	根据不同除颤仪选择合适能量，成人首选双向波120～200 J或单相波360 J或仪器使用允许最大剂量；儿童首次电击2 J/kg，第二次电击4 J/kg，后续电击≥4 J/kg，最高10 J/kg或成人剂量
准备电极板	同时取出两个电极板，确认电极板与除颤仪正确连接，均匀涂抹导电糊
充电	按下"充电"按钮，将除颤仪充电至所需能量
正确放置电极板	分别置于患者心底部和心尖部；心底部电极位于锁骨下胸骨右缘，心尖部位于左腋中线第五肋间
电极板紧贴皮肤	施加一定压力使电极板与胸壁紧密接触
再次确认	除颤前再次确认为室颤心律
放电前安全确认	确定操作者与周围人无直接/间接与病床或患者接触
放电	操作者双手拇指同时按压电极板"放电"按钮进行除颤；放电结束后电极板不要立即离开胸壁，应稍作停留

续表

项目	操作要求
CPR	除颤后立即给予5个循环的心肺复苏，并遵医嘱应用复苏药物
观察除颤效果	再次观察心电示波，若心律转为窦性时，除颤成功，将除颤仪调至监护状态；若无效时，再次确认心电活动，需要时再次进行除颤
除颤后处理	将患者身上的导电糊擦拭干净，取舒适卧位，整理床单位
用物整理	清洁电极板，消毒后归位，洗手记录

2.同步电复律操作流程见表2-3-2。

表2-3-2　同步电复律操作流程

项目	操作要求
发现病情	通过心电监护观察患者的心律变化，确认除颤指征；启动应急反应系统，准备除颤仪或急救设备，记录抢救时间；打开除颤仪开关，开机自检
连接电极	连接治疗电缆并安放体外除颤电极板/多功能电极片，选择Ⅱ导联，确认R波标记出现在R波上方
准备除颤	除颤模式，按下同步按钮进入同步状态
选择能量	不稳定房颤初始能量单相波200 J或双向波120~200 J；不稳定性单形性室速初始能量100 J；其他不稳定性室速/房扑初始能量50~100 J；不稳定性多形性室速（不规则形状和心率）致速给予高能量电击（除颤能量）并按室颤进行治疗；首次电复律不成功者可加大电量再次复律
准备电极板	同时取出两个电极板，确认电极板与除颤仪正确连接，均匀涂抹导电糊
充电	按下"充电"按钮，将除颤仪充电至所需能量
正确放置电极板	分别置于患者心底部和心尖部；心底部电极位于锁骨下胸骨右缘，心尖部位于左腋中线第五肋间
电极板紧贴皮肤	施加一定压力使电极板与胸壁紧密接触
再次确认	除颤前再次确认为心电示波
放电前安全确认	确定操作者与周围人无直接/间接与病床或患者接触
放电	操作者双手拇指同时按压电极板"放电"按钮进行除颤；放电结束后电极板不要立即离开胸壁，应稍作停留
观察除颤效果	再次观察心电示波，查看心电图V1导联有无P波出现，若未转复，间歇2~3分钟再次行电击
除颤后处理	将患者身上的导电糊擦拭干净，取舒适卧位，整理床单位
用物整理	清洁电极板，消毒后归位，洗手记录

【注意事项】

1. 迅速对目击下心脏骤停的患者实施电除颤。

2. 除颤前确定患者除颤部位皮肤无潮湿、无敷料，全身无金属饰物，若患者有植入性起搏器，应注意避开起搏器部位至少10 cm。电极板必须涂满导电糊，以免烫伤皮肤。

3. 除颤前应均匀涂抹导电糊，避免两个电极板相互摩擦，可轻微转动电极板，使导电糊分布均匀；耦合剂不能代替导电糊；消瘦患者可用生理盐水纱布代替导电糊；电极板必须紧贴患者皮肤，不留空隙，两电极板之间皮肤保持干燥，防止灼伤皮肤，不要把导电糊涂到操作者手上或手柄上，以避免触电。

4. 除颤仪使用后应及时清洁，防止生锈影响除颤效果。除颤仪应定点放置，定期检查性能，及时充电。保证除颤仪处于功能位，做好一切抢救准备。

5. 电极板放置位置要准确，并应与患者皮肤密切接触，保证导电良好。操作时动作应迅速、准确。

6. 除颤前确定操作者身体及周围人员无直接或间接与患者接触，以免触电，操作者须保持双手干燥。

7. 对于细颤型室颤者，应先进行心脏按压、氧疗及药物处理后，使其变为粗颤，再进行电除颤，以提高除颤的成功率。

8. 行CPR时，放电后立即移开电极板，先行5个循环或者2 min的CPR再观察心电图是否恢复自主心律。

9. 电击部位皮肤可能会有轻度红斑、疼痛，也可能出现肌肉痛，3~5天可自行缓解。

10. 开胸除颤时，电极直接放在心脏前后壁。除颤能量一般为5~10 J。

11. 除颤后用酒精擦净电极板上的导电糊，以免腐蚀板面，电源应及时充电备用。

12. 心律复转后，宜密切观察患者的心律、呼吸和血压直至患者苏醒，并予以吸氧。

13. 除颤仪日常24 h充电备用，系统检测时断电。

【并发症的预防与处理】

1. **心律失常预防与处理：** 严格掌握电除颤使用范围，必要时使用利多卡因预防。多数患者出现心律失常可在几秒钟内恢复正常，无须特殊处理，如不消失，应用药物治疗。室性心律失常首选利多卡因、胺碘酮；尖端扭转型室速选硫酸镁1~2 g静脉推注；室颤或无脉搏室速三次除颤无效后，选用胺碘酮。

2. **低血压预防与处理：** 患者清醒后不应立刻下床活动，应保持头低足高位静卧休息。如血压低于正常范围可根据医嘱予以升压药物治疗，密切监测生命体征。如血压持续降低且影响重要脏器血流灌注时，可给予升压药。

3. **心肌损伤预防与处理：** 避免使用不必要的高能量，避免两电极距离过近，宜选用适当大小的电极板。可给予保护心肌的药物治疗，密切观察患者病情变化，心电监护持续监测。

4.皮肤灼伤预防与处理：操作前评估患者除颤部位，避开皮肤破溃、损伤处。除颤前应保证导电糊已充分涂满电极板。同时还应注意接触患者皮肤时间不宜过久、两次除颤时间不宜过短，还应根据病情除颤。一般无须特殊处理，2~3天可自行消失。

六、常用参数调节

（一）迈瑞除颤监护仪（BeneHeart D5/BeneHeart D6）

1.ECG监护模式：心电监护测量患者心脏的电活动，并在屏幕上显示心电波形和参数数值。本除颤监护仪可以使用3导、5导、12导心电导联、体外除颤电极板和多功能电极片监测心电信号。当心电导联和体外除颤电极板或多功能电极片都连接时，除颤监护仪根据系统设置显示来源于其中之一的ECG波形。

1）ECG监护使用流程

（1）皮肤准备：①剔除电极安放处的体毛；②轻轻的摩擦电极安放处的皮肤，以去除死去的皮肤细胞；③用肥皂水彻底清洗皮肤；④安放电极前，让皮肤完全干燥。

（2）使用心电导联：①安放电极，安放ECG电极前先夹上夹子或扣好按扣；将ECG电极安放到患者身上；确认ECG导联线和心电主电缆已连接；将ECG主电缆连接到除颤监护仪上；旋转模式选择开关至"监护"位置。②电极安放位置。3导联RA，安放在锁骨下，靠近右肩；LA，安放在锁骨下，靠近左肩；LL，安放在左下腹；5导联增加RL电极，安放在右下腹；V电极，安放在胸壁上。

（3）使用多功能电极片/体外电极板：多功能电极片和体外除颤电极板也可以用于ECG测量。

（4）检查起搏状态：①按下除颤监护仪面板上的主菜单键，选择患者信息，设置起搏为是或否；②选择ECG参数区，选择其他，设置起搏为是或否。

2）ECG参数调节

（1）设置导联类型：①选择ECG参数区，进入ECG设置菜单；②根据所采用的导联类型，设置导联类型为3导联、5导联或12导联。

（2）打开和关闭心律失常分析：①选择ECG参数区，进入ECG设置菜单；②选择心律失常分析；③设置心律失常分析为开或关；④选择配置管理主界面的ECG设置，打开和关闭心律失常分析。

（3）设置心律失常报警：①选择ECG参数区，进入ECG设置菜单；②选择心律失常分析报警设置；③设置每一种心律失常事件的报警开关、报警级别以及报警记录开关；④选择配置管理主界面的ECG设置，对心律失常报警级别进行设置。

（4）设置心律失常阈值：①选择ECG参数区，进入ECG设置菜单；②选择心律失常分析阈值设置；③设置心律失常阈值。

（5）ECG校准：①旋转旋钮选择ECG滤波模式为诊断，再按下旋钮确认；②选择ECG参数区，进入ECG设置菜单；③选择其他校准；④屏幕上将出现一个方波信号，提示ECG正在校准；⑤比较该方波和1mV标尺，其误差范围应在5%以内；⑥完成校准后，选择停止校准。

2. AED工作模式：除颤监护仪进入AED模式时，就立即开始进行智能分析。当探测到可电击的心律后，除颤监护仪将发出建议电击的提示，并立即开始自动充电。如果发现患者不适合电击，则进入不建议电击状态。除颤智能分析在整个AED过程中持续进行，除颤监护仪进入CPR状态或多功能电极片连接出现异常时，则会停止除颤智能分析。

1）AED使用流程及参数调节

（1）确认患者已经出现心脏骤停、丧失反应、无呼吸或呼吸不正常。

（2）进行皮肤处理。

（3）按照多功能电极包装上的指示将电极片贴附到患者身上：①成人患者，采用前—前摆放位置；②将红色（胸骨）电极片安放在胸骨右侧和锁骨下；③将蓝色（心尖）电极片安放在左乳头旁以及腋窝中线上；④小儿患者，采用前—后摆放位置；⑤将蓝色（心尖）电极片安放在胸部的中间位置；⑥将红色（胸骨）电极片安放在后背的中间位置。

（4）连接多功能电极片和多功能电极片电缆。

（5）将电极片电缆插入除颤监护仪的治疗插座中，旋转模式选择开关至AED位置。

（6）旋转旋钮切换患者类型为成人或婴幼儿。根据患者类型的设置，除颤监护仪自动显示默认能量值。对于成人建议初次电击能量设置为200 J。对于婴幼儿建议初次电击能量设置为50 J。

（7）按照语音和提示信息进行操作。除颤监护仪将通过多功能电极片监测到的ECG波形自动分析患者的心律类型，并发出不要接触患者的警告。如果探测到了可电击心律，除颤监护仪会自动进行充电。

（8）有电击提示，按下电击按键。充电完成之后，除颤监护仪会发出"请勿接触患者!按下电击按键"的提示。确保此时没有人与患者接触，且没有与患者连接的附件、设备等接触，大声并清楚地喊"站开"。然后按下除颤监护仪面板上的电击按键对患者发送一次电击。发送电击后，除颤监护仪会给出"电击已释放"的语音提示和文字信息，屏幕上的电击计数器会更新以反映已经进行了的电击次数。

（9）建议电击：①探测到可电击心律，除颤监护仪会自动充电到预先设定的能量值。充电的同时，除颤监护仪会发出充电音。当充电完成后，电击按键开始闪烁。②在除颤监护仪充电的同时，心律分析继续进行。如果在发出电击之前，除颤监护仪监测到患者的心律发生了变化，不再适合进行电击，则会自动解除充电状态。③除颤监护仪发出"请勿接触患者!按下电击按键"提示后，如果在设定的自动解除时间间隔内没有按下电击按键进行电击，除颤监护仪会自行解除能量并重新开始心律分析。④除颤监护仪充电过程中或充好电之后，可以随时按下暂停分析软按键进行内部放电。

（10）不建议电击：①没有探测到可电击的心律，除颤监护仪会发出"不建议电击"的提示信息；②进入CPR状态，系统发出"不建议电击！暂停，如果需要，开始心肺复苏"的语音提示；③持续分析：除颤监护仪会继续监测患者的ECG，并且在监测到潜在的可电击心律时会自动重新开始分析。在监测到可电击心律之前，系统会重复发出"不建议电击，如果需要，请按暂停进行心肺复苏"的语音提示，并且循环显示"不建议电击"和"正在监护……"的文字提示。

3. 手动除颤模式

进行手动除颤必须对患者的心律类型做出正确的评估，决定是否需要进行非同步电复律或同步电复律，并选择合适的能量设置，进行充电并电击。

1）手动除颤使用流程

（1）使用多功能电极片/成人体外电极板：①进行皮肤处理；②选择合适的治疗电缆，将治疗电缆插入除颤监护仪的治疗插座，插紧直至发出卡到位的声音；③安放多功能电极片/体外除颤电极板；④选择能量；⑤进行充电；⑥电击。

（2）使用儿童体外电极板：①按下体外除颤电极板上的闩锁键；②向前拉出成人电极板电极。

（3）使用体内除颤电极板：①旋转模式选择开关旋至手动除颤位置；②根据患者情况选择合适的电极板；③将电极板电缆插入除颤监护仪的治疗插座，插紧直至发出卡到位的声音；④按下除颤监护仪面板上的能量选择键选择能量；⑤握住电极板手柄，将两个除颤电极分别放置到右心房和左心室的位置；⑥按下除颤监护仪面板上的充电按键进行充电；⑦确保此时无人与患者接触，且没有与患者连接的附件、设备等接触，大声并清楚地喊出"站开"；⑧按下右手电极板手柄上的电击按键，对患者进行电击。

2）同步电复律的使用流程

（1）连接治疗电缆并安放体外除颤电极板/多功能电极片。如果通过心电导联进行ECG监护，则需要连接心电电缆并安放心电电极。

（2）旋转模式选择开关旋至手动除颤位置，按下进入同步软按键进入同步电复律的工作模式。

（3）选择导联，所选择的导联波形必须具备清楚的信号和大QRS波群。

（4）确认R波标记出现在R波上方。如果R波标记未出现或出现在错误的位置（例如在T波上），则选择其他的导联。

（5）确认除颤监护仪进入同步电复律的工作模式。此时，除颤信息区会出现同步标志。

（6）按下除颤监护仪面板上的能量选择键来设定所需的能量。使用体外除颤电极板，按下电极板上的能量选择按键来设定能量。

（7）按下除颤监护仪面板上的充电按键。使用体外除颤电极板，按下电极板上的充电按键。

（8）确认当前患者需要进行电击，且除颤监护仪已经充电完成。确保此时无人与患者接触，且没有与患者连接的附件、设备等接触，大声并清楚地喊出"站开"。

（9）按住电击按键进行放电。使用除颤电极板，按下并压住两个电极板上的电击按键。当探测到下一个R波时，除颤监护仪会发送一次电击。

3）停止同步电复律

需要关闭除颤监护仪的同步电复律的功能时，按下退出同步软按键进入手动除颤模式。

4）接触阻抗指示：接触阻抗指示用于指示手动除颤模式和AED模式下患者与多功能电极片/体外除颤电极板之间的接触阻抗。接触阻抗指示的显示默认为关，选择配置管理主界面的手动除颤设置，打开接触阻抗指示。接触阻抗指示的各种状态和应采取的措施见表2-3-3。

表2-3-3　接触阻抗指示的各种状态和应采取的措施

接触阻抗指示	描述	对应措施
绿灯亮	患者接触阻抗良好，可以用于正常放电除颤	/
黄灯亮	患者接触阻抗不良，阻抗值偏高	贴紧电极片或电极板，或者调整贴附位置直到接触阻抗指示为绿灯亮如果接触阻抗指示仍然为黄灯亮，也可以用于正常放电除颤，但可能达不到预期效果
红灯亮	患者接触阻抗差、电极片或电极板之间接触短路，无法用于正常放电除颤	贴紧电极片或电极板，或者调整贴附位置直到接触阻抗指示为绿灯亮或黄灯亮
灯灭	治疗电缆脱落	重新连接治疗电缆

4.无创起搏模式：用于向患者心脏发送有节律的脉冲。在起搏工作模式下，可以通过多功能电极片向患者发送脉冲。每次向患者发送一个起搏脉冲时，在ECG波形上都会出现一个白色的起搏标记。在按需模式下起搏，ECG波形上还会出现白色的R波标记直至发生夺获。

起搏使用流程及参数调节：

（1）起搏准备：①将电极片电缆插入除颤监护仪的治疗插座中，插紧直至发出卡到位的声音；②进行皮肤处理，并且将多功能电极片贴附到患者身上；②采用按需起搏模式，则需要使用心电导联进行心电监护。

（2）按需起搏模式：①旋转模式选择开关至起搏位置，这时起搏自动在按需模式下被启用。选择配置管理主界面的手动除颤设置，设置进入起搏工作模式的方式。也可以选择配置管理主界面的起搏设置，设置默认的起搏方式。②按下除颤监护仪面板上的导联选择键，选择所需的导联。所选择的导联波形应带有容易识别的R波。③确认R波标记出现在R波上方。④旋转旋钮选择所需的起搏速率或起搏电流热键，按下并转动旋钮确定。⑤按下开始起搏软按键进行起搏。此时，除颤监护仪起搏信息区会显示"正在起搏……"的提示信息。⑥确认白色的起搏标记出现在ECG波形上。⑦调节起搏电流直至发生夺获，然后再将起搏电流调低到可维持夺获的最低级别。⑧确认外周循环有脉搏。

（3）固定模式起搏：①旋转模式选择开关至起搏位置。②使用旋钮将起搏模式设置为固定模式，再按下旋钮确认。③如需使用ECG导联，按下除颤监护仪面板上的导联选择键选择所需的导联。④使用旋钮选择所需的起搏速率，再按下旋钮确认，设置初始起搏电流。⑤按下开始起搏软按键进行起搏，此时，除颤监护仪起搏信息区会显示"正在起搏……"的提示信息。⑥确认白色的起搏标记出现在ECG波形上。⑦调节起搏电流直至发生夺获，然后再将起搏电流调低到可维持夺获的最低级别。⑧确认外周循环有脉搏。

（二）ZOLL M系列除颤起搏监护仪（M-Series）

1.心电监护参数调节

1）心电监护警报的三个等级

（1）高优先：该警报表示检查患者或触发低心率警报。设备发出高优先报警音，高亮度显示引起警报参数，并且伴随闪烁的相关报警符号。

（2）中度优先：该警报表示触发高心率报警或其他生理参数超出设置范围，如SpO_2、$EtCO_2$、NIBP。设备发出中优先报警音，并伴随闪烁的相关报警符号。

（3）低优先性：该警报向用户提出一个用户可纠正的报警，例如导联脱落，检查SpO_2传感器或文字信息，发出的两声响报警和一段定时周期内的文字提示。

2）警报极限值：低心率警报极限范围为每分钟20～100次，默认设置为30次。当使用心电图对患者的心率进行监护时，患者高心率警报范围为每分钟60～280次，默认设置为150次。但是，当使用脉搏血氧饱和度监护时，如果对心电图监护的设置过高，则最大心率警报基线将自动降低为235次/分。当恢复使用心电图进行监护时，则设备会恢复原始的设置。

3）警报暂停和静音：当设备出现高优先警报，并发出高优先级警报声时，显示屏上会高亮度显示被警报的参数，在参数闪烁的同时，还会出现相关报警符号。用户可以选择暂停警报90 s，或者使警报静音。

4）打印机：心电图打印每次都有6 s的延时。按下打印机按键，在再次按下打印机按键之前打印机会一直不停地打印。每次打印开始的时间、日期、心电导联、幅度以及心率都会打印在打印纸的上部。如果除颤仪工作是起搏模式，输出电流值也将被打印出来。如果是除颤模式，除颤的电击能量值也将打印出来。当打印机无纸时，屏幕将会显示缺纸信息，打印机也会因纸仓内无纸而停止打印，装入新纸后按下打印按键开始打印。

2.自动体外除颤（AED）

1）ADE使用流程

（1）确认患者无意识、无呼吸及脉搏。

（2）脱去所有覆盖患者胸部的衣物，按需要擦干胸部。如果患者胸部毛发过多，剃去毛发以保证电极粘贴牢固。

（3）开机，将多功能电极连接到多功能电缆上。设备检查电极片是否已连接，若未连接电极片，则提示使用除颤贴片。

（4）将多功能电极粘贴在患者胸壁。若未连接提示固定贴片。

（5）连接电极片于患者胸壁后，设备建议按分析键。

（6）按控制面板上的自动分析键。

（7）设备显示正在自动分析，并提示请站开。

（8）当设备分析患者为非可电ECG时，先显示检查脉搏，后显示不建议除颤，立即行心肺复苏。

（9）分析心电，可电击ECG时设备自动开始充电，设备自动充电到建议能量（时间3~5 s），并建议除颤。充电完成后放电按钮亮起，按放电键。

（10）充电完成后，除颤仪发出10 s的连续蜂鸣音，接着是5 s的断续蜂鸣音。除颤电击必须在15 s内实施，否则除颤仪将会解除充电状态。

2）AED声音提示

（1）ATTACH PADS：连接电极。

（2）STAND CLEAR：远离患者。

（3）PRESS SHOCK：按下电击。

（4）CHECK PADS：检查电极。

（5）CHECK PULSE：检查脉搏。

（6）CHECK PATIENT：检查患者。

（7）IF NO PULSE，PERFORM CPR：如无脉搏，进行心肺复苏。

（8）PRESS ANALYZE：按下分析键。

（9）NO SHOCK ADVISED：无须电击。

3.手动除颤的流程

（1）选择除颤：将选择旋钮旋转至除颤位置，除颤仪会自动选择缺省除颤能量200 J，或按用户设置的第一次除颤能量。

（2）能量选择：观察屏幕显示，确认适合的除颤能量。按上下箭头按键按照需要改变除颤能量。一对上下按键位于除颤仪前面板，另外一对在锁骨下除颤板手柄上。

（3）除颤手柄的准备：将两只除颤手柄从手柄仓中取出，将适量的除颤导电糊涂在两只除颤手柄上，将两只除颤板相互轻轻地摩擦将导电糊涂抹均匀。

（4）除颤板的使用：将标有Sternum的除颤板放置在患者胸部右侧锁骨下（患者

的右侧）。将标有Apex的除颤板放置在患者胸部左侧乳头下方。

（5）除颤充电：按下前面板或除颤手柄上的充电按键，当按下充电按键后而选择能量数未达到时按下两个除颤板上的电极按键，屏幕会显示"释放电极按键以及其他信息"。当按下充电按键后，再次按下除颤板或除颤仪面板上的上下箭头按键可以重新增加或减少除颤能量。当充电达到选择能量值，位于左侧肋骨下除颤手柄上的指示灯会发光，并可以听到连续蜂鸣音，屏幕会显示DEFIB×××J READY信息，除颤仪可以进行除颤操作。

（6）实施电击：用大拇指持续按下每个除颤手柄上的放电电击按键直到电击能量释放到患者身上。

（7）完成除颤操作后，屏幕马上显示"××J DELIVERED"表明释放能量，并同时显示"DEFIB×××J SEL"，5 s之后，"××J DELIVERED"信息会消失"DEFIB×××J SEL"信息会继续显示指示选择能量。

4.同步电复律的流程

（1）连接ECG电缆与患者胸壁，设备屏幕显示明显的QRS波形。

（2）启动手动模式，然后按压"同步开关"下方的功能按键，启动同步功能。每个QRS波出现同步标记，并显示SYNC，则同步功能已开启。

（3）按下前面板或除颤手柄上的充电按键。

（4）充电完成，同时按放除颤手柄的两个放电键进行除颤。

5.无创体外临时起搏的流程

（1）脱去患者上衣，如果需要擦干患者胸部。

（2）粘贴电极片和多功能电极片。

（3）将功能选择旋钮旋至起搏档。

（4）设置起搏频率，将起搏频率设置为比患者基础心率高10~20 ppm，如果患者没有基础心率，使用100 ppm。当转动起搏频率旋钮调整起搏频率时，起搏频率以2 ppm的速率增加或减少。

（5）设置起搏输出电流，增加起搏输出电流直到刺激有效，输出电流值显示在屏幕上。当调整起搏电流时，电流值的改变按照2 mA的速率增加或减少。

（6）确认捕捉，当起搏刺激对于心室起作用后（起搏捕捉成功），辨认非常重要。必须同时使用心电和机械的方法确认对患者循环系统的辅助支持是否得当。宽大的QRS群波、自主心率消失以及延长或者增大的T波都可以成为确定电刺激捕捉成功的标志。

（7）确定最佳阈值，理想的输出电流是能够保持捕捉状态的最小值。通常选择捕捉阈值以上的10%。典型的阈值电流值为40~80 mA。多功能电极片的位置会影响心室搏动捕捉电流值。避开过多的肌肉组织、直接给心脏提供电流的多功能电极片通常可以使起搏阈值降到最低。较小的起搏电流可以降低躯干肌肉的收缩以及具有较好的耐受程度。按下并保持住4∶1按键，操作者可以暂停对患者的电刺激并且能够观察患者的自主心率以及其形态。释放后除颤仪将会按照设置频率的1/4进行电刺激。

（三）飞利浦除颤监护仪（Efficia DFM100）

1. 心电监护参数调节

1）要使用显示的波形菜单选择波形：①按下智能选择旋钮；②转动智能选择旋钮以突出显示的波形，然后按下智能选择旋钮；③选择要修改的波形区，然后按下智能选择旋钮；④选择所需的新波形类型，然后按下智能选择旋钮；⑤选择合适的心电图波形尺寸，然后按下智能选择旋钮。

2）要选择适用于AED模式下波形区2的波形：①确认所用设备已配置为在AED模式下监护CO_2和SpO_2；②从AED模式中，按下智能选择旋钮；③转动智能选择旋钮以突出显示波形区2，然后按下智能选择旋钮；④选择要置于波形区2上的波形，然后按下智能选择旋钮。

3）要更改心率、室速或PVC速率限制：①按下智能选择旋钮；②转动智能选择旋钮以突出显示测量/报警，然后按下智能选择旋钮；③选择HR/心律不齐，然后按下智能选择旋钮；④选择要调整的限值，然后按下智能选择旋钮；⑤选择新值，然后按下智能选择旋钮。

4）要启用/禁用HR及心律失常报警：①按下智能选择旋钮；②转动智能选择旋钮以突出显示测量/报警，然后按下智能选择旋钮；③选择HR/心律不齐，然后按下智能选择旋钮；④选择报警开（报警关），然后按下智能选择旋钮。

2. 手动除颤使用流程

1）准备除颤：①为患者备皮以实现良好的皮肤接触；②连接合适的治疗电缆；③贴上电极板或电极。

2）使用多功能电极：①核对电极包装上的有效期，并检查该包装有无任何破损；②连接治疗电缆；③将电极贴到患者身上。

3）使用胸外除颤电极板：①确保设备已打开并进入监护模式；②把胸外除颤电极板贴附于患者的胸部，并尽量避免任何不必要的移动；③在检测到心电图后，查看显示屏上出现的波形。

4）使用婴儿电极板：美国心脏协会（American Heart Association）建议对体重小于1 kg的儿童使用较小的电极板。只要能避免电极板之间相互接触，就可以使用较大的电极板。

5）使用胸内除颤电极板：①选择合适的电极板尺寸；②如果使用非开关式胸内除颤电极板，则将电极板与M4740A电极板适配电缆相连；③将电极板电缆连接至治疗电缆。

6）选择能量：将治疗旋钮旋至所需能量级别。当前能量选择会显示于设备上的选择能量区域。推荐的成人用能量剂量为150 J。

7）给设备充电：按下面板上的充电按钮。如果使用胸外除颤电极板，也可以按下位于心尖电极板侧面的充电按钮。当除颤器正在充电时，显示屏上显示的能量选择会变为当前充电状态，设备会发出一种连续、低调的正在充电的提示音，直至达到所需能量级别为止，此时又会发出一种连续、高调的充电完成的提示音。如需解除除颤器的带电状态，请按取消充电软键。另外，在自动放电时间配置设置中所指定的时间段内未按下电击按钮，除颤器会自动解除带电状态。

8）实施电击：确认仍有电击治疗指征，而且除颤器已充电至选择的能量级别。确保此时无人与患者接触而且没有任何东西与患者相连。清晰而大声地喊出"不要接触患者！"电极或非开关式胸内除颤电极板——按下正面的闪烁的电击按钮，以发送电击。胸外除颤电极板——同时按下两个电极板上闪烁的电击按钮，即可发送一次电击。开关式胸内除颤电极板——按下电极板上的橙色电击按钮，即可发送一次电击。

3. 起搏使用流程

1）按需起搏模式：①将治疗旋钮旋至起搏位置。②按导联选择按钮，选择带有易于辨别的R波的最佳导联。③确认白色R波箭头出现在心电图波形上或其上方。每个R波都应有一个相关联的箭头。如果R波箭头未出现，包含未正确标记的心搏或是R波不一致，请选择其他导联。④按起搏设置软键以选择起搏速率，然后从菜单中选择起搏速率。使用智能选择旋钮来调整速率，然后按下智能选择旋钮以选择速率。重复操作并选择起搏输出来调整起搏输出。⑤按开始起搏，起搏状态条上会显示起搏。⑥确认白色起搏标记或白色R波箭头出现于心电图波形上。⑦按起搏设置软键，然后选择起搏输出。使用智能选择旋钮来调高输出，直到发生心脏（信号）捕获为止。捕获的表现是在每个起搏标记之后都有QRS波群。减小输出至仍能维持心脏捕获的最低值。⑧评估患者是否有周围血管搏动。⑨按暂停起搏软键会出现一则提示消息要求您确认操作。使用智能选择旋钮选择是可暂停起搏，选择否可继续起搏。暂停后按闪烁的开始起搏软键以继续起搏，或者将治疗旋钮从起搏位置旋开。

2）固定模式起搏：①将治疗旋钮旋至起搏位置。②更改为固定模式起搏。按下智能选择旋钮，转动智能选择旋钮以突出显示起搏模式，然后按下智能选择旋钮，选择固定，然后按下智能选择旋钮。③使用导联选择按钮来选择所需导联以进行查看。④按起搏设置软键以选择起搏速率，然后从菜单中选择起搏速率以显示起搏速率窗口。使用智能选择旋钮来调整速率，然后按下智能选择旋钮以选择速率。重复操作并选择起搏输出来调整起搏输出。⑤按开始起搏，起搏状态条上会显示起搏。⑥如果已有心电图波形，请确认出现了白色起搏标记。⑦确认存在周围血管搏动，并视需要增大输出。⑧按起搏设置软键，然后选择起搏输出。使用智能选择旋钮来调高输出，直到发生心脏（信号）捕获为止。捕获的表现是在每个起搏标记之后都有QRS波群。减小输出至仍能维持心脏捕获的最低值。⑨评估患者是否有周围血管搏动。⑩按暂停起搏软键会出现一则提示消息要求您确认操作。使用智能选择旋钮选择是可暂停起搏，选择否可继续起搏。暂停后按闪烁的开始起搏软键以继续起搏。或者将治疗旋钮从起搏位置旋开。

4. AED模式

AED使用流程：

（1）准备在AED模式下实施除颤。①确认患者为：无反应、无呼吸、无脉搏。②露出胸壁并擦干。如有必要须剪去或刮去过多的胸毛。③核对电极包装上的有效期，并检查该包装有无任何破损。④连接治疗电缆。⑤将电极接头连到治疗电缆末端。⑥根据电极包装上的指示或按照各自医院的AED操作规程将电极贴到患者身上。

（2）操作。①将治疗旋钮旋至AED。②遵循语音和屏幕提示。如果检测到可电击心律，会自动地按预配置的能量设置（默认值成人为150 J）进行充电或是自动地按50 J（婴儿/儿童）来充电，在充电过程中将伴有语音和屏幕提示。设备在充好电后，会发出平稳的高调音，而且橙色"电击"按钮会闪烁。在充电的同时，心律分析继续进行。如果在发送电击之前检测到心律变化，而且不再适宜发送电击，则除颤器会自行解除带电状态。未检测到可电击的节律时，会告知您"不建议电击"。③充电完成后，即提示"立刻进行电击"。确保此时无人与患者接触而且没有任何物体与患者相连。清晰而大声地喊出"不要接触患者！"然后按下橙色"电击"按钮，以向患者发送电击。

（四）ZOLL AED PLUS

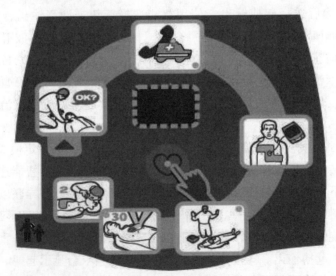

图2-3-21　图像用户界面

1. 使用AED图像

1）当取下装置的上盖时，图像用户界面（图2-3-21）就会出现在装置的顶部。这些图像都是进行抢救时用到的步骤提示，以加强语音提示和可选显示器显示信息的说明效果。装置上所包括的每个图像都有一个指示灯（LED），图像的语音提示按照美国心脏协会和欧洲复苏委员会关于使用AED的当前规定的定义的顺序进行排列。

2）装置具有一个液晶显示器（LCD）（有些特殊型号的装置没有液晶显示器），用来显示已经经过的时间、已经发送的电击计数、与语音提示一致的文本信息、CPR按压的深度等等，还可以配置用来显示获取的ECG信号。

3）当打开装置时，语音提示顺序和图像说明将会自动开始，并且一直持续到装置关闭或者电极从患者身上取下之后的一段时间。在电极敷贴到患者身上并且连接的阻抗核实之后，将会自动开始心电节律的分析。

4）在ECG分析出结果之后，将会有语音提示救援者装置检测到的心律是否可以进行电击处理。如果检测到的ECG心律可以进行电击处理，将会出现图像说明和语音提示来指导救援者进行整个除颤处理操作过程。如果检测到的心律不能进行电击处理，AED将会发出下面一系列的语音提示：不建议除颤，开始心肺复苏，与心肺复苏（CPR）有关的图形会亮起。允许施救者施行2 min的心肺复苏。紧接着此"CPR时间"，ZOLL AED PLUS会重新开始一次心电自动分析。并能根据所使用的电极种类自动调节能量以针对成人和儿童有不同的治疗。在出厂默认设置中，最初三次除颤的能量是成人模式120 J、150 J和200 J，儿童模式50 J、70 J和85 J。可以对设备进行重新设置改变治疗能量，只要设置中再次除颤的能量与前次的能量水平相同或高于前次。实施除颤要按动位于图形中心的除颤按键（面板上有红心标志的按键）。

2.使用语音提示见表2-3-4。

表2-3-4 临床模式的语音提示

语音提示	含 义
系统正常	ZOLL AED PLUS已经成功通过开机自检
系统错误	ZOLL AED PLUS未能通过开机自检，不能用于进行患者治疗
更换电池	ZOLL AED PLUS开机自检检测到电池低电压，不能用于进行患者治疗。请立即更换电池
保持镇定	尽可能放松并且集中精力进行抢救工作
检查患者反应	通过轻轻摇动患者或者大声喊"你怎么样?"检查患者的反应/意识
呼叫援助	启动EMS系统或者由旁观者来帮你完成
开放气道	使患者保持仰卧位，并且使患者的头部向后倾斜，下颚抬起，使患者呼吸道敞开
检查呼吸	观察、听或者感觉患者是否有呼吸和/或患者肺中是否有气流
进行两次人工呼吸	如果患者没有呼吸，需要给患者两次人工呼吸
插上电缆	电极电缆没有正确连接到AED的连接器
在患者的裸胸上粘贴电极	将除颤电极连接到患者裸胸上

续表

语音提示	含 义
检查电极	以前敷贴的电极与患者的身体没有良好接触或者电极发生故障
成人电极片	ZOLL AED PLUS探测到所用电极是成人电极，将按照成人能量设置进行除颤治疗
儿童电极片	ZOLL AED PLUS探测到所用电极是儿童电极，将按照儿童能量设置进行除颤治疗
不要接触患者，正在进行分析	不要触摸患者的身体，正在进行或者准备进行ECG节律分析
建议除颤	ECG节律分析检测到VF或者可以进行电击除颤的VT
不建议除颤	ECG节律分析检测到不能进行除颤处理的节律
分析停止，不要移动患者	由于出现过多的ECG信号伪象而导致的ECG节律分析中止。中止任何正在进行的CPR并且尽可能保持患者静止
不要触摸患者，按压放电键	警告所有靠近人员要远离患者，并且不要触摸患者。按下治疗按钮开始除颤治疗
松开按键	治疗按钮在除颤器准备就绪之前被按下。松开治疗按钮，直到有语音提示装置已经准备就绪
已放电	除颤电击已经传送到患者
未放电	由于救护者没有按除颤按键，或其他错误出现，没有放电
已放电（n）次	自从AED打开时起，已经总共传送了n次电击
开始心肺复苏	开始进行心肺复苏
继续心肺复苏	继续进行CPR处理。如果ZOLL AED PLUS CPR监测功能不能检测到胸部按压深度达到1.9 cm，装置也会发出这种提示
再用力按压	CPR胸部按压深度一直小于5 cm
按压良好	在出现用力按压提示之后，救援者的胸部按压深度成功达到5 cm
停止心肺复苏	停止CPR，AED准备进行ECG节律分析

3. 使用被动呼吸道支持系统（PASS）

1）如果患者的头部和颈部没有明显外伤，建议使用头部倾斜下巴抬起的方法机动打开患者的呼吸通道。PASS可以放置在患者的肩部，以辅助患者的头部保持倾斜。

2）对于经过检查没有发现明显头部或者颈部外伤而需要进行被动呼吸道支持系统的患者，应该首先使患者向其侧面反转，然后再转回来，以便患者肩膀下的PASS能够使患者的头部向后倾斜。

3）当把PASS放置于患者的肩膀下时，PASS的形状将有助于敞开患者的呼吸道，见图2-3-22。

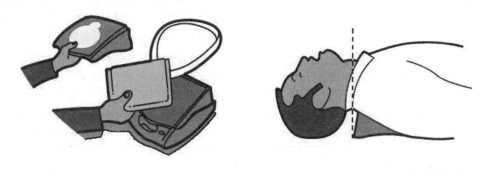

图2-3-22 PASS

4）装置的端盖可以用作被动呼吸道支持系统将PASS放置于患者的肩膀之下，以抬高其肩膀。如果患者头部或者颈部有损伤，不要使用PASS。

七、常见报警及仪器故障处理

报警是指当正在被监护或实施治疗的患者发生异常的生命体征变化，或除颤监护仪本身发生故障导致对患者的监护和治疗不能顺利进行时，除颤监护仪通过声、光、文字等方式对医护人员所做出的提示。

（一）报警类型

按报警的性质，报警可以分为生理报警、技术报警和提示信息。

1. 生理报警

通常是由于患者的某个生理参数超过了设置的报警上下限，或者患者发生生理异常而引起的。生理报警显示在生理报警区。在AED工作模式下，系统不提供生理报警。

2. 技术报警

也称为系统错误信息，是指因操作不当或系统故障而造成某种监护或治疗功能无法正常运行，或监护结果出现失真时触发的报警。技术报警显示在技术报警区。

3. 提示信息

除生理报警和技术报警之外，除颤监护仪还会显示一些与系统状态相关的提示信息，这些信息一般不涉及生命体征。严格来说，提示信息不属于报警。提示信息一般显示在屏幕下方的提示信息区。治疗类提示信息显示在相应的治疗信息区。

（二）报警级别

报警按严重程度，可分为高级报警、中级报警和低级报警三种。每种报警，无论是技术报警还是生理报警，都有自己的报警级别，见表2-3-5。

表2-3-5　报警级别分类

	生理报警	技术报警
高级报警	患者处于危急状态，且可能有生命危险，应立即进行抢救	严重的机器故障或错误操作，可能无法监测到患者的危急状态或导致治疗功能失败，使患者有生命危险。如电池电量低
中级报警	患者的生理体征出现异常，应当马上采取相应的措施或进行救治	某些机器故障或误操作，可能不会威胁到患者安全，但也会影响到关键生理参数的正常监护及患者治疗
低级报警	患者的生理体征出现异常，可能需要采取相应措施或进行救治	因机器故障或操作不当可能使某种监护功能无法正常运行，但不会威胁患者安全

（三）报警方式

当发生报警时，将使用以下听觉或视觉的方式提示用户。

1. 灯光报警：发生报警时，报警灯以不同的颜色和闪烁频率提示不同级别的报警。

（1）高级报警：红色、闪烁频率1.4~2.8 Hz、占空比20~60%。

（2）中级报警：黄色、闪烁频率0.4~0.8 Hz、占空比20~60%。

（3）低级报警：黄色、常亮不闪烁、占空比100%。

2. 声音报警：发生报警时，除颤监护仪采用不同的声音特性来提示不同级别的报警。

（1）高级报警：嘟嘟嘟——嘟嘟——嘟——嘟——嘟——嘟——嘟。

（2）中级报警：嘟嘟嘟。

（3）低级报警：嘟。

3. 报警信息：发生报警时，采用以下标志来区分报警级别。

（1）高级报警：***。

（2）中级报警：**。

（3）低级报警：*。

4. 参数闪烁：当患者的某个生理参数发生报警时，参数区中的该参数会以每秒一次的频率闪烁，该参数的报警上限或下限也将以相同的频率闪烁，表示该参数超过了上限或下限。

5. 报警状态图标

（1） 表示所有的报警都被暂停。

（2） 表示报警音被关闭。

（3） 表示某参数的报警被关闭或者系统处于报警关闭状态。

（四）设置报警声音

1. 按下除颤监护仪面板上的主菜单键。

2. 选择报警设置。

3. 设置报警音量：①如果报警音关闭设置为启用，报警音量可以设置为0~10级。0级表示报警音关闭，10级表示最大音量。②如果报警音关闭设置为禁止，报警音量可以设置为1~10级。1级表示最小音量，10级表示最大音量。

（五）设置报警提示音

（1）当除颤监护仪处于报警音关闭或报警关闭状态时，系统每隔60 s发出一声单音的提示，提醒当前系统的报警状态。报警关闭的情况下，报警提示音为"嘟——"单音提示。报警暂停的情况下，无报警提示音。

（2）报警音提示音默认为关。可以选择配置管理主界面的报警设置，开启报警音提示音并设置报警音提示音音量。报警音提示音音量默认为中。

（六）常见报警及处理

1.BeneHeart D5/BeneHeart D6

（1）生理报警信息

生理报警信息见表2-3-6。

表2-3-6　生理报警信息

来源	报警信息	原因及对策
××	××过高	××数值高出报警高限或低于报警低限。检查患者的生理状况，确认患者类型和报警限的设置是否适用于患者
	××过低	
ECG	停搏	患者出现心律失常的情况。检查患者的状况、电极、电缆和导联线
	室颤/室速	
	室速	
	室性心动过缓	
	极度心动过速	
	极度心动过缓	
	心动过速	
	心动过缓	
	单个室早	
	多连发室早	
	二连发室早	
	室早二联律	
	室早三联律	
	室性节律	
	不规则节律	
	非持续性室速	
	心跳暂停	
	房颤	

续表

来源	报警信息	原因及对策
ECG	起搏器未起搏	起搏器工作状态异常，检查起搏器
	起搏器未俘获	
Resp	Resp呼吸窒息	患者的呼吸信号太弱，系统无法进行分析。检查患者的状况、电极、电缆和导联线
	Resp心动干扰	患者的心跳干扰了呼吸，无法正确测量呼吸率。检查患者的状况、电极、电缆和导联线
SpO_2	SpO_2低饱和度极限	患者血氧含量处于较低水平。确认患者状态、报警限的设置是否适用于患者
	脉搏未发现	患者的脉搏信号太弱，系统无法进行分析。检查患者的状况、血氧传感器和测量部位
CO_2	CO_2呼吸窒息	患者无呼吸，或呼吸信号太弱导致系统无法进行分析。检查患者的状况、附件和气路连接

（2）技术报警信息

技术报警信息见表2-3-7。

表2-3-7　技术报警信息

来源	报警信息	原因及对策
××	××自检错	××模块出现故障，或模块与主机通信出现故障。重新开机
	××初始化错	
	××通信错	
	××通信停止	
	××测量超界	××参数的测量值超出可进行的测量范围，请联系维修人员
ECG	ECG导联脱落	心电极与患者连接不牢或脱落，或导联线与主电缆脱落。检查电极和导联线的连接情况
	ECG YY 导联脱落	
	电极片/电极板脱落	电极片/电极板与患者连接不牢或脱落，或治疗电缆连接有问题。检查电极片/电极板和治疗电缆的连接情况
	ECG干扰太大	信号中出现较大的干扰信号。检查导联线和电极周围是否存在干扰源，检查患者当前的状况，避免患者有较大的动作
	ECG信号无效	ECG幅度达不到检测的阈值。检查导联线和电极周围是否存在干扰源，检查患者当前的状况

续表

来源	报警信息	原因及对策
Temp	Temp校准错	体温通道校准错，请重新开机
	T1传感器脱落	温度传感器从患者或模块上脱落。检查传感器的连接情况
	T2传感器脱落	
SpO_2	SpO_2传感器脱落	SpO_2传感器从患者或模块上脱落、发生故障或使用了不是本说明书中指定的传感器。检查传感器的安装部位、传感器是否损坏或传感器类型。重新连接传感器或采用新的传感器
	SpO_2传感器故障	
	SpO_2传感器未接	
	SpO_2传感器无法识别	
	SpO_2传感器不兼容	
	SpO_2背景光太强	传感器周围的光线太强，传感器的光电探测端吸收了周围的光线。将传感器移至光线较弱的部位，或者盖住探头端
	SpO_2信号太差	传感器获得的信号质量太差或太弱。检查患者状况，重新将传感器安放在一个合适的部位。若故障继续存在，更换传感器
	SpO_2信号弱	
	SpO_2脉搏太弱	
	SpO_2弱灌注	
	SpO_2无搏动	
	SpO_2干扰	出现干扰信号。检查传感器周围是否存在干扰源，检查患者当前的状况，避免患者有较大的动作
	SpO_2测量板出错	SpO_2模块工作异常，测量可能不准确。停止使用该模块，联系维修人员
NIBP	NIBP袖带太松或没接	NIBP袖带未按正确的方法安放、没有连接好或气路存在漏气情况
	NIBP袖带充气管漏气	
	NIBP泵漏气	检查袖带和充气管
	NIBP袖带类型错	使用的袖带与所设置的患者类型不符合。确认患者类型，更换袖带
	NIBP空气压力错	环境大气压力不正常。确认所处环境符合设备的规格，是否有特殊原因影响环境压力
	NIBP信号太弱	可能是患者的脉搏太弱或袖带过松。检查患者状况，重新将袖套安放在一个合适的部位。若故障继续存在，更换袖带
	NIBP信号饱和	由于运动或其他原因使信号幅度太大
	NIBP压力超范围	可能是患者的血压值超过了测量范围
	NIBP手臂运动	检查患者状况，使患者手臂停止运动
	NIBP过压保护	气路可能发生堵塞，检查气路，再重新测量

续表

来源	报警信息	原因及对策
	NIBP系统失败	测量时出现故障，系统无法进行分析计算。检查患者状况，检查连接状况或更换袖带，然后重新测试
	NIBP测量超时	
	NIBP出错复位	在进行NIBP测量时，出现了非正常复位的情况。检查气路是否堵塞，然后再进行测量
IBP	YY传感器脱落	检查传感器连接状况，重新连接
	YY未接	液路从患者身上断开，或三通开关通向大气。检查液路接头，或者检查三通开关是否通向患者端。如果仍未解决，请联系客服
CO_2	CO_2传感器温度过高	检查、停止使用或更换传感器
	CO_2水槽脱落	检查水槽连接情况
	CO_2校零失败	确认气路正确连接，传感器温度稳定后，重新校零
	CO_2模块故障	CO_2模块出现故障，或CO_2模块与主机通信出现故障。请重新启动本除颤监护仪
	CO_2采样气路堵塞	气路或水槽发生堵塞。请检查气路和水槽，排除堵塞
	CO_2需要更换水槽	更换水槽
	CO_2水槽不匹配	检查患者类型，使用正确的水槽
	CO_2温度超界	检查、停止使用或更换传感器
	CO_2检查气路	检查气路
	CO_2检查校准	确认气路正确连接，重新校准
	CO_2采样管未接	检查采样管连接情况
	CO_2更换传感器	CO_2模块出现故障，请重新启动本除颤监护仪
	CO_2正在清除……	气路异常，请检查气路
心肺复苏传感器	CPR传感器故障	心肺复苏传感器自检错或者出现通信故障，请联系维修人员
	CPR传感器电池电量低	心肺复苏传感器的电池电量低，连接心肺复苏传感器至本除颤监护仪进行充电
	CPR传感器需要维修	使用心肺复苏传感器进行的按压超过预期次数，请联系维修人员
	CPR传感器电缆故障	心肺复苏传感器电缆出现故障，请更换电缆
	CPR传感器需换电池	心肺复苏传感器的电池老化，请联系维修人员
	CPR传感器充电故障	心肺复苏传感器无法充电，请联系维修人员

续表

来源	报警信息	原因及对策
主控系统	存储卡故障	格式化存储卡。如果还有问题，请联系维修人员
	电源板通讯错	电源板出现故障或与主机通讯出现故障，重新开机
	治疗模块通讯错	治疗模块出现故障或与主机通讯出现故障，重新开机，如果还有问题，请联系维修人员
	主控系统上电自检错	主控电压异常，更换主控板
	时钟需要重新设置	重新设置系统时间以及日期
	实时时钟错	RTC 芯片异常或纽扣电池没电，检查更换相应部件
	扬声器未连接	检查扬声器是否已经连接
	按键板通讯错	按键板出现故障或与主机通信出现故障，重新开机
	无线模块故障	请联系维修人员
	机器类型识别错	
	上次用户检测失败	重新进行用户检测
	上次自动检测失败	重新进行用户检测
	与中央站连接中断	本除颤监护仪未连接中心监护系统。检查网络设置
	IP 地址冲突	本除颤监护仪的 IP 地址与网络中其他设备 IP 地址相同。检查网络设置
电源板	电源系统自检错	系统电源出现故障，重新开机
	电源板电压异常	
	电池电量低	接通交流电源进行供电，并对电池进行充电，充满后再视需要采用电池供电
	电池不存在	未装电池。请装上电池
	电池 1 故障	电池发生了故障。确认电池的匹配性、是否损坏或更换电池
	电池 2 故障	
	电池电量严重不足！系统即将关机。请连接交流电源或更换电池	系统供电超负荷，请改用 AC 电源供电
	电池 1 老化	电池老化，请更换电池
	电池 2 老化	
	电池 1 充电故障	电池故障或电源板充电电路故障。请更换电池，如果仍然有问题，请联系维修人员
	电池 2 充电故障	
	治疗系统上电自检错	治疗模块上电自检异常，尝试重新启动，更换低压板

续表

来源	报警信息	原因及对策
治疗模块	除颤功能故障	发生除颤功能故障或者同时发生除颤功能故障和起搏功能故障。重新开机，如果还有问题，请联系维修人员
	起搏功能故障	发生起搏功能故障。重新开机，如果还有问题，请联系维修人员
	能量解除失败	治疗板自放电回路异常，更换低压板以及高压板
多参数模块	监护模块上电自检错	多参数模块上电自检异常，更换多参数模块
	监护模块异常复位	多参数模块在工作过程中出现异常复位，此时多参数模块所有配置恢复缺省。不用处理
	监护模块电压异常	多参数模块电压异常，更换多参数模块
记录仪	记录仪初始失败	重新开机
	记录仪打印头过热	记录仪长时间工作。清除记录任务，待冷却后再进行记录输出
	记录仪过流	重新安装记录纸
起搏	电极片电缆脱落	检查电极片电缆连接情况
	电极片脱落	检查电极片连接情况
	心电导联脱落	检查心电导联连接情况
	起搏异常停止	检查电极片是否脱落，检查患者皮肤状态是否良好。确保电极片安放良好后，重新开始起搏
其他	配置错	检查配置是否正确，或恢复厂家配置

2. M-Series

（1）监护

监护报警信息见表2-3-8。

表2-3-8　监护报警信息

现象	建议措施
除颤仪无法开启或非正常关机	检查电池安装情况，确认仪器交流电是否插好，用充足的电池更换原来的电池，如果内部时钟供电锂电池用尽，除非设备连接电源，否则不会启动。具有资格的维修人员可以参考M系列维修手册，进行更换。也可以与ZOLL技术维修部门联系，获得帮助
"×FAULT××"信息（×故障××）	仪器发现故障，先将仪器关闭，然后再开启到原来的故障模式，观察屏幕，"×FAULT××"信息是否消失。注意：其他设置（报警、导联、心电图幅度）有可能需要重新设置

续表

现象	建议措施
"SET CLOCK"或"CLOCK FAULT"（设置时钟或时钟故障）	设置时钟和日期信息 确认机内的锂电池5年需要更换一次，或与ZOLL的技术服务部门联系。 注意：如果内部电池耗尽，除非设备连接交流电源，否则不会启动
"ECG LEAD OFF"心电图导联脱落	检查心电导联是否连接在患者和仪器之间检查心电电极片与皮肤的接触是否良好、电极片导电糊情况，如果将5导联ECG转换为3导联ECG患者电缆，则需要关闭设备至少30 s。更换心电导联
ECG杂波、伪波、基线漂移	考虑1~21 Hz频宽，在连接电极前，准备患者皮肤，检查患者电极是否正常连接，减少或者取消由于患者电缆或者电极移动而造成的伪波。电缆线的放置不应该拉动电极或者使其剧烈移动，确认患者无移动，检查可能的射频干扰
QRS或者心率蜂鸣音不协调	增加蜂鸣音音量，选择其他导联，检查或更换心电电极片放置位置
屏幕消失或打印机打印同步报警消失或QRS位置不协调	保证除颤仪故障在同步模式，更换心电导联 更换心电电极片位置，打印纸太窄，使用宽度为90 mm的打印纸
设备显示CABLE FAULT或PADDLE FAULT（电缆线故障或除颤板故障）信息	检测多功能电缆线与MFE电极片之间的连接 如果使用了CPRD与MFC的接头，将其断开，将多功能电缆线直接插在CPR-D·padz上

（2）打印机

打印机报警信息见表2-3-9。

表2-3-9 打印机报警信息

现象	建议措施
"CHECK RECORDER"（检查打印机）	打印纸用完 取出打印纸并检查，是否夹纸，重新装入打印纸 打印纸仓门未关好
打印纸走纸有抖动声	检查是否夹纸
黑度不足或打印质量差	确认使用正确的打印纸 保证网格面对着打印头 打印头需要清理
按下简要报告SUMMARY按钮后，未打印简要报告。	某一事件触发简要报告记录后，未超过15 s，等待15 s，重试

（3）起搏（仅限起搏款）

起搏报警信息见2-3-10。

表2-3-10　起搏报警信息

现象	建议措施
"CHECK PADS"（检查电极片）	保证电极片连接在多功能电缆上 确认导电糊没有干燥。在必要时，更换MFE电极片 保证电极片与患者皮肤接触良好 将多功能电缆连接到测试器上，并检查电缆，屏幕应当显示"CHECK PAD"信息
心电图上没有刺激标记	确认除颤仪工作在起搏模式 确认起搏频率应当设置为高于患者的心率
心电图上有刺激标记但无起搏	检查患者脉搏 增加输出电流 保证多功能电极片与患者皮肤接触良好 选择另外心电导联 检查多功能电极片放置位置
患者处于待备起搏模式但立即起搏	确认心电电极片的连接以及放置位置，如果导联线脱落起搏自动进入非同步模式 检查心电导联是否损坏 患者RR间隔变化太大，起搏频率接近患者心率 确认起搏频率设置是否适当
心电图起搏捕捉正常但心率读出为0	检查患者脉搏 更换心电导联
床旁/中心台/遥测监护心电波形不稳定	监护仪心电输入信号过强，建议使用具有起搏功能的监护系统进行监护

（4）除颤

除颤报警信息见表2-3-11。

表2-3-11　除颤报警信息

现象	建议措施
使用除颤板作为ECG来源时，心电干扰过大	确认选择除颤板 用力将除颤板在患者皮肤上压紧 在除颤板上涂抹导电糊 清理除颤板表面 检查并清理成人/儿童除颤板接触部分 接触多功能电缆是否损坏 使用心电电极片

续表

现象	建议措施
除颤仪不充电 （显示器上的能量水平不增加）	检查前面板或除颤手柄上的放电按键是否被卡住或粘住 更换电池
360 J充电时间超过10 s	通常因为电池状况不良（最大20 s） 更换电池 接入交流电 安装新的充足的电池
按下放电按键不放电	手动模式时充电完成60 s后能量通过内部电路泄放 自动模式时充电完成15 s后能量通过内部电路泄放 除颤仪故障在同步模式并且没有检测到QRS群波 在充电期间或充电完成之后重新设定除颤能量导致能量通过内部电路泄放 充电未完成前按下放电按键，等待屏幕出现"DEFIB ×××J READY"信息 持续按下放电按键直到放电完成
同步模式工作时无法放电	保证屏幕出现"SYNC ×××J SEL"信息 确认同步标记（在R波位置），如果没有调整心电幅度、心电导联、或心电电极片位置 持续按下放电按键直到放电完成 调整心电电极片位置 确认在屏幕上有心电波形
放电时患者反应不明显	某些情况下患者被电击时没有"抽动"现象 参照日常维修章节进行除颤仪自检 检查屏幕是否有"CHECK PADS"和"POOR PAD CONTACT"信息显示 如果使用多功能电极片，确认放置位置是否正确、接触是否良好
"CHECK PADS"信息	将多功能电缆从多功能电极片上拔下然后再插上确认两者的接触良好 确认在多功能电极片与患者皮肤之间没有过多的毛发以保证电极片的接触 如果信息仍然存在，将多功能电缆从多功能电极片上拔下并插上测试模拟器，屏幕显示应当从"CHECK PADS"转变为"DEFIB PAD SHORT"（只用于手动模式） 如果测试失败，改用除颤手柄

续表

现象	建议措施
"USE PADS"使用电极片信息	只有将MFE电极片粘贴在患者身上时，才能进行ECG分析 断开电极片并连接用于半自动除颤的MFE电极片 激活手动模式，使用除颤板
"NOISY ECG（心电噪声）" "RETRY ANALYSIS（重新分析）"	检查多功能电极片的使用以及粘贴情况 确认没有其他人员接触患者并且患者处于静息状态
"ECG TOO LARGE" "RETRY ANALYSIS（重新分析）"	使用分析按钮ANALYZE，开始分析
进行除颤器自检时，不出现"TEST OK"的提示信息	检查设备设置为30 J 如果使用多功能电缆进行检测，则确认电缆与检测接头紧密相连 如果使用除颤板进行检测，则确认在放电时，将除颤板紧密的贴紧设备的侧面
"DEFIB MAINT RE-QUIRED需要维修"	与ZOLL技术维修部门联系

（5）充电器

充电器报警信息见2-3-12。

表2-3-12　充电器报警信息

现象	建议措施
CHARGER ON指示灯交替发出绿色/橙黄色光	确认是否安装电池 开启除颤仪以确认故障情况 用充足的电池更换旧电池 如果故障仍然存在，更换电池拔下交流电然后再插上交流电
除颤仪接入交流电时屏幕显示信息"LOWBATTERY"	使用充足的电池更换 将除颤仪从交流电上拔下然后再插上 确认交流电系统是否工作正常
接入交流电后CHARGER ON指示灯不发光	拔下交流电然后再插上 确认交流电系统工作是否正常

3. Efficia DFM100

（1）一般问题

一般报警信息见表2-3-13。

表2-3-13 一般报警信息

现象	建议措施
DFM100打不开	检查电池组，插入完全充满的电池 将设备连接至交流电源
打开设备时，会显示消息：由于设备已禁用，无法提供治疗	如有需要，开始心肺复苏。执行"操作检查"。如果检查失败或问题仍存在，请暂停使用设备
声音太低或没有声音	使用音量菜单调节提示音的音量
将所有设置恢复至默认值	重置先前为当前患者定义的报警、波形、音量及其他设定
配置错误	将配置设置重置为自定义设置
检测到严重设备故障，需要维修	执行"操作检查"。如果检查失败或问题反复出现，请暂停使用设备并求助维修部门
治疗已禁用：运行操作检查	
电极/电极板类型未知 电池电量低/电池通信故障	按提示从菜单中选取适当的电缆类型，然后按下"智能选择"旋钮 更换治疗电缆 连接到交流电源，插入充满电的电池
未出现趋势数据	确保设备处于监护仪模式下，然后尝试显示趋势信息
设备温度过高	关闭设备并让其冷却。如果问题仍存在，请暂停使用设备并求助维修部门
由于出错设备重启	执行"操作检查"以诊断问题。如果问题仍存在，请暂停使用设备并求助维修部门

（2）心电问题

心电报警信息见表2-3-14。

表2-3-14 心电报警信息

现象	建议措施
QRS蜂鸣器不发声	配置QRS蜂鸣器的音量 通过"音量"菜单调节音量 选择另一个导联
通过监护电极采集到的心电图信号质量不佳	检查监护电极是否粘贴牢固 检查电极上的日期编码 对心电电缆执行"操作检查"，并检查导联心电结果。如果检测失败，请更换心电图导联组和中继电缆

续表

现象	建议措施
在使用电极进行监护时，显示屏上出现一条虚线，而不显示心电图	确认是否选择了所需导联 检查电极、电极板或心电电缆连接 检查电极、电极板或监护电极是否贴附牢固
无法分析ECD	检查心电图信号质量。请调整导联位置或减少患者移动
设备故障	断开心电电缆并执行"操作检查"。如果心电图导联检测失败，则停止使用设备并求助维修部门。如果心电图导联检测通过，则更换心电的电缆，并再次执行"操作检查"

（3）除颤和起搏问题

除颤和起搏信息报警见表2-3-15。

表2-3-15　除颤和起搏信息报警

现象	建议措施
检查患者与设备间的电极连接	取下测试负载或除颤器测试插头，然后连接多功能电极 检查电极与患者的连接情况 确保已连接治疗电缆，且电极/电极板与患者接触良好
用力按压电极板	无需采取任何措施。如果需要，为设备充电并按"电击"按钮 检查电极板与患者的连接情况。去除夹在电极板与患者身体之间的导电糊、导电液或其他任何导电材料
连接治疗电缆	确认所有电缆连接正确
插入接头，贴附电极	确认所有电缆连接正确，并且电极正确贴附在患者身上
能量不能超出50 J	请将能量设置重置为50 J或更小
更换电极	更换电极，并检查与患者的连接情况
将电极重新贴附至干燥的胸部	确认已适当备皮并重新贴上电极
用力按压电极板以进行下一次电击	检查电极板与患者的连接情况
电极板电源过负荷	运行"操作检查"以查看该消息是否清除。如果该消息未清除，请用另一组电极板运行"操作检查"。如果该消息仍未清除，请暂停使用设备并求助维修部门
选择治疗电缆类型	从所显示的列表中选择合适的治疗电缆
起搏已停止，电源中断	起搏不会自动重新启动，请根据指示重新开始起搏
起搏停止，电极脱落	检查电极与患者的连接情况。确认已适当备皮，必要时更换电极

续表

现象	建议措施
起搏器输出电流过低	检查电极是否贴附正确
治疗故障	重新尝试实施治疗。如果再次失败，请重新启动设备。如果第三次仍然失败，则会显示消息：治疗已禁用，运行操作检查。在紧急情况下，换用其他设备。运行"操作检查"以清除错误

（4）SpO_2问题

SpO_2信息报警见表2-3-16。

表2-3-16　SpO_2**信息报警**

现象	建议措施
不显示SpO_2波形	检查传感器的连接和电缆。试用另一个传感器 使用"显示的波形"菜单选择一个波形区以显示SpO_2波形 将AED模式配置为使用SpO_2
技术报警SpO_2无脉动	检查测量部位的灌注情况 检查传感器是否正确佩戴 确保佩戴传感器处有脉搏 将传感器换到循环更好的其他位置 如果是在针对同侧肢体的NBP测量期间出现此消息，请等待NBP测量结束 试用另一个传感器
SpO_2不稳定，SpO_2数值被?取代	检查传感器是否正确佩戴。确保佩戴传感器处有脉搏。将传感器换到循环更好的其他位置。试用另一个传感器
技术报警SpO_2噪声信号	尽量减少患者移动 确保传感器电缆没有放在离电源电缆过近的位置
技术报警SpO_2干扰。	用不透明材料盖住传感器以尽量减少周围光线。确保传感器电缆没有放在离电源电缆过近的位置。确保传感器电缆没有损坏
技术报警SpO_2断开	检查SpO_2连接情况，试用另一个传感器
报警SpO_2传感器故障	试用另一个传感器 如果问题持续存在，请求助SpO_2模块维修部门。如果SpO_2监护对患者治疗至关重要，则暂停使用该设备
技术报警SpO_2设备故障	求助SpO_2模块维修部门。如果SpO_2监护对患者治疗至关重要，则暂停使用该设备

（5）NBP问题

NBP信息报警见表2-3-17。

表2-3-17　NBP信息报警

现象	建议措施
测量循环无法自动启动	按照需要检查/修改配置 使用测量/报警菜单为当前患者定义一份自动测量时间表 按［开始NBP］软键
气泵工作，但袖带不充气或不能充满	更换袖带 如有需要，请检查连接并更换管路
NBP测量值偏高/低	使用尺寸适合的袖带，然后再次执行测量
NBP袖带未放气 NBP数值被?取代	从患者身上解下袖带，释放袖带的压力（断开袖带与管路），检查袖带尺寸和佩戴位置
NBP袖带压力过大 NBP数值被?取代	袖带会自动放气，如果没有自动放气，则为患者解开袖带并放气
NBP测量失败	检查袖带尺寸和佩戴位置
NBP设备故障	求助维修部门，如果NBP监护对患者治疗至关重要，则暂停使用该设备

（6）打印机问题

打印机信息报警见表2-3-18

表2-3-18　打印机信息报警

现象	建议措施
不走纸	重新装纸或清除卡纸处，如果记录纸受潮，请换用干燥的新纸卷
记录纸移动，而后停止	检查门锁 重新装纸或清除卡纸处
走纸正常，但打印字迹模糊或无自字迹	检查纸卷是否安装正确 只使用推荐的记录纸类型 等到打印机温度下降后，再重新开始打印。如果记录纸上印有许多黑墨，请检查心电图是否噪声过大
走纸正常，但打印质量差或某些点遗漏	清洁打印头
很响的嗡嗡声或摩擦噪声	检查门锁
打印机缺纸	重新装上干燥的新纸卷

续表

现象	建议措施
打印机舱门打开	打开打印机舱门后重新关闭，以使其卡入到位
打印机字体不可用	如果打印对于患者治疗至关重要，请暂停使用设备，并求助维修部门
打印机故障	关闭 Efficia DFM100 15 s，然后重新将其打开。如果问题持续存在，请求助维修部门。如果打印对患者治疗至关重要，则暂停使用该设备
打印机出错	重新启动设备，如果错误仍存在，而且打印对患者治疗至关重要，请暂停使用设备，并求助维修部门

4. ZOLL AED PLUS

技术报警信息见表 2-3-19

表 2-3-19　技术报警信息

技术问题	建议措施
自检失败	手动按住装置的 ON/OFF 按钮 5 s，执行手动测试。试着通过更换电池或者电极来对装置进行维修。如果装置再次自检失败，立即停止使用该装置，并且与 ZOLL 技术服务部门联系
听到更换电池的语音提示	同时将所有的电池都更换成新电池。在装置发出语音提示时要按下电池盒内的复位按钮
出现红色的"×"	运行手动测试。检查电缆是否正确连接到装置上或者更换电极。同时将所有的电池都更换成新电池。在装置发出语音提示时要按下电池盒内的复位按钮。如果装置仍然不能工作，立即停止使用该装置，并且与 ZOLL 技术服务部门联系
当装置关闭时听到哔哔音	停止使用该装置，并且更换电池。同时将所有的电池都更换成新电池。在装置发出语音提示时要按下电池盒内的复位按钮。如果装置仍然出现哔哔声，请与 ZOLL 技术服务部门联系
听到插上电缆的语音提示	检查电极和 AED 之间的电缆连接
听到分析停止，不要移动患者的语音提示	在进行 ECG 分析时，检测到过多的伪象。在进行 ECG 分析时，必须使患者保持静止。在进行分析时不要接触患者，保持患者静止。如果救援者在救护车中使用本装置，在进行 ECG 分析时要先停车
听到释放按键的语音提示	先松开治疗按钮，接着再次按住治疗按钮，直到有放电发生。如果继续出现语音提示，请与 ZOLL 技术服务部门联系

八、日常维护与管理

(一) 仪器自检流程

1. BeneHeart D5/BeneHeart D6

(1) 按下除颤监护仪面板上的主菜单键。

(2) 选择用户检测→是。

(3) 勾选所需检测项,再选择开始检测。

(4) 按照屏幕指示进行操作,检测结束时,界面会给出"本次检测完成!"的提示信息,选择记录可以打印当次检测结果。如果检测失败时,维修指示灯会被点亮,并且再次开机时会显示"上次用户检测失败"的报警。

2. M-Series

(1) 将除颤手柄连在设备并放置于手柄槽,从功能选择旋钮处于OFF位置开始,将旋钮旋到监护挡。

(2) 按下自动分析按键,启动手动模式。

(3) 选择30 J。

(4) 充电,确认设备已经充电至30 J。

(5) 放电,持续按下电击放电按键SHOCK,确认设备放电。

(6) 设备自动打印自检结果

3. Efficia DFM100

(1) 将治疗旋钮旋至监护,按下智能选择旋钮。

(2) 转动智能选择旋钮以突出显示其他,然后按下智能选择旋钮。

(3) 选择操作检查,然后按下智能选择旋钮,选择自检概要,然后按下智能选择旋钮;此时显示消息离开临床模式将关闭患者监护。

(4) 如要继续,请选择是,选择否可返回监护模式;按下智能选择旋钮以确认所作选择。如果已选择是,Efficia DFM100会显示自检概要屏幕。

(5) 打印/导出自检概要,自检完毕。

4. ZOLL AED PLUS

通过按住装置的开/关按钮5 s,启动手动自检。装置将会点亮所有的图像指示灯并且发出语音提示和在液晶显示器上显示提示信息,以指导用户确认装置的视觉和输出功能。手动自检完成以下功能检测。

(1) 电池电量:确认电池容量显示至少还有全容量的50%。

(2) 除颤电极连接:确认除颤电极正常连接好。

(3) 心电电路:确认心电信号获取和处理电路功能正常。

(4) 除颤器充电和放电电路:通过充放2 J的能量确认充放电电路功能正常。

（5）微处理器硬件/软件：确认ZOLL AED PLUS微处理器软硬件功能完好。

（6）CPR电路和传感器：确认CPR监测和按压深度测试功能完好。

（7）语音电路：确认语音电路功能正常。

（8）显示：确认显示功能正常。

（二）仪器维护

1. 维护

（1）请根据制造商的指示稀释清洁剂和消毒剂，或采用尽可能低的浓度。

（2）不得将设备浸没在液体中。

（3）不得将液体倾倒在设备或附件上。

（4）保持电极板清洁，在每次使用之后和进行用户检测之前，应对电极板以及电极板底座进行全面的清洁。

（5）不得让液体进入机壳。

（6）不得使用磨损性的材料（如钢丝绒或银抛光剂），以及任何强溶剂（如丙酮或含有丙酮成分的清洁剂）进行清洁和消毒。

2. 检查

（1）每天开机自检，保证能正常开机使用，开机后检查除颤监护仪电池电量或检查电池电量是否不足而报警。

（2）保证设备整洁（没有液体水滴）并且设备上没有放置任何物品。

（3）保证多功能电极片的两片都保存在密封的包装袋中。检查所有多功能电极片包装袋上的有效日期。

（4）检查除颤监护仪除颤电极板是否在位，是否有氧化生锈现象。

（5）检查所有电缆、接头是否良好，电缆没有划伤、磨损并且没有缠绕、打死折。

（6）确认一次性物品（导电糊、心电监护电极片、打印纸、酒精棉签、剃须刀以及止汗药）是否齐全。

（7）如果配置中有储存卡，检查是否安装好。

（8）检查电池是否充足。如果有备用电池，检查是否充足。

（9）除颤监护仪必须定位放置，所有医护人员应知晓。

3. 清洁

（1）建议使用湿软巾对除颤监护仪、除颤手柄、除颤板和电缆进行清洁和消毒。适合的清洁剂有90%异丙醇（电缆和插头）、肥皂水、氯漂白剂（30 ml/L水溶液）。

（2）打印机只能使用湿软巾进行清洁。

（3）严禁将除颤监护仪的任何部分（包括除颤手柄）浸入液体中。

（4）严禁使用酮类溶剂（丙酮）清洁除颤仪。

（5）严禁使用粗糙（纸巾）擦拭显示屏幕。

（6）除颤监护仪严禁高压消毒。

（7）保持除颤手柄清洁：要特别注意每次使用除颤手柄后对手柄的清洁，除颤后除颤手柄上积累的导电糊会对心电监护信号有干扰，并且有可能使操作者遭到意外电击。

（8）电源线及导联线擦拭干净后，缠绕整齐、勿打死折，放置侧袋中，避免损坏电缆。

4.清洁的方法

（1）断开电源和电池。

（2）用柔软的棉球吸附适量的清洁剂后，擦拭显示屏。

（3）用柔软的布吸附适量的清洁剂后，擦拭电极板座和设备表面。

（4）用干布擦去多余的清洁剂。

（5）将设备放于通风阴凉的环境下风干。

（三）电池维护

1.除颤监护仪使用完后，应及时对电池进行充电，确保电池电量充足，避免电池过度放电，影响电池使用寿命。

2.每周定期检查电池电量，发现电量不足，立刻充电。

3.设备电池长期不用，储藏超过90天可能会损坏，建议将电池储存在干燥阴凉的环境中。

4.设备使用频率较少的科室，须每个月对电池进行深放电，然后充电12小时。电池每24个月需要进行1次更换，新电池使用前必须进行3次完全充放电，使电池处于较好的状态，以后每次充电4小时即可。

（四）管理

1.设置专用的场地妥善放置除颤监护仪，以免被非专业人士触碰发生危险。场地环境保持通风干燥，无强电磁场干扰。

2.对科室使用人员进行岗前专业技能培训、考核，考核合格方可上岗。

3.三定：定人管理，定位放置，定期检查维修保养。清洁，消毒，并做好记录。

4.制作维护记录本，详细记录维护的内容及结果。

5.每次维护后要登记签名，落实责任人。

6.定期与厂家工程师或专业技术人员进行学习交流，提升医护人员和管理人员对除颤监护仪使用和维护的业务能力。

7.科室负责人定期检查维护人员的工作，检查维护记录，每年对维护人员进行考核工作。

（余晓敏）

第二节　心肺复苏机

一、心肺复苏机基本简介

心肺复苏（CPR）机通常也称作心肺复苏仪等，是一类机械实施胸外按压等基础生命支持操作的设备，可分为电动式和气动式两种。心肺复苏机可提供高水平并且无间断的人工循环和通气支持，便携可移动式可用于院前急救中，在抢救患者时能发挥巨大作用，节省人力。

心肺复苏机械设备设计的初衷是增加心脏骤停患者心脏和脑的血流，并且为后续的除颤、静脉用药、血管重建等起到桥梁承接作用。

胸外按压法于1960年提出后，一直认为胸部按压使位于胸骨和脊柱之间的心脏受到挤压，引起心室内压力的增加和房室瓣的关闭，从而促使血液流向肺动脉和主动脉，按压放松时，心脏则"舒张"而再度充盈，此即为"心泵机制"。但这一概念在1980年以后受到"胸泵机制"的严重挑战，后者认为按压胸部时胸内压增高并平均地传递至胸腔内所有腔室和大血管，由于动脉不萎陷，血液由胸腔内流向周围，而静脉由于萎陷及单向静脉瓣的阻挡，压力不能传向胸腔外静脉，即静脉内并无血液返流；按压放松时，胸内压减少，当胸内压低于静脉压时，静脉血回流至心脏，使心室充盈，如此反复。不论"心泵机制"或"胸泵机制"，均可建立有效的人工循环。国际心肺复苏指南更强调持续有效胸外按压，快速有力，尽量不间断，因为过多中断按压，会使冠脉和脑血流中断，心肺复苏成功率明显降低。

在漫长的临床实践活动中，临床的专家、学者经历了很多抢救心跳、呼吸骤停的猝死患者场景，积累了很多的心肺复苏的经验和方法。经过筛选、研究和总结，在20世纪60年代形成了最初的心肺复苏技术。

心肺复苏技术随着时代的发展和科技的进步在不断实践、补充、修改，日臻完善。它是医学专家和广大医护工作者长期从事实践活动和理论研究的智慧结晶。

多年来，国际最权威的心肺复苏组织美国心脏协会及欧洲复苏协会对心肺复苏理论和实践进行了深入细致的研究，认为对心跳、呼吸骤停患者进行胸外按压是挽救患者生命的有效方法，并制定了《国际心肺复苏与心血管急救指南》。从此，广大医护人员在抢救猝死患者时，有了更规范、更有效的科学依据。

自20世纪60年代形成心肺复苏技术以来，随着心肺复苏知识的普及和急救技术培训的开展，患者的心肺复苏成功率不断提高。目前，最普遍、最流行的急救方法是人工胸外按压和人工口对口吹气。这种方法一般被称为徒手心肺复苏。

在心肺复苏机诞生之前，我们一直采用徒手心肺复苏，徒手心肺复苏的优点：操作简单易行，不受条件限制，有一定效果。当然，其缺点也很明显，如下。

1.劳动强度大：徒手心肺复苏很累，施救中以每分钟100次的按压、每次用25～50 kg（根据患者体况）的均匀压力，施救人满头大汗、汗流浃背是通常景象，所要频频换人，导致按压中断影响心肺复苏效果。

2.一方面口对口吹气人易受病菌感染；另一方面口对口的人工呼吸操作，由于施救人惧怕传染病等心理障碍在抢救中很少使用而使许多患者失去复活机会等等。

3.按压频率和按压深度不准确；按压与呼吸次数比不易控制；按压机械力无法保证一致；施救人体力原因使按压力度不当，压轻了会无效，压太重易造成气胸、血胸、肋骨骨折等症；心肺复苏成功率不够理想。

4.需2人以上操作。

使用心肺复苏机的优点有哪些？

1.可持续执行标准化的心肺复苏技术。

2.避免因施救者的疲劳导致的心肺复苏失败。

3.当医护人员有限时，可将受训人员腾出用以实施高级生命维持措施。

4.转运途中，可保证患者接受连续不间断的正确按压。

5.排除了口对口吹气易导致医患交叉感染的风险。

据实验研究数据表明：CPR产生的血流受按压频率、按压时限、按压力度的影响，徒手CPR和机械CPR的数据差异明显，阐述如下。

1.按压频率：按压频率从60次/分增加至150次/分，可使心排血量增加200%，随频率增加，每搏量基本不变；120次/分时体循环与冠脉循环处于最佳状态。但超过120次/分，冠脉血流量明显下降；2000年《国际心肺复苏与心血管急救指南》把按压频率定为约100次/分，显然徒手实施CPR，术者相当费力，难以长时间坚持。

2.按压时限

（1）即一次CPR循环（一次按压、一次放松）中按压时限所占比例。

（2）从动物和人体实验观察到50%～60%的按压时限所产生的喷射血流、平均动脉压是最好的，徒手实施CPR按压时限仅为25%，而使用机械CPR却可达到50%。

（3）按压力度。从两个方面影响血流的产生：其一，胸廓变形程度；其二，给胸腔传递的动能。

随着科技的进步，时代的发展，医学界对于高质量的心肺复苏技术具有急切需求，再加上传统徒手心肺复苏的固有局限性，对人力的高要求性，激发了科学家们创造关于增加循环血量的新技术的热潮。心肺复苏的机械设备也走上了发展之路。第一代机械式心肺复苏机：萨勃心肺复苏机，主要以模拟徒手心肺复苏原理发展而来，可实现连续不间断的按压，以美国密歇根公司的萨勃心肺复苏机为代表。

心肺复苏是抢救心脏骤停患者的基石，然而，人工心肺复苏具有很多局限性。MCC-E能够提供高效、持续不间断的胸外按压，可以作为一种对人工心肺复苏的补充手段，并且小巧便携，使得移动心肺复苏成为可能，使得第一现场心肺复苏和贯穿整个生存链的全程心肺复苏成为可能。适用于对急性循环功能停止的成年患者实施急救时进行胸外按压。

二、心肺复苏机的基本结构

（一）LUCAS

1. LUCAS胸腔按压系统（图2-3-23）的主要零部件

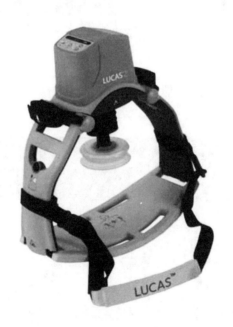

图2-3-23　LUCAS胸腔按压系统

1）位于患者下方，用于胸外按压支撑的背板。

2）上装部分，其中包含获得专利的可充电LUCAS电池以及带有一次性吸盘的压缩机构。

3）帮助将装置牢固固定至患者的稳定带。

4）带垫便携包。

2. LUCAS组件（图2-3-24）

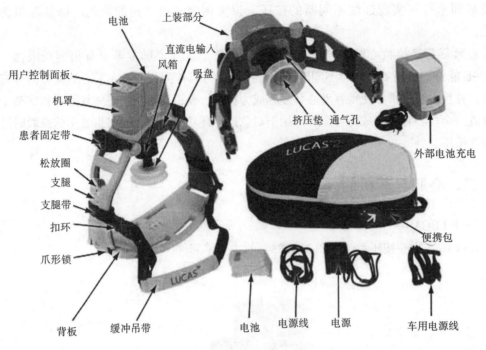

图 2-3-24　LUCAS 组件

3.用户控制面板（图 2-3-25）

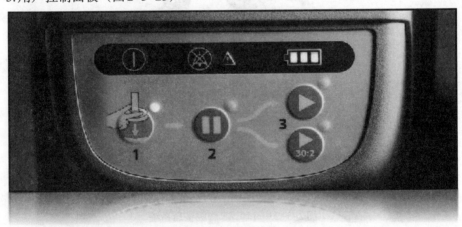

图 2-3-25　用户控制面板

1）　![开关图标]　开/关：按下此键 1 s，LUCAS 将打开/关闭电源。当 LUCAS 打开电源时，会自动对功能与保护系统进行自检。当自检完成时，位于"调节"键旁边的绿色 LED（发光二极管）点亮。此程序用时约 3 s。

2）　![调节图标]　调节：此模式在希望调节吸盘位置时使用。当按此键时，可以上下移动吸盘。如想调节吸盘的起始位置，请用两根手指将吸盘轻轻向下推至患者胸部。

3) ⏸ 暂停：当按此键时，按压机构暂时停止，并且锁止在起始位置。当想要暂停 LUCAS 但依然希望保持吸盘的起始位置时，可使用此功能。

4) ▶ 启用（连续）：当按此键时，LUCAS 进行连续胸外按压。绿色 LED 信号将每分钟闪烁 8 次，提示在连续按压时通气。启用（30∶2）：当按下此键时，LUCAS 进行 30 次胸外按压，然后暂停 2 s。在暂停期间，操作人员可进行两次通气。在暂停之后，循环重新开始。在每次通气暂停之前，将间歇闪烁 LED 灯并且发出音响信号序列，对操作人员进行提示。

5) 🔕 静音：如果在 LUCAS 运行时按下此键，则警报器将静音 60 s。如果在 LUCAS 电源关闭时按下此键，则电池指示灯显示电池的充电状态。

6) 🔋 电池指示灯：三盏绿色 LED 显示电池充电状态。

（1）🔋 三盏绿色 LED：充满电。

（2）🔋 两盏绿色 LED：已充电 2/3。

（3）🔋 一盏绿色 LED：已充电 1/3。

（4）🔋 运行时一盏橙色 LED 间歇亮起并且发出警报：电池电量低，剩余约 10 min 工作电量。

（5）🔋 一盏红色 LED 间歇亮起并且发出警报信号：电池电量耗尽，必须充电。

（6）🔋 一盏红色 LED 灯持续亮起并且发出一声警报信号：电池过热或电量耗尽。

（7）🔋 注：当最右侧的 LED 为橙色而不是绿色时，表示电池的使用寿命已经到期。官方专业维护人员建议更换新电池。

(8) 警报指示灯：一盏红色 LED 灯间歇亮起并且发出警报信号序列，表示电池出现故障，应立即联系厂家专业售后人员进行维修。

（二）MCC

MCC外观如图2-3-26。

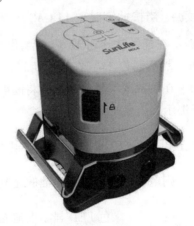

图2-3-26　MCC

1.MCC基本结构（图2-3-27）

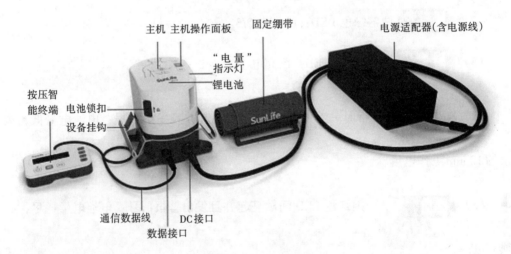

图2-3-27　MMC基本结构

2.主机按键和指示灯说明

1）主机操作面板（图2-3-28）有三个按键："开/关"按键、"启/停"按键和"连续/30：2"按键（以下简称："模式"按键）。主机操作面板有三组指示灯："电源/状态"指示灯、"模式"指示灯、"电量"指示灯。

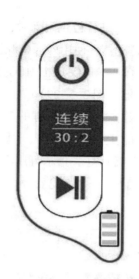

图2-3-28　主机按键和指示灯

2）"开/关"按键：长按"开/关"按键2 s，能够启动或关闭主机。主机启动时，首先运行系 统自检，"电源/状态"指示灯橙色常亮，主机发出"嘀"提示音。系统自检结束后，如果主机能够工作，"电源/状态"指示灯变为绿色常亮，提示主机进入 就绪状态；如果主机因故无法正常工作，"电源/状态"指示灯变为红色闪烁， 主机间隔发出"嘀"提示音，提示主机处于错误状态。注意：每次关机后，主机的深度、频率将恢复至默认值。

3）"启/停"按键：主机处于就绪状态时，短按"启/停"按键，主机进入按压状态，"电源/ 状态"指示灯变为绿色常亮，提示主机进入按压状态；主机处于按压状态时， 短 按"启/停"按键，主机将暂停按压，"电源/状态"指示灯变为橙色闪烁，提示主机进入暂停状态。

4）"模式"按键：短按"模式"按键，切换按压模式连续按压或30：2。 出厂默认按压模式为30：2。主机当前按压模式设置为连续模式时，"模式"指示灯的"连续模式"灯蓝色常亮、"30：2模式"灯熄灭；主机当前按压模式设置为30：2模式时，"模式"指示灯的"30：2模式"灯蓝色常亮、"连续模式"灯熄灭。

5）"电源/状态"指示灯："电源/状态"指示灯状态如下。橙色常亮提示开机自检，绿色常亮提示就绪、按压状态，橙色闪烁提示暂停状态，红色闪烁提错误状态。

6）"电量"指示灯："电量"指示灯由4格LED灯组成，状态如下。1～4格LED绿色常亮，提示充满电量；1～3格LED绿色常亮，提示电量未充满；1～2格LED绿色常亮或者1格LED绿色常亮，提示电量未充满但可供连续工作；1格LED橙色闪烁，提示电量不足，仍可供连续工作约10 min，应立即更换电池或连接外部 电源；1～4格LED依次绿色亮起，再全部熄灭，循环往复（充满电后1～4格LED绿色全亮）提示正在使用外部电源工作并给电池充。

注意，当"电量"指示灯以1格LED橙色闪烁时，应立即执行以下操作之一：更换一块充满电的电池；连接电源适配器，使用外部电源供电。

7）按压智能终端按键和指示灯：MCC-E2、MCC-E3、MCC-E5配置了按压智能终端，按压智能终端共有七个按键（图2-3-29）。"关机"按键：长按"关机"按键2 s，能够关闭主机。"启/停"按键、"模式"按键的功能同主机操作面板上的完全一致。"设置"按键、"返回"按键、"上一个"按键、"下一个"按键的使用。按压智能终端有一个指示灯："电源/状态"指示灯。指示灯用不同的颜色和亮灯方式指示主机当前的状态。橙色常亮指示开机自检；绿色常亮指示就绪、按压状态；橙色闪烁指示暂停状态；红色闪烁指示错误状态。

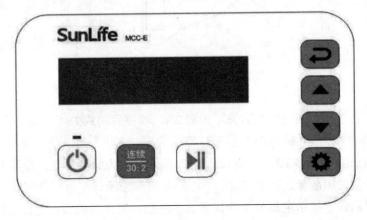

图2-3-29

8）固定绷带说明：MCC-E主机使用固定绷带用于固定主机与患者胸腔（一次性固定绷带编号：D01-03-000，作为设备标配，其余型号固定绷带作为选配）。

三、临床应用

【应用范围】

LUCAS：心肺复苏机的预期目的是对心跳骤停和呼吸骤停的患者进行紧急抢救，替代人工胸外按压和人工口对口吹气的复苏方法。

急诊科常用心肺复苏机——LUCAS胸腔按压系统，它是一种旨在消除人工胸外按压所出现问题的便携式工具。LUCAS胸腔按压系统通过提供美国心脏协会指南中推荐的有效、一致与连续的胸外按压方法，持续为救援人员提供按压帮助。

官方建议LUCAS胸腔按压系统只应由具备医疗技术的作业人员使用，如符合下列条件的第一急救者、救护人员、护士、医师或医务人员：依照美国心脏协会、欧洲复苏理事会指南或类似指南学习过心肺复苏课程，并且接受过关于如何使用LUCAS的培训的专业人员。

MCC：心肺复苏是抢救心脏骤停患者的基石，然而，人工心肺复苏具有很多局限性。MCC-E能够提供高效、持续不间断的胸外按压，可以作为一种对人工心肺复苏的补充手段。

【适应证】

LUCAS 胸腔按压系统用于对出现急性心脏骤停（即失去自主呼吸与脉搏跳动以及失去知觉）的成年患者进行胸外心脏按压。只能在胸外按压有可能帮助患者的情况下使用LUCAS。同时也适用于所有的医疗急救系统以及急诊室、心脏导管室、冠心病监护室、ICU病房、CCU病房、手术室、麻醉复苏室等特殊病房科室。

MCC：MCC-E 适用于对急性循环功能停止的成年患者实施急救时进行胸外按压。在识别患者为心脏骤停无自主呼吸和脉搏，需要进行心肺复苏时，MCC-E 设备是一种人工心肺复苏的补充手段，且只适用于 18 周岁以上的成人患者。

适用于满足下列条件的人群（其胸围和体重的标准是按照正常人群定义）：允许的患者胸围 77～137 cm。

允许的患者体重推荐 45～100 kg，最小体重不小于 40 kg，最大体重不超过 130 kg。

【禁忌证】

1.心肺复苏的禁忌证

（1）患者的心跳、呼吸是存在的，或者经过治疗之后呼吸、心跳已经恢复，这种情况是没有必要做心肺复苏术的。

（2）胸廓的或者胸腔的一些损伤，如开放性的损伤、血气胸、肋骨骨折、胸廓畸形、心脏压塞、心包积液等，这些情况也不适宜直接在胸部做胸外心脏按压。

（3）已经很明确的心、肺、脑、肾等多器官功能衰竭的情况下，已经无法逆转的，是不必要做心肺复苏术的。

（4）恶病质或肿瘤晚期的患者，即使急性呼吸、心跳骤停，也没有必要做心肺复苏术。但是要根据具体的情况而实施，如果患者的家属还是强烈要求积极治疗，根据情况还是给予心肺复苏术。

2.出现下列情况时，请勿使用LUCAS胸腔按压系统

（1）如果无法将 LUCAS 安全或正确放置在患者的胸部。

（2）患者过小（婴幼儿或胸骨骨折者禁用）：如果在降低吸盘时 LUCAS 发出3次快速警报信号，并且无法进入"暂停"模式或"启用"模式。

（3）患者过大：如果不按压患者胸部就无法将LUCAS的上装部分锁定至背板。使用LUCAS时，务必遵守关于心肺复苏的当地与/或国际指南。

3.出现下列情况时，请勿使用MCC按压系统

胸腔范围遭受严重创伤，已经不具备实施人工心肺复苏条件的患者。身体过于瘦小的成人，按压过程中按压深度可能会过大；身体过于肥胖的成人，固定绷带可能无法将 MCC-E 和患者进行有效固定；患者是婴幼儿、少儿及孕妇；急救人员认为不宜实施胸外按压的患者。

【并发症】

1.国际复苏联络委员会（ILCOR）声明心肺复苏机具有以下副作用："鉴于心脏骤

停所致死亡，肋骨骨折与其他伤害属于常见并且可以接受的心肺复苏后果。在复苏之后，应当对所有患者进行重新评估，以确定是否出现与复苏相关的伤害。"

2.除了上述症状之外，在使用LUCAS胸腔按压系统时，胸部青肿与疼痛也属于常见现象。

3.胸部皮肤破损也是常见并发症之一。

四、操作流程

【评估】

1.患者准备：评估患者生命体征，意识情况，胸廓有无起伏，以及大动脉搏动情况，向患者家属告知关于心肺复苏抢救相关事项，立即通知值班医生抢救患者；

2.环境准备：评估抢救时周围环境是否安全。

3.用物准备：心肺复苏机及其相关附件、氧气、除颤监护仪等生命支持设备。

4.护士准备：着装整齐，洗手，正确佩戴口罩。

【操作流程】

1.检查心肺复苏机性能是否良好。

2.评估患者生命体征，确认是否需要立即行心肺复苏术，将患者置于安全、硬板床上，去枕仰卧位，立即行徒手心肺复苏。

3.将固定带平铺于患者体下。

4.连接电源（LUCAS）或者氧源（气压泵复苏机）。

5.将主机中心处红色可下按圆形柱体置于患者胸骨中下段三分之一处，用固定带固定于患者胸前。

6.打开电源或者氧源，心肺复苏机开始工作。

7.观察患者胸外按压是否有效，按压部位是否正确，心电监测生命体征情况是否改善，观察患者大动脉搏动情况，实时监测心电图。

8.复苏成功或医嘱停复苏机治疗，可停止操作。先关闭电源或者氧源，再将主机从患者胸前取下。

9.及时记录抢救情况，书写护理记录，进行仪器设备的消毒处理以及抢救医嘱的执行。

（一）LUCAS使用方法及步骤

【首次使用前准备】

1.装箱物件：LUCAS胸腔按压系统采用单箱包装，其中包括：LUCAS设备（上装部分与背板），3个一次性LUCAS吸盘，一个LUCAS便携包，相关语言版本的《使用说明书》，一块可充电LUCAS电池，一条LUCAS稳定带，LUCAS患者固定带附件（选配）：一次性LUCAS吸盘，外部LUCAS电池充电器，外部LUCAS电池，配有电线的LUCAS电源，LUCAS 12～28 V直流车用电源线。

2.电池：专有锂聚合物（LiPo）电池为LUCAS的专用电源。可以从LUCAS上拆下电池然后充电。LUCAS与电池充电器中的电池采用机械键控方式，以确保能够进行正确安装。电池顶部带有电源接口以及与电池充电器和LUCAS的通信端口。

3.电池充电

（1）可使用两种方式对LUCAS电池充电（图2-3-30）：①在外部LUCAS电池充电器（选件）中，将电池放到电池充电器的插槽中，将电池充电器电源线与墙壁电源插座连接。②在LUCAS内安装。将电池放到LUCAS机罩的插槽中，将电源连接至位于LUCAS一侧的直流输入，将电源与墙壁电源插座连接。

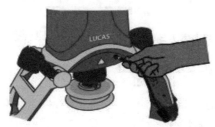

图2-3-30　LUCAS电池充电

（2）提示：三盏绿色LED灯亮起表示电池已充满电。①当心：保持电池安装为了使LUCAS能够运行，必须始终安装电池（即使是由外部电源供电时）。②当心：仅使用获得批准的附件，只允许将JOLIFE AB准许的附件与LUCAS配套使用。如果使用的是未经准许的附件，则LUCAS不会正确运行。仅使用适用于LUCAS的LUCAS电池以及LUCAS电源。如果使用其他电池或电源，则有可能会对LUCAS造成永久性损坏。这还会导致设备无法享受到官方的质保服务。

4.准备LUCAS稳定带（图2-3-31）

（1）在初次使用LUCAS之前，将属于稳定带一部分的支腿带连接至LUCAS支腿。

（2）将支腿带缠绕在各LUCAS支腿上。

（3）紧固位于支腿内侧的扣环。

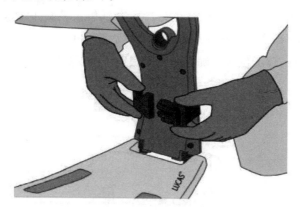

图2-3-31　LUCAS稳定带

5.准备便携包

（1）将充满电的LUCAS电池插入位于LUCAS机罩上的电池插槽内。

（2）确保吸盘正确安装。

（3）将上装部分放入便携包中，使机罩朝向开放末端。

（4）将外部电源（选件）放入位于LUCAS支腿之间的一个袋子内。

（5）将充电的附加（选配）LUCAS电池放入另一个袋子内。

（6）将稳定带的缓冲吊带放在支腿之间。

（7）可将附加吸盘放在靠近机罩的侧袋内。

（8）将背板放在便携包顶部。

（9）闭合绿色内锁。

（10）将使用说明书（IFU）装入便携包的透明IFU袋中。

（11）关闭便携包。

6.使用LUCAS

（1）到达患者所在地，当确认患者为心脏骤停时，立即开始行徒手人工心肺复苏抢救患者。尽量确保不间断操作。

（2）打开LUCAS包装：①放下便携包，使其顶部靠近自己。②将左手放在位于左侧的黑色拉带上，然后拉动红色手柄以确保便携包展开。③按下位于用户控制面板上的开关键1 s以打开包内的LUCAS电源，然后开始自检。当LUCAS准备就绪时，靠近调节键的绿色LED点亮。④注意。保持调节模式时，LUCAS在5 min后自动关闭。⑤当心设备警报如果在运行期间发生任何故障，则红色警报LED灯将会亮起，并且会发出高优先级警报声。⑥当心。保持电池安装为了使LUCAS能够运行，必须始终安装电池（即使是由外部电源供电时）。

7.应用于患者

（1）从便携包内取出LUCAS背板。

（2）停止人工心肺复苏。

（3）确保支撑患者的头部。

（4）将LUCAS背板轻柔且小心放在患者下方（位于腋窝下方不远处）（图2-3-32）。按下列一种程序操作：①扶住患者肩部，然后略微上抬患者上身；②将患者从一侧翻至另一侧。注意，背板位置准确将便于更快速正确安放吸盘。

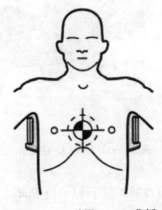

图2-3-32　放置LUCAS背板

（5）重新开始人工心肺复苏。

（6）一直按住支腿上的手柄，从而将LUCAS上装部分从包内取出。拉动松放圈一次以确保爪形锁打开。

（7）取下松放圈。

（8）停止人工心肺复苏。

（9）将另一个支腿连接至背板，确保两个支腿锁定于背板。听听是否发出咔嗒声。

（10）进行上拉一次，以确保零件连接正确。注意：如果LUCAS上装部分不与背板连接，请确保爪形锁打开并且已经将松放圈松开。

8.调节与操作

（1）使用LUCAS按压点应当与人工心肺复苏位置相同，并且应符合指南要求。当吸盘上的挤压垫处于正确位置时，吸盘的下边缘则应位于胸骨末端上方不远处。如下图2-3-33所示。

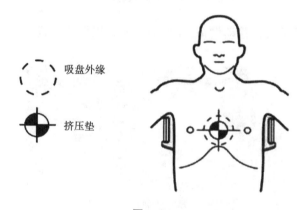

吸盘外缘

挤压垫

图2-3-33

警告：在胸部的位置不正确时，如果挤压垫与胸骨的相对位置不正确，则将会增加损伤胸腔与内部脏器的风险（图2-3-34）。另外还会影响到患者的血液循环。

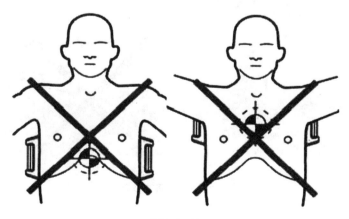

图2-3-34

（2）用手确保吸盘的下方边缘位于胸骨末端上方不远处（图2-3-35）。

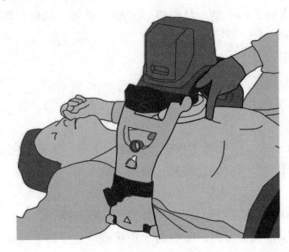

图2-3-35　确定吸盘位置

必要时，通过拉动支腿移动设备（图2-3-36），以调节位置。

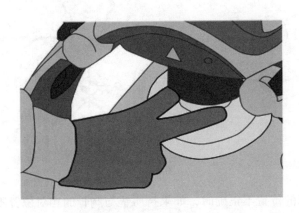

图2-3-36　调节位置

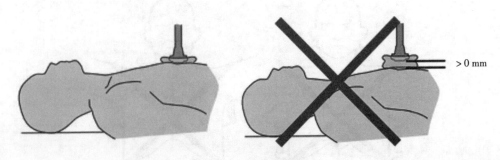

图2-3-37　调节吸盘

（3）调节吸盘高度(图2-3-37)，以设定起始位置。

①确保LUCAS处于调节模式。②用两根手指下按吸盘，直至挤压垫接触患者胸部（不要按压胸部）。③按暂停键锁定起始位置，然后将手 指从吸盘移开。④检查并确认位置正确。否则，按调节/键，向上拉动吸盘重新调节中央与/或高度位置进行，从而设定新的起始位置，按暂停键。⑤按启用（连续）键或者启用（30：2）键开始按压。注：如果将挤压垫过重或过轻下按至胸部，则LUCAS将会调节挤压垫，以校正起始位置（不超过30 mm）。⑥警告：当位置不令人满意。如果无法将LUCAS安全及正确地放置在患者的胸部，请再次进行人工心肺复苏。⑦警告：遇到患者过小。如果在降低吸盘时LUCAS发出3次快速警报信号，并且无法进入"暂停"模式或"启用"模式。重新开始人工心肺复苏。⑧警告：不正确的起始位置。如果挤压垫对胸部的挤压力过大或过轻，均会影响到患者的血循环。应按动调节键立即调节吸盘高度。⑨警告：胸部上存在凝胶。如果患者胸部上存在凝胶（例如：超声波体检时使用），则吸盘的位置会在使用时发生变化。在放置吸盘之前，请去除所有凝胶。⑩警告：使手部远离。当LUCAS运行时，请勿将手或其他身体部位放在吸盘上或下方。请勿触摸爪形锁，尤其是当举升患者时。⑪警告：患者受伤，在LUCAS运行时，请勿将患者或设备留下而无人照看。⑫警告：操作时位置发生变化。如果在操作或除颤时吸盘位置发生变化，请立即按动调节键调节位置。始终使用LUCAS稳定带帮助确保正确位置。⑬警告：故障如果在运行时发生中断，或者按压不充分，或者出现异常情况：按开/关键1 s停止LUCAS并拆下设备。开始人工胸外按压。⑭警告：电池电量低时，如当橙色电池LED显示间歇性灯光时，请进行下列任一操作。将电池更换为已经充电的电池或连接外部LUCAS电源。⑮当心：请勿封堵通气孔，请勿造成机罩下方通气孔堵塞，否则会导致设备过热。

9.使用LUCAS稳定带

（1）LUCAS稳定带能帮助在运行时确保正确位置。当LUCAS启用时使用稳定带，从而最大限度减少中断次数。当心：如果使用LUCAS稳定带会防止或延迟对患者的任何治疗，则应推迟使用此装置。

（2）从便携包内取出属于稳定带一部分的缓冲带（稳定带的支腿带应已经与支腿连接）。

（3）在扣环处充分拉长缓冲带。

（4）小心抬起患者头部，并将垫子放在患者颈部后面。将垫子尽可能地靠近患者肩部。

（5）将支腿带上的扣环与缓冲带上的扣环连接。确保带子不扭结。

（6）保持LUCAS支腿稳定，然后将缓冲带绑紧。

（7）确保患者胸部上的吸盘位置正确。否则，请调节位置，操作如下。

①按下调节键。②将缓冲带与支腿带分离。③调节吸盘位置。④当吸盘处于正确位置时，按启用（连续）或启用（30：2）键，重新开始 按压。⑤重新连接

缓冲带。

10.移动患者

（1）固定患者臂部移动患者时，可使用LUCAS上的患者固定带固定患者臂部（图2-3-38）。这可便于移动患者。

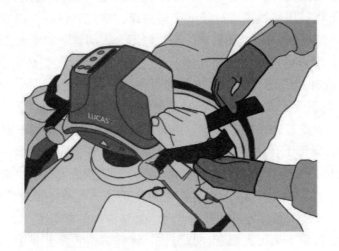

图2-3-38　固定患者臂部

①当心：请勿使用固定带抬起患者。固定带仅用于将患者固定至LUCAS。

②当心：确保静脉通路畅通无阻。

③当心：皮肤烧伤。外罩和电池的温度可能上升到48℃及以上。如果过热，请不要长时间接触，以防止皮肤烧伤。将患者固定带从患者的双手上取下。

（2）准备举升患者

①决定将要移动的设备以及放置运输设备的位置。

②位于患者侧部的人员

a.将一只手放在位于支腿底部的爪形锁下方。

b.用另外一只手扶住患者皮带、裤子或 大腿下方。

③确保患者头部稳定。

（3）举升患者

①按暂停键暂停按压。

②抬起患者并将其移至担架或其他运输装置（背板、真空床垫或类似装置）。

③确保吸盘在患者胸部上处于正确位置。

④按启用（连续）键或启用（30：2）键，重新开始心肺复苏按压。

（4）移动患者

在下列条件下，当移动患者时LUCAS会启用：LUCAS与患者安全位于运输装置上，LUCAS在患者胸部上保持正确位置与角度，必要时调节吸盘位置。

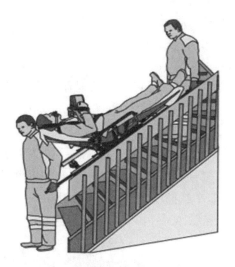

图2-3-39 移动患者

警告：操作时位置发生变化。如果在操作或除颤时吸盘位置发生变化，请立即按动调节键调节位置。始终使用LUCAS稳定带帮助确保LUCAS处于正确位置（图2-3-39）

11.运行时更换电源：当电池电量低时，LUCAS通过点亮间歇性橙色LED与发出警报信号的方式发送警报。更换电池时尽量减少中断次数。

注：为了最大限度避免中断，建议在便携包内始终装有一块已经充电的备用LUCAS电池。

（1）按暂停键暂停按压。

（2）拉出电池，然后向上拉动将其取下。

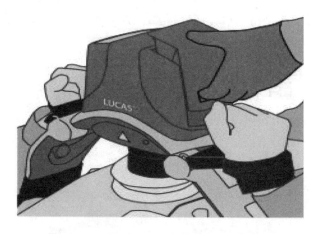

图2-3-40 安装电池

（3）安装充满电的LUCAS电池。从上方将其装入（图2-3-40）。

（4）等待直至绿色"暂停"模式LED点亮。

（5）按启用（连续）键或启用（30∶2）键重新开始胸外按压。LUCAS智能重启功能记忆设置与起始位置60 s。注：如果更换电池的时间超过60 s，则LUCAS将会自检，必须重新调节起始位置。

（6）与外部电源连接：可以在所有LUCAS操作模式下连接LUCAS电源或车用电源线。当心保持电池安装，为了使LUCAS能够运行，必须始终安装电池（即使是由外部电源供电时）。

（7）要使用电源线：将电源线连接至LUCAS。可以将电源线连接至墙上电源插座（100~240 V，50/60 Hz），要使用车用电源线：也可以将车用电源线连接至LUCAS，还可以将车用电源线连接至车载插座（12~28 V DC）。

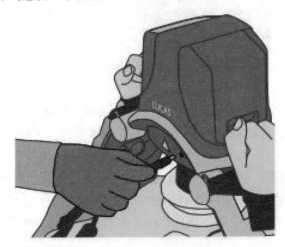

图2-3-41　拔除电源线

单独使用电池供电，也可接外部电源供电，从设备上拔除电源线时，请务必用两指捏住图示部位（图2-3-41），向外拔除。切勿直接拽电源线拔除！如图2-3-42所示。

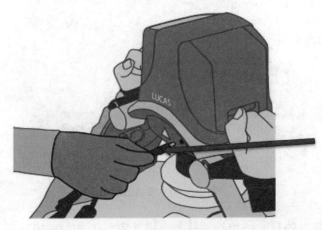

图2-3-42　错误操作

12. 辅助疗法

辅助疗法（除颤、通气、在导管实验室中使用）是指将其他医疗设备或药物与 LUCAS 配套使用，会影响到治疗效果。关于其他设备与 / 或药物，请务必参阅《使用说明书》，以确保其适合与心肺复苏术配套使用。

（1）除颤可在 LUCAS 运行时进行

①可以在定位 LUCAS 之前或之后使用除颤电极。

②按照除颤器厂商的说明进行除颤。

③当心：定位除颤电极与电线，确保其不位于吸盘下方。如果患者身上已经存在电极，请确保其不在吸盘下方。如果位于吸盘下方，则必须使用新电极。

④除颤结束后，确保吸盘的位置正确。必要时调节位置。警告：如果在操作或除颤时吸盘位置发生变化，请立即按动调节键调节位置。始终使用 LUCAS 稳定带帮助确保正确位置。

⑤警告：胸外按压会干扰心电图机分析。在开始心电图机分析之前首先按暂停键。尽可能地缩短中断时间。按启用（连续）键或启用"30∶2"键重新开始按压。

（2）通气：请务必遵守当地与 / 或国际通气指南。

LUCAS 可以两种不同模式运行。①启用"连续"，当按此键时，LUCAS 进行连续按压。绿色 LED 信号将每分钟闪烁 8 次，提示在连续按压时通气。②启用"30∶2"，当按下此键时，LUCAS 进行 30 次胸外按压，然后暂停 2 s。在暂停期间，操作人员可进行两次通气。在暂停之后，循环重新开始。在每次通气暂停之前，将间歇闪烁 LED 灯并且发出音响信号序列，对操作人员进行提示

（3）在导管实验室中使用：LUCAS 可在导管实验室中使用。除了是压缩机构之外，它主要具有放射线半透明性，允许大多数的 X 射线透射。

①从患者身上拆掉 LUCAS™。

②按开/关键 1 s 关闭设备电源。

③如果 LUCAS 稳定带与 LUCAS 连接，请从支腿带上拆下属于稳定带一部分的缓冲带。

④拉动松放圈，从背板上拆下上装部分。

⑤如果患者状况允许，拆下背板。

（二）便携式气动式心肺复苏机（MCC）的使用

便携式心肺复苏机是一款用于心脏骤停复苏的智能型急救医疗器械采用气动电控的工作方式，可在不同场合对各种原因引起的心脏骤停患者提供按压频率 100 次/分、110 次/分、120 次/分。连续按压模式又可以提供 3 种按压通气比为 30∶2 或 15∶2 心肺复苏急救模式及在连续按压不中断时每按压 10 次通气一次（连续按压 CCV 急救模式）。

便携式气动心肺复苏机以《2010 年美国心脏协会心肺复苏及心血管急救指南》为理论基础。重点强调"C—A—B"心肺复苏急救模式，提供高效的 CPR 急救技术。

MCC 的组成部分：便携式气压泵心肺复苏机主要是由按压器、主机、自动报警呼吸系统、氧气动力管调节阀四部分组成。

1.主机。主机是心肺复苏机的核心部分，由控制部分和机械部分组成。按压器通过同时移动两侧滑道的固定座实现前后运动。独特的等高背板设计利于打开患者的呼吸通道。

2.按压器。按压器是按压压力输出部分，按压器高度及患者胸部高度可通过下压按压器支架两端的卡片锁来上下调节。

3.自动报警呼吸系统。由呼吸面罩、通气管、$60\ cmH_2O$ 泄压阀组成；当患者气道压力大于 $60\ cmH_2O$ 时，泄压阀开启泄气。

4.氧气动力管调节阀。用于动力源的输入和压力调节。

【使用前准备】

1.主机及配套附件的准备：MCC-E 主机，锂电池，电源适配器（含电源线），固定绷带，按压头护套（一次性使用），按压智能终端（含通信数据线，仅限 MCC-E2、MCC-E3，MCC-E5）。

2.电池 MCC-E 主机由电源系统供电工作，主机工作前请确保电池已经正确安装在 MCC-E 主机的电池仓中。

（1）电池的充电：电池采用"在机充电"模式，充电时可正常工作，具体步骤如下。

①确保电池安装在主机的电池仓中；

②将电源适配器一端连接到主机 DC 输入口；

③将电源适配器另一端连接到 $100\sim240\ V$、$50/60\ Hz$ 网电源。

（2）电池的安装与拆卸。根据需要进行电池安装与拆卸，具体步骤如下。

①安装：将电池插入主机电池仓，推到安装位置后，将听到"啪"的声音。

②拆卸：将电池外侧的电池锁扣向上推，同时将电池往上拔，即可将电池从电池仓中取出。务必确保电池仓内始终安装有充满电的电池，以便随时可以启动救援。

（3）电池电量检查。电池未安装到主机电池仓时，点击电池内侧面的"电池电量"按钮，此时"电量"指示灯亮起，用户能够检查电池当前的电量状态。

注意："电池电量"按钮和"电量"指示灯处于电池内侧面。当电池在主机电池仓内时，电池电量将在主机电量指示灯上显示。低电量警告：当"电量"指示灯以 1 格 LED 橙色闪烁时，应立即执行以下操作，即连接电源适配器，使用外部电源供电，更换一块充满电的电池。警告：即使 MCC-E 主机连接电源适配器时，仍须确保电池在主机的电池仓内。MCC-E 主机使用的电池是可充电锂电池。电池以及电源适配器是为 MCC-E 主机专门设计和制造的，用户仅能使用 SunLife 公司提供的电池和电源适配器配合 MCC-E 主机使用。电池以及电源适配器符合《医用电气设备　第 1 部分　安全通用要求》（GB9706.1—2007）中所述的要求。电池以及电源适配器如有损坏，应联系 SunLife 公司进行购买或更换。用户使用其他电池或电源适配器会造成 MCC-E 主机损坏，同时保修也将失效。

3.外部电源：如需使用外部电源对设备进行供电，请参考"外部电源供电"的说明进行操作。警告：如果无外部电源，仅依靠内部电池供电，使用前请确保电池剩余电量足够使用，请参考说明进行操作。电池保养请按照电池保养的要求进行维护。如果外部的保护导线在安装或其布线的完整性有疑问时，设备应由内部电源来运行。警告：为确保安全和保证测量质量，MCC-E设备必须正确可靠地接地，电源必须符合要求。如外部电源接地不良好，或对外部电源接地有疑问时，请使用内部电源供电。和本设备一起使用的设备必须是符合医疗器械标准要求的设备。与其他设备的外部电源有连接时，请在安装时确认其他设备不会影响到本设备的使用，必要的情况下，请进行漏电流等安全方面的检测。如果操作过程中，设备的外部电源供电中断，设备将自动切换到内部电源（电池）供电。使用内部电源（电池）继续正常运行时，设备的工作模式、操作设置和存储数据均不会发生任何改变。如果再接上有效的外部电源，设备将对电池进行充电（主机的"电量"指示灯将指示充电状态），且由外部电源工作，此时设备的工作模式、操作设置和存储数据均不会发生任何的改变。

4.绑带的准备。在使用MCC-E设备工作前，检查确认固定绑带上已经穿好用于固定主机的调节扣。

5.按压智能终端。将按压智能终端通过通信数据线与主机通信接口连接。按压智能终端连接主机后将自动启动运行，支持热插拔。启动界面显示产品型号、软件版本号。注意：按压智能终端仅适用于MCC-E2、MCC-E3、MCC-E5，不适用于MCC-E1、MCC-E4。下文如涉及按压智能终端，不再重复提醒。

6.设备安装。用通信数据线连接主机和按压智能终端。

【使用MCC-E设备】

1.参数设置MCC-E3、MCC-E5能够通过按压智能终端实现按压参数的设置。每次关机后重新开启恢复默认值：频率是102次/分，深度是52 mm。当主机处于就绪状态时，点击按压智能终端的"设置"按键，进入设置菜单。该菜单提供了按压深度、按压频率、按压模式、日期和时间、蓝牙、Wi-Fi、数据导入、设备编号以及语言等设置功能，通过"上一个"按键和"下一个"按键选择某项进行设置，选中的项目将变为闪烁状态。

（1）设置按压深度：可设置范围为30~55 mm，连续可调，通过"上一个"按键、"下一个"按键进行设置。点击"设置"按键保存修改，并返回设置菜单。点击"返回"按键取消修改，并返回设置菜单。警告：请根据实际情况进行调整设置。

（2）设置按压频率：①可设置范围为100~120次/分，连续可调，通过"上一个"按键；②"下一个"按键进行设置。界面如上图。③点击"设置"按键保存修改，并返回设置菜单。④点击"返回"按键取消修改，并返回设置菜单。⑤警告：请根据实际情况进行调整设置。

（3）设置默认按压模式：①通过"上一个"按键、"下一个"按键设置默认按压模式为"连续模式"或"30∶2模式"，选中的项目将变为闪烁状态。界面如图。②点击"设置"按键保存修改，并返回设置菜单。③点击"返回"按键取消修改，并返回设置菜单。如果设置成功，MCC-E主机开机时的默认按压模式将更新为新的设置。

（4）设置日期和时间：①通过"设置"按键依次选中"年""月""日""时""分""秒"，选中的项目将变为闪烁状态。②通过"上一个"按键、"下一个"按键对选中的项目进行调整。③再次点击"设置"按键保存修改，并返回设置菜单。④点击"返回"按键取消修改，并返回设置菜单。成功设置按压智能终端的日期和时间后，将自动同步MCC-E主机的内部时钟。

（5）设置蓝牙：①通过"上一个"按键、"下一个"按键开启或关闭蓝牙功能，选中的项目将变为闪烁状态。②点击"设置"按键保存修改，并返回设置菜单。③点击"返回"按键取消修改，并返回设置菜单。如果开启蓝牙，在就绪界面、按压界面、暂停界面和统计界面的标题栏右侧将出现蓝牙图标。

（6）设置Wi-Fi：①通过"上一个"按键、"下一个"按键开启或关闭Wi-Fi功能，选中的项目将变为闪烁状态。②点击"设置"按键保存修改，并返回设置菜单。③点击"返回"按键取消修改，并返回设置菜单。如果开启Wi-Fi，在就绪界面、按压界面、暂停界面和统计界面的标题栏右侧将出现Wi-Fi图标。

（7）设置语言：①通过"上一个"按键、"下一个"按键切换简体中文或英文，选中的项目将变为闪烁状态。②点击"设置"按键保存修改，并返回设置菜单。③点击"返回"按键取消修改，并返回设置菜单。如果选中某语言并保存返回，按压智能终端的界面将以新的语言进行显示。

（8）识别使用设备条件：当确认患者为心脏骤停时，医护人员中的一人立即开始徒手心肺复苏，另外一人准备好MCC-E主机。MCC-E主机的安装需要两名经过培训并已经掌握使用技能的医护人员进行配合操作。

2.启动主机

（1）在主机操作面板上长按"开/关"按键2 s，启动主机。主机启动时，首先运行系统自检，"电源/状态"指示灯橙色常亮，主机发出"嘀"提示音。系统自检结束后，如果主机能够工作，"电源/状态"指示灯变为绿色常亮，提示主机进入就绪状态。

（2）检查按压头是否有按压头护套，如果没有，请将按压头护套套紧在按压头上。该护套是一次性使用，不可重复使用。注意：按压头护套是一次性使用，不可重复使用。如果自检结束后，"电源/状态"指示灯变为橙色闪烁，主机间隔发出"嘀"提示音，提示主机因故无法正常工作，请立即恢复人工心肺复苏。

（3）主机在工作过程中遇到故障时，"电源/状态"指示灯变为红色闪烁，主机间隔发出"嘀"提示音，表示主机不能正常工作，请立即恢复人工心肺复苏。主机启动后，按压模式出厂默认为30∶2模式。MCC-E3、MCC-E5主机进入就绪状态后，如果按压智能终端连接主机，将进入就绪界面。界面顶部的标题栏依次显示急救事件编号、当前按压模式、蓝牙图标、Wi-Fi图标和电池电量。

（4）急救事件编号，该编号代表一次紧急施救事件，每次启动主机后，将显示上次使用的编号，此时开始按压，则编号加1递增。每次停止按压后再次开始按压，编号加1递增。该编号从0000起递增至9999为止，再从0000起递增至9999为止，循环往复。按压模式：表示当前用户选择的MCC-E主机按压模式为连续模式或30∶2模式。蓝牙图标：该图标显示在标题栏中，表示当前开启了蓝牙无线通信功能。Wifi图标：该图标显示在标题栏中，表示当前开启了Wi-Fi无线通信功能。电池电量图标：该图标显示在标题栏中，表示当前主机电池的剩余电量。界面中央显示当前时间、预设深度和预设频率。当前时间：表示当前的系统时间，格式为24小时制。预设深度：表示当前设置的目标按压深度值。预设频率：表示当前设置的目标按压频率值。警告：小心受伤，如果按压头没有回到初始位置，主机启动后，按压头会自动回零位（即缩回机器内部）。

3.安装绷带和主机绷带具体安装步骤如下（需要2名施救者配合操作）

（1）打开包装，取出绷带（保持绷带折叠方式不变）。

（2）一人从一侧翻起患者，将折好的绷带放置患者背后。

（3）另一人翻起患者另一侧，将同侧绷带翻开。

（4）将绷带两侧拉直，确保蓝色指引线与乳头连线重合（年长女性或乳房下垂者除外）。

（5）胸腔按压机置于乳头连线中央位置，两人同时将绷带调节扣与设备挂钩固定，拉紧固定绷带并粘贴牢固。

（6）注意：在翻动患者的过程中注意保护患者的颈椎。

（7）检查主机固定的情况，是否符合要求。

（8）按压头位置如果放置不正确，可能引起胸骨或肌肉损伤。

4.开始/暂停按压

1）MCC-E1、MCC-E4

（1）主机处于就绪状态时，在主机操作面板上短按"启/停"按键，主机按照默认的深度、频率开始按压，"电源/状态"指示灯为绿色常亮。

（2）主机处于按压状态时，在主机操作面板上短按"启/停"按键，主机将暂停按压，"电源/状态"指示灯变为橙色闪烁，提示主机进入暂停状态。

2）MCC-E2、MCC-E3、MCC-E5

（1）主机处于就绪状态时，在主机操作面板或按压智能终端上短按"启/停"按键，主机按照默认的深度、频率开始按压，主机以及按压智能终端的"电源/状态"指示灯为绿色常亮。

（2）主机进入按压状态后，如果按压智能终端连接主机，将进入按压界面，急救事件编号加1递增。

（3）界面中央显示按压时间、按压深度和按压频率。急救时间：当次急救事件所经历的总时间，包含按压时间和暂停时间。按压深度：显示当前按压的深度值。按压频率：显示当前按压的频率值。

（4）主机处于按压状态时，在主机操作面板或按压智能终端上短按"启/停"按键，主机将暂停按压，主机以及按压智能终端的"电源/状态"指示灯变为橙色闪烁，提示主机进入暂停状态。

（5）主机进入暂停状态后，如果按压智能终端连接主机，将进入暂停界面。

（6）界面中央显示暂停时间、预设深度和预设频率。

（7）暂停时间：表示当次急救事件暂停的累计时长。

（8）暂停时间以闪烁方式显示，提示用户应注意尽快恢复按压。

（9）预设深度：表示当前设置的目标按压深度值。

（10）预设频率：表示当前设置的目标按压频率值。

（11）注意：在 MCC-E 主机进行按压时，请不要将手或任何其他物体覆盖在 MCC-E 主机的通风口上。

5.患者的转运

MCC-E适用于转运环境使用。请确保：①MCC-E 主机已经按照要求通过绷带固定在患者的胸腔上。②MCC-E 主机放置在患者胸腔上正确的位置。③患者已经被固定于在转运设施中，如转运床、转运担架、转运软担架等。④转运时，请尽可能保持患者处于水平位置，如不能处于水平转运，则主机倾斜角度不超过 45°。⑤注意。如果出现急救人员认为的不适合转运时实施胸外按压的情况，请停止按压。⑥警告。只有在确认患者被可靠的固定在转运设施上时，方可使用 MCC-E 进行胸外按压，否则可能造成患者胸部受伤。

6.主机电源系统

（1）MCC-E 设备接受两种电源供给方式：电池供电和外部电源供电。

（2）主机操作面板上的"电量"指示灯指示当前主机供电情况。注意：当"电量"指示灯以1格LED橙色闪烁时，应立即连接电源适配器，使用外部电源供电或更换一块充满电的电池；第一次使用的新电池，请先充满电后再使用。

（3）外部电源供电：①将电源适配器一端连接到主机DC输入口；②将电源适配器另一端连接到100～240 V，50/60 Hz电源；③连通后指示灯1～4格LED依次绿色亮起，再全部熄灭，循环往复。④注意，即使MCC-E主机连接电源适配器时，仍须确保电池在主机的电池仓内。电池和电源适配器是为MCC-E主机专门设计和制造的，用户仅能使SunLife公司提供的电池和电源适配器配合MCC-E主机使用。电池以及电源适配器符合《医用电气设备 第一部分 安全通用要求》（GB9706.1-2007）中所述的要求。电池以及电源适配器如有损坏，仅应联系MCC生产公司售后进行购买或更换。用户使用其他电池或电源适配器会造成MCC-E主机损坏，同时保修也将失效。⑤连接外部电源时，MCC-E主机自动为电池进行充电，新电池充满的最长时间不超过4小时。

（4）电池更换具体步骤如下：①关闭主机电源。②电池拆卸。将电池外侧的电池锁扣向上推，同时将电池往上拔，即可将电池从电池仓中取出。③电池安装。取一块已充满电的电池，将电池插入主机电池仓，推到安装位置后，将听到"啪"的声音。④注意：电池更换必须在关机状态下，否则可能造成设备故障，缩短电池使用寿命。

7.按压模式切换

（1）MCC-E主机提供两种按压模式：①连续模式。主机按压不间断。②30∶2模式。主机进行30次按压后，3 s通气暂停，循环往复。MCC-E1、MCC-E4在主机操作面板上短按"模式"按键，切换按压模式。主机当前按压模式设置为连续模式时，"模式"指示灯的"连续模式"灯蓝色常亮、"30∶2模式"灯熄灭；主机当前按压模式设置为30∶2模式时，"模式"指示灯的"30∶2模式"灯蓝色常亮、"连续模式"灯熄灭。

（2）MCC-E2、MCC-E3、MCC-E5可以通过两种方式切换按压模式：①在主机操作面板上短按"模式"按键。②在按压智能终端上短按"模式"按键主机当前按压模式设置为连续模式时，"模式"指示灯的"连续模式"灯蓝色常亮、"30∶2模式"灯熄灭，按压智能终端界面中标题栏的按压模式更新为"连续"；主机当前按压模式设置为30∶2模式时，"模式"指示灯的"30∶2模式"灯蓝色常亮、"连续模式"灯熄灭，按压智能终端界面中标题栏的按压模式更新为"30∶2"。

8.停止按压

（1）MCC-E1、MCC-E4在主机操作面板上短按"开/关"按键，如果主机处于按压状态，主机按压头停止按压，当前急救事件结束。

（2）MCC-E2、MCC-E3、MCC-E5在主机操作面板上短按"开/关"按键，如果主机处于按压状态，主机按压头停止按压，当前急救事件结束。或者在按压智能终端上短按"关机"按键，如果主机处于按压状态，主机按压头 停止按压，当前急救事件结束。主机返回就绪状态后，如果按压智能终端连接主机，将进入统计界面。

（3）界面中央显示急救时间、按压时间、暂停时间和CCF*。急救时间：当次急救事件所经历的总时间，包含按压时间和暂停时间。按压时间：当次急救事件完成过程中的按压累计时间。暂停时间：当次急救事件完成过程中的暂停累计时间。 25 CCF*：显示本次急救事件过程，即从启动MCC-E开始到停止使用MCC-E抢救这段过程所监测到的CCF（CCF定义：心脏停博期间进行胸外按压的时间百分比）值，该CCF可能与整个急救的CCF有所不 同，故以CCF*提示。注意：停止按压将结束当前的急救事件，下次开始按压后，急救事件编号将加1递增。

9.关闭主机

（1）MCC-E1、MCC-E4在主机操作面板上长按"开/关"按键2 s，如果主机处于按压状态，主机先停止按压，然后关闭。

（2）MCC-E2、MCC-E3、MCC-E5在主机操作面板上长按"开/关"按键2 s，如果主机处于按压状态，主机先停止按压，然后关闭。或者在按压智能终端上长按"关机"按键2 s，如果主机处于按压状态，主机先停止按压，然后关闭。

10.移走主机

实施完急救后，按照以下步骤移走MCC-E主机。

（1）关闭MCC-E主机的电源开关。

（2）解开固定绷带。

（3）移走MCC-E主机：如果患者的情况允许，可以移走其背部的绷带。

（4）整理好主机和固定绷带，并根据相关要求对其进行清洁及防感处理。

（5）将主机和固定绷带放置于急救便携包中。

11.紧急关闭

当MCC-E主机发生错误，不可继续工作时，可以选择下列措施进行紧急关闭。

MCC-E1、MCC-E4：

（1）在主机操作面板上短按"启/停"按键，暂停按压。

（2）在主机操作面板上短按"开/关"按键，停止按压。

（3）在主机操作面板上长按"开/关"按键2 s，关闭主机。

MCC-E2、MCC-E3、MCC-E5：

（1）在主机操作面板上短按"启/停"按键，暂停按压。

（2）在主机操作面板上短按"开/关"按键，停止按压。

（3）在主机操作面板上长按"开/关"按键2 s，关闭主机。

（4）在按压智能终端上短按"启/停"按键，暂停按压。

（5）在按压智能终端上短按"关机"按键，如果主机处于按压状态，主机停止按压。

（6）在按压智能终端上长按"关机"按键2 s，如果主机处于按压状态，主机先停止按压，然后关闭。

（7）注意：在主机关闭状态下，能够手动将按压头推回零位（即缩回机器内部）。

MCC-E主机紧急关闭后，请立即重启人工心肺复苏。

12.辅助治疗

（1）电图监测/除颤

当MCC-E设备与除颤仪或者其他监控ECG信号的设备一起使用时，可能需要中断按压，以避免因机械胸腔按压而产生对除颤或者ECG监测的干扰。具体操作：①避开绷带贴上电极片或者做好放置除颤手柄的准备。②按下MCC-E主机上的"暂停"按钮。③开始除颤/进行ECG监测。

（2）通气：关于通气，请遵照当地或者国际指南关于通气的要求。

MCC-E主机提供两种通气模式：

30∶2模式：①在主机操作面板上短按"模式"按键，将主机按压模式切换至30∶2模式。②MCC-E主机实施30次按压后暂停3 s，暂停的时间可进行2次通气。③

暂停 3 s 过后，机器自动恢复 30 次按压，并以此循环。

连续模式：①在主机操作面板上短按"模式"按键，将主机按压模式切换至连续模式。②MCC-E 主机将会实施持续不间断的按压，施救者可根据需要进行按压暂停来通气。

13.数据导出

MCC-E 均支持 CPR 数据存储导出功能，需要数据导出，请在对应电脑上事先安装好心肺复苏数据管理软件。

主机能够实时存储数据，内存容量 16 MB。利用通信数据线连接主机和电脑，可将主机内部存储的按压数据导出至电脑，文件扩展名为"bin"。MCC-E2、MCC-E3、MCC-E5 均支持通过 USB 通讯线将按压智能终端的按压数据导出至电脑端，文件扩展名为"bin"。MCC-E5 支持通过蓝牙或 Wi-Fi 进行无线数据导出。按压智能终端的存储容量为 16 MB。

14.数据导入

MCC-E2、MCC-E3、MCC-E5 能够将 MCC-E 主机存储的按压数据同步至按压智能终端。

当主机处于就绪状态时，点击按压智能终端的"设置"按键，进入设置菜单。通过"上一个"按键和"下一个"按键选择"数据导入"，再次点击"设置"按键进入数据导入界面。点击"设置"按键开始导入数据，界面提示正在导入数据。MCC-E 主机将存储的按压数据全部导入至按压智能终端后，将提示用户导入数据完成。

15.网络安全

当通过通信数据线、蓝牙或 Wi-Fi 导出数据时，需要在计算机上安装 SunLife 公司提供的专用数据导出软件才能完成数据传输。数据导出软件应仅安装在院内受网络安全防控的计算机之上，并安装有杀毒软件，配置好防火墙。必须安排专业人员负责保障该计算机的网络和数据安全，仅有 29 位拥有访问权限的用户能够登录该计算机获取数据，并符合医院使用计算机和网络的 相关规定或要求。SunLife 公司提供的数据导出软件配置需求如下：CPU 为 1 GHz 以上；内存 2 048MB 以上；硬盘 20 GB 以上；通信端口：兼容 USB2.0；无线通信：蓝牙 4.0 以上或 Wi-Fi；操作系统为 Windows 7/8。

五、日常维护与管理

（一）LUCAS

1.在每次使用 LUCAS 胸腔按压系统之后，请进行下列操作。

（1）取下吸盘。

（2）必要时，分别取下并清洁患者固定带与稳定带。

（3）清洁装置并使其干燥。

（4）将机罩内电池槽中使用过旧电池更换为已充满电的电池。

（5）安装新吸盘。

（6）重新连接患者固定带（如果已取下）。

（7）重新连接 LUCAS 稳定带的支腿带（如果已拆下）。

（8）将设备装入便携包内

①将上装部分放入便携包中，使机罩朝向开放末端。

②将外部电源（选件）放入位于 LUCAS 支腿之间的一个袋子内。

③将充电的附加（选配）LUCAS 电池放入另一个袋子内。

④将稳定带的缓冲吊带放在支腿之间。

⑤可将附加吸盘放在靠近机罩的侧袋内。

⑥将背板放在便携包顶部。

⑦闭合绿色内锁。将使用说明书（IFU）装入便携包的透明 IFU 袋中。

（9）关闭便携包。

2. LUCAS 的常规清洁程序

（1）使用一块软布与含有温和清洁剂或消毒剂的温水清洁所有表面与带子，清洁剂或消毒剂可以为：70% 异丙醇溶液；45% 异丙醇与添加清洁剂；季铵化合物；10% 漂白剂，或者应遵循消毒剂厂商提供的使用说明。

（2）当心：使用液体消毒剂时请勿将 LUCAS 浸于液体中。如果液体进入机罩，将会导致设备受损。在将 LUCAS 装包之前，必须使其充分干燥。

3. 拆除与安装吸盘

（1）首先请将吸盘从黑色安装管上拉下

①将吸盘作为污染医疗废弃物弃置。

②将新吸盘弯至黑色安装管上。

③确保吸盘与安装管安全连接。

（2）拆除与连接患者固定带拆除

拆除：打开患者固定带，将其从 LUCAS 支腿上的金属圈中拉出。

安装：

①将患者固定带穿过位于 LUCAS 支腿上的金属支座。

②折叠患者固定带，使得标志可见。

③将固定带组成部分牢固按在一起。

拆解与连接 LUCAS™ 稳定带：打开扣环，拆解属于稳定带一部分的支腿带。

4. 取出电池与电池充电

（1）将电池更换为已充满电的电池。

（2）对使用过的电池充电，以备日后使用。

可使用两种方式对 LUCAS 电池充电。

①在外部 LUCAS 电池充电器（选件）中，将电池放到电池充电器的插槽中，将

电池充电器电源线与墙壁电源插座连接。

②在 LUCAS 内安装：将电池放到 LUCAS 机罩的插槽中，将电源/车用电源线连接至位于 LUCAS 一侧的直流输入，将电源与墙壁电源插座连接。绿色 LED 指示电池已经充满电。

当心：保持电池安装。为了使 LUCAS 能够运行，必须始终安装电池（即使是由外部电源供电时）。

当心：仅使用获得批准的附件。只允许将 JOLIFE AB 准许的附件与 LUCAS 配套使用。如果使用的是未经准许的附件，则 LUCAS 不会正确运行。仅使用适用于 LUCAS 的电池以及电源。如果使用其他电池或电源，则有可能会对 LUCAS 造成永久性损坏。这还会导致设备无法享受到质保服务。

5.维护与保养

定时进行常规检查，每班严格执行交接班制度，LUCAS 机器随时充电备用。

每周以及在每次使用 LUCAS 胸腔按压系统之后，请进行下列操作。

（1）确保设备清洁。

（2）确保安装新吸盘。

（3）确保连接患者固定带完好。

（4）确保稳定带的两条支腿带缠绕支腿完好。

（5）向上拉动松放圈以确保爪形锁打开。

（6）确保机器电池充满电。当 LUCAS 处于"关闭"模式时，按静音。电池指示灯点亮，并显示电池充电状态。

（7）按开/关使 LUCAS 进行自检。确保调节 LED 点亮，但不发出警报或点亮警告 LED。

（8）按开/关。重新关闭 LUCAS 电源。

（9）确保外部电源线（可选配件）完好无损。

警告：如果外部电源线（可选配件）受损，立即拆下并更换，以避免触电或火灾危险。

（10）主机的消毒：使用一块软布与含有温和清洁剂或消毒剂的温水清洁所有表面与带子，清洁剂或消毒剂可以为 70% 异丙醇溶液、45% 异丙醇与添加清洁剂、季铵化合物、10% 漂白剂。

（二）MCC 维护

1.电池保养。电池和电源适配器是为 MCC-E 主机专门设计和制造的，用户仅能使用 SunLife 公司提供的电池和电源适配器配合 MCC-E 主机使用。用户使用其他电池或电源适配器会造成 MCC-E 主机损坏，同时保修也将失效。建议每 300 次充放电后更换一次电池。为保证电池的寿命和可靠性，如果长期不使用 MCC-E 设备，请将电池取出并存放在干燥的室温环境下，每 3 个月充满电一次。如果存储温度在 -20~0℃及 45~60℃，电池每月应至少充满电一次。电池长期放置 1 个月以上，请先充满电之后再使用。第一次使用的新电池，请先充满电后再使用。

2.常规清洁。请保持MCC-E设备及配套附件没有灰尘。每次清洁和消毒后，请仔细检测设备。如果发现有任何老化或损坏的迹象，请立即停止使用，并咨询本公司客服人员。警告：清洁或消毒设备表面时，请确保设备处于关闭状态，并切断外部电源。

（1）常规清洁建议使用的清洁剂如下。温肥皂水，最高40℃醇类清洁剂，乙醇或异丙醇（浓度70%~80%，作用时间≤3 min）。

注意：擦拭本设备时，不要让液体进入主机。进入主机的液体可能会引起主机内机械装置的损坏。

（2）正确的清洁方法。请使用经过清洁剂蘸湿的柔软的无绒布或纱布擦拭设备外壳。

3.消毒。建议使用的擦拭消毒剂如下：醇类消毒剂，含乙醇、异丙醇、正丙醇，或两种成分的复方制剂（浓度70%~80%，表面擦拭，作用时间≥30 min）。

注意：不要使用含氯消毒剂擦拭按压头，避免按压头被腐蚀。不要混合消毒溶液（如漂白粉和氨水），会产生危险的气体。

为了防止对产品造成长期损坏，请按照医疗机构的规定对产品进行消毒。在消毒过程中请穿着防护服装。

（1）主机消毒。建议采用醇类消毒剂。注意：用户在消毒前，必须确认MCC-E设备是否有消毒的必要。消毒前请先清洁设备，并请根据消毒液浓度，确定消毒时间和消毒方式后，进行消毒，待完全干燥后才可放入背包。

（2）附件消毒。非耗品类附件，如智能按压终端、电源适配器、通讯数据线等，可参考主机的消毒方式。注意：用户在消毒前，请先确认该附件是否有消毒的必要。密集的消毒，会降低附件的使用寿命。易耗品类附件：按压头护套和固定绷带，建议采用一次性使用的部件。

4.灭菌。不推荐对本设备及配套附件进行灭菌处理。

5.废弃物处理。易耗品类附件：一次性使用的按压头护套和固定绷带，请依照医院的医疗废弃物处理规定进行；主机、电池以及其他配件等，在使用期满后，依照医疗设备的报废流程处理。

6.维护。MCC-E设备的设计使用寿命为8年。用户应每12个月联系Sunlife公司对设备进行保养。用户应定期检查MCC-E以确保设备正常工作。

警告：①MCC-E设备使用专用的可充电式锂电池。禁止使用其他未经本公司认可的电池，否则可能损坏仪器或可能导致火灾、爆炸。

②请勿拆解电池、将其置于高于60℃（140℉）的环境中、焚毁电池、使其短路。这样可能会引起电池燃烧、爆炸、泄露或发烫，对人身造成伤害。

③如电池发生泄露，取出电池时应小心。不要与皮肤接触。请咨询具备资格的维修人员。

④不要让电池接触液体。

⑤不要挤压、跌落或戳破电池：机械性滥用可能导致内部受损或内部短路，但从

外表看不出来。如果电池曾跌落过或碰击过坚硬表面，无论是否可从外部看到损伤，请停止使用，并根据上述处置说明予以处理。

⑥请将电池放在儿童接触不到的地方。若设备长期不使用，请将电池取出并存放在干燥的室温环境下。

7.运输和存储环境

运输和存储环境。环境温度：−40～+70℃（电池在−20～0℃及45～60℃，不能存放超过1个月）。相对湿度：5%～93%。无冷凝大气压力：57～106 kPa请按照外包装箱上的包装储运图示标志给出的要求进行运输和存储。

标签信息有：产品的名称和型号、生产企业名称、生产许可证编号、生产日期、使用期限、净重和毛重、包装尺寸、生产地址、联系方式。并根据《包装储运图示标志》（GB/T191—2008）的规定，在外包装箱上应标有运输作业标志："向上""易碎物品""怕雨""可叠放层次图标"。

六、设备上的一些特殊标识及注意事项

1.LUCAS特殊标识图解（图2-3-19）

表2-3-19 LUCAS特殊标识图解

标志	含义
	当心：使手部远离 当LUCAS运行时，请勿将手放在吸盘上或下方。在连接上装部分或举升患者时，使手部远离爪形锁
	当心：请勿使用固定带抬起患者。请勿使用固定带来抬起患者。固定带仅用于将患者固定至LUCAS
	按图示将吸盘下方边缘放置在胸骨末端上方。吸盘应当位于胸部中央位置
	拉动松放圈，从背板上拆下上装部分
	请勿重复使用：仅供一次性使用
	直流电输入
	遵守使用说明 在操作LUCAS胸腔按压系统之前，所有操作人员必须阅读完整的《使用说明书》

续表

标志	含义
	制造年份和制造商
	不得将电池与 / 或电子设备弃置于常规废料流中
IP 43	由达到 IEC 60529 标准的护套提供的防护等级
===	直流电压
	除颤保护型 BF 患者连接
TYPE	不同版本
	Ⅱ类设备（电源）

2.安全预防措施

为了最大限度确保安全性，请在操作设备、在设备上进行任何作业以及进行任何调节之前，务必认真阅读本章内容。

（1）关于信号语。在章节中，信号语自始至终以"警告"或"当心"表示。当心：用于指示一种潜在危险状况的信号语，提示如果不加以规避，这种状况将有可能造成轻微或中度伤害。警告：用于指示一种潜在危险状况的信号语，提示如果不加以规避，这种状况将有可能造成死亡或严重伤害。

（2）作业人员。JOLIFE AB 建议 LUCAS 胸腔按压系统只应由具备医疗技术的作业人员使用，如：符合下列条件的第一的急救者、救护人员、护士、医师或医疗人员：依照美国心脏学会、欧洲复苏理事会指南或类似指南学习过心肺复苏课程，并且接受过关于如何使用 LUCAS 的培训。

3.一般安全预防措施

（1）当心：仅使用获得批准的附件。只允许将 JOLIFE AB 准许的附件与 LUCAS 配套使用。如果使用的是未经准许的附件，则 LUCAS 有可能不正确运行。仅使用适用于 LUCAS 的 LUCAS 电池以及 LUCAS 电源。如果使用其他电池或电源，则有可能会对 LUCAS 造成永久性损坏。这还会导致设备无法享受到质保服务。

（2）当心：液体。请勿将 LUCAS 浸于液体中。如果液体进入机罩，将会导致设备受损。

（3）警告：火灾。不要在富氧环境中或者与易燃试剂或易燃麻醉剂一同使用 LUCAS。

（4）当心：电气设备。若需使 LUCAS 与电源隔离，请将电源插头从电源插座拔出。

（5）当心：其他医疗设备。LUCAS会对其他医用电气设备的EMC（电磁兼容性）产生影响。

（6）电池警告：电池电量低。当橙色电池LED显示间歇性灯光时，请将电池更换为已经充电的电池或连接外部LUCAS电源。

（7）当心：保持电池安装。为了使LUCAS能够运行，必须始终安装电池（即使是由外部电源供电时）。为了最大限度避免中断，建议在便携包内始终装有一块已经充电的备用LUCAS电池。

（8）警告：当放置按压板位置不令人满意。如果无法将LUCAS安全以及正确地放置在患者的胸部，请再次进行人工心肺复苏。

（9）警告：在胸部的位置不正确。如果挤压垫与胸骨的相对位置不正确，则将会增加损伤胸腔与内部脏器的风险。另外还会影响到患者的血循环。

（10）警告：不正确的起始位置。如果挤压垫对胸部的挤压力过大或过轻，均会影响到患者的血循环。按动调节键立即调节吸盘高度。

（11）警告：操作时位置发生变化。如果在操作或除颤时吸盘位置发生变化，请立即按动调节键调节位置。始终使用LUCAS稳定带帮助确保正确位置。当心：除颤电极定位除颤器电极与电线，确保其不位于吸盘下方。如果患者身上已经存在电极，请确保其不在吸盘下方。如果位于吸盘下方，则必须使用新电极。

（12）当心：胸部上存在凝胶。如果患者胸部存在凝胶（例如：超声波体检时使用），则吸盘的位置会在使用时发生变化。在放置吸盘之前，请去除所有凝胶。

（13）当心：应用稳定带。如果使用LUCAS稳定带会防止或延迟对患者的任何治疗，则应推迟使用此装置。

（14）当心：辅助疗法。将其他医疗设备或药物与LUCAS配套使用会影响到治疗效果。关于其他设备与/或药物，请务必参阅《使用说明书》，以确保其适合与心肺复苏术配套使用。

（15）警告：心电图机干扰。胸外按压会干扰心电图机分析。在开始心电图机分析之前首先按暂停键。尽可能地缩短中断时间。按启用（连续）或启用（30∶2）重新开始按压。

（16）警告：触电。如果外部电源线（可选配件）受损，立即拆下并更换，以避免触电或火灾危险。

（17）警告：患者受伤。在LUCAS运行时，请勿将患者或设备留下无人照看。

（18）当心：使手部远离。当LUCAS运行时，请勿将手放在吸盘上或下方。在连接上装部分或举升患者时，使手部远离爪形锁。当心：静脉通路。确保静脉通路畅通无阻。

（19）当心：请勿封堵通气孔。请勿造成机罩下方通气孔堵塞，否则会导致设备过热。

（20）当心：设备警报。如果在运行期间发生任何故障，则红色警报LED灯将会亮起，并且会发出高优先级警报声。

（21）警告：故障。如果在运行时发生中断，或者按压不充分，或者出现异常情况，按开/关键1 s停止LUCAS并拆下设备。开始人工胸外按压。

（22）当心：请勿使用固定带抬起患者。请勿使用固定带来抬起患者。固定带仅用于将患者固定至LUCAS。

（23）当心：皮肤烧伤。外罩和电池的温度可能上升到48℃以上。如果过热，请不要长时间接触，以防止皮肤烧伤。将患者固定带从患者的双手上取下。

（24）建议每年对LUCAS进行一次全面保养，以确保其正确运行。

七、常见报警及仪器故障处理

（一）LUCAS

1.正常操作时指示与警报。请仔细参阅下表查找在正常操作时发出声响与/或LED警报的原因，见表2-3-20。

表2-3-20 LUCAS常见报警及仪器故障处理

情况	LED发光指示	音响信号	用户操作
LUCAS处于"打开"模式，剩余电池电量超过90%	已充满电电池：所有3盏绿色电池指示LED持续点亮	无	无
LUCAS处于"打开"模式，剩余电池电量超过60%，但不足90%	已充电2/3电池：位于右侧的2盏绿色电池指示LED持续点亮	无	无
LUCAS处于"打开"模式，剩余电池电量超过30%但不足60%	已充电1/3电池：位于最右侧的绿色电池指示LED持续点亮	无	无
LUCAS处于"打开"模式，剩余电池电量不足30%（约可运行10 min）	电量不足的电池：最右侧的橙色电池指示LED间歇性点亮	中优先级警报	更换电池，或者与外部电源连接
外部LUCAS电源连接，并且正在对电池充电	正在充电的电池：3盏绿色电池指示，LED显示"前行"灯光	无	无
外部LUCAS电源连接，并且电池已充满电	已充满电电池：所有3盏绿色电池指示LED持续点亮	无	无
电池已使用200余次，每次按压超过10 min，或者电池超过3年	电池使用寿命到期：在上述所有情况下，位于最右侧的电池指示LED显示橙色灯光，而不是绿色灯光	无	无

续表

情况	LED 发光指示	音响信号	用户操作
在"调节"模式下	"调节"LED 显示绿色灯光	无	无
在"暂停"模式下	暂停"LED 显示绿色灯光	无	无
在"启用"（连续）模式下	"启用"（连续）键，LUCAS 进行连续胸部按压。绿色 LED 信号每分钟将闪烁 8 次	无	这是为了在连续按压时发出通气警报
在"启用"（30∶2）模式下	"启用"（30∶2）LED 在第 26 次、27 次、28 次、29 次 30 次按压时间歇性显示绿灯	按压时发出音响信号	这是为了在 LUCAS 在第 30 次暂停按压时警告操作人员对患者通气
当吸盘所在位置低于身高最矮患者（胸骨高度低于 17 cm）时，并且无法进入"暂停"模式或"启用"模式时，患者过小	无	3 次快速信号	继续进行人工按压
操作时，挤压垫与患者胸部间隙过大。患者将获得过浅按压	无	运行时，发出 3 次快速信号	按"调节"键并重新调节起始位置以消除间隙。重新开始按压

2. 电池更换与智能重启功能（表 2-3-21）。当 LUCAS 处于"打开"模式时，如果在不超过 60 s 快速更换电池，则 LUCAS 的智能重启功能会按照下表记住设置与起始位置。如果更换电池的时间超过 60 s，则 LUCAS 将会自检，必须重新调节起始位置。

表 2-3-21

更换电池时的模式	重新安装新电池时的模式
按暂停按钮	暂停（保持相同起始位置）
启用（连续）	暂停（保持相同起始位置）
启用（30∶2）	暂停（保持相同起始位置）
调节	调节
关闭	关闭

3. 故障警报。表 2-3-22 为 LUCAS 上可能发出的所有警报列表。当按下静音时，所有警报静音 60 s。当 LUCAS 不正确运行时，应立即开始人工按压。

表 2-3-22

优先级	原因	LED 发光指示	音响警报	后果
不适用	LUCAS 温度升高	无	信息信号	无
高优先级	按压模式超限（过深、过浅或定时故障）	红色 LED 警报灯间歇亮起	高优先级警报自锁警报信号	按压停止
高优先级	LUCAS 温度过高	红色 LED 警报灯间歇亮起	高优先级警报自锁警报信号	按压停止
高优先级	硬件故障	红色 LED 警报灯间歇亮起	高优先级警报自锁警报信号	按压停止
高优先级	电池温度过高	红色 LED 警报灯间歇亮起。红色电池警报：最右侧的红色电池指示 LED 灯间歇性亮起	高优先级警报自锁警报信号	按压停止
高优先级	电池电量过低	红色 LED 警报灯间歇亮起。红色电池警报：最右侧的红色电池指示 LED 灯间歇性亮起	高优先级警报自锁警报信号	按压停止。电池必须充电

4.注意：如果上述故障似乎为永久性故障，则必须由获得准许的维修人员对 LU-CAS 进行检查。

（二）MCC

1.按压头不工作

①气源压力低。处理：调整气源压力为 0.35 ~ 0.6 MPa 范围。

②误操作，设置为连续通气模式。处理：更改设置为按压通气比模式。

2.显示器黑屏

①电池电量低。处理：低电压保护，请充电。

②过载，保险管熔断。处理：更换保险柜插座内的保险管。

3.有"滴滴"报警声

低电压报警。处理：请立即充电。

4.升降管无法被锁紧

锁紧方向错误。处理：顺时针旋紧锁紧把手。

5.无通气输出

误操作，设置为单独连续按压。处理：更改工作模式为单独通气。

通气量调节阀被关闭。处理：逆时针旋转流量调节阀至所需的刻度位置。

6.出现错误的警示与处理措施

MCC-E1、MCC-E4主机在工作过程中遇到故障时，"电源/状态"指示灯变为红色闪烁，主机 间隔发出"嘀"提示音，表示主机不能正常工作，请立即恢复人工心肺复苏。

主机发生错误时，检查"电量"指示灯是否以1格LED橙色闪烁，如是，应立即更换一块充满电的电池或连接电源适配器。

如果故障不能排除，请立即恢复人工心肺复苏，并联系厂家。如果电量足够，请重新启动MCC-E主机，如果不能排除问题，请联系公司。MCC-E2、MCC-E3、MCC-E5配置了按压智能终端，主机发生错误时，按压智能终端能够显示发生错误的类型。

界面中央显示当前时间、错误号。当前时间：表示当前的系统时间，格式为24小时制。错误号：表示当前错误的编号。请根据错误号实施合理的处理措施，在设备不能正常工作的任何情况下，都应持续保持人工心肺复苏。

7.错误号、错误说明和处理措施见表2-3-23。

表2-3-23

错误号	错误名称	错误说明	处理措施
0x00	无错误	无	无
0x01	自检失败	模块硬件错误（传动组件、电池、电机等发生错误）	重新启动，如果不能排除问题，请联系SunLife公司
0x02	温度过高	电机温度超过安全工作温度	停止按压，待温度下降后可继续使用，如果不能排除问题，请联系SunLife公司
0x03	温度过高	电机驱动温度超过安全工作温度	停止按压，待温度下降后可继续使用，如果不能排除问题，请联系SunLife公司
0x04	温度过高	电池温度超过安全工作温度	停止按压，待温度下降后可继续使用，如果不能排除问题，请联系SunLife公司
0x05	无法传动	传动组件无法完成按压动作	检查主机是否安装正确，如果不能排除问题，请联系SunLife公司
0x06	位置超限	传动组件位置小于零位	重新启动，如果不能排除问题，请联系SunLife公司
0x07	位置超限	传动组件位置大于最大深度位置	重新启动，如果不能排除问题，请联系SunLife公司
0x08	电机错误	电机无法启动	重新启动，如果不能排除问题，请联系SunLife公司

续表

错误号	错误名称	错误说明	处理措施
0x09	电机错误	无位置反馈信息	重新启动，如果不能排除问题，请联系 SunLife 公司
0x10	保活错误	未检测到保活帧或保活帧无应答	重新启动，如果不能排除问题，请联系 SunLife 公司
0x0A	电量不足	电池电量不足	更换电池或连接外部电源
0x0B	电量不足	电源适配器供电不足	更换电源插座，如果不能排除问题，请联系 SunLife 公司
0x0C	硬件错误	硬件电路故障	更换电源插座，如果不能排除问题，请联系 SunLife 公司
0x7F	其他错误	未定义的其他错误	更换电源插座，如果不能排除问题，请联系售后

注意：MCC-E 主机发生无法恢复的错误时，请立即恢复人工心肺复苏。

八、常见参数

（一）LUCAS

1.患者参数

适合接受治疗的患者参数：胸骨高度为 170 ~ 303 mm，最大胸宽 449 mm，使用 LUCAS机器，不受患者体重限制。

2.按压参数

（1）按压深度（标准患者）。胸骨高度超过 185 mm 的患者：53±2 mm。胸骨高度低于 185 mm 的较小患者：40 ~ 53 mm。

（2）按压频率：每分钟按压 102 ±2 次。

（3）按压工作循环：50%±5%。

（4）按压模式（操作人员可选）：30∶2（按压30次，然后有3 s 的通气暂停）；连续按压。

3.设备物理规格

组装时尺寸（高×宽×深）：57 cm×52 cm×24 cm。内装设备的便携包尺寸（高×宽×深）：65 cm×33 cm×25 cm。设备重量（含电池）：7.8 kg。

4.设备环境规格（表2-3-24）

表2-3-24 设备环境规格

分类	规格
操作温度	0 ~ 40℃ 室温条件下存放后保持-4℃/-20℃ 1 小时

续表

分类	规格
存储温度	−20 ~ +70°C
相对湿度	5% ~ 98%，非冷凝
IP 分类 （IEC60529）	IP 43
工作输入电压	12 ~ 28 V DC
大气压力	69 ~ 107 kPa，−382 ~ 3 048 m

5. 电池物理规格（表2-3-25）

表2-3-25 电池物理规格

分类	规格
尺寸（高×宽×深）	13.0 cm×8.8 cm×5.7 cm
重量	0.6 kg
类型	可充电锂离子聚合物 （LiPo）
容量	3 300 mAh（常规值）
电池电压 （标称值）	25.9 V
初次电池运行时间 （标准患者）	45 min（常规值）
最长电池充电时间	室温条件下小于4小时（22°C）
更换电池所需时间间隔	建议每3年或使用200次（每次使用10 min以上）更换电池

6. 电池环境规格（表2-3-26）

表2-3-26 电池环境规格

分类	规格
操作温度	0° ~ 40°C，在设备中时安装的环境温度
充电温度	5 ~ 35°C环境温度（最好为20 ~ 25°C）
存储温度	0 ~ 40°C温度条件下不超过6个月
IP 分类 （IEC60529）	IP 44

7. 电源规格（可选配件）

（1）型号-MVB100024A。输入：100 ~ 240 V AC，50/60 Hz，2.3 A。输出：24 V DC，4.2 A。

（2）型号-MWA150028B。输入：100~240 V AC，50/60 Hz，2 A。输出：28 V DC，5.4 A。

8.音响信号

(1)音响警报信号及特征(表2-3-27)。

表2-3-27　音响警报信号及特征

音响信号名称	音调序列	持续时间±5 ms	情况	系统延迟±0.5 s	后果
高优先级警报	自锁警报信号	td=200 ms;ts=100 ms;ts3-4=400 ms;ts5-6=500 ms;ts8-9=400 ms;tb= 2.5 s	启动时的自检 错误	1~10 s	设备无法运行
			按压模式超限,过深	0.6 s	按压停止
			按压模式超限,过浅或定时故障	30 s	
			LUCAS温度过高	0.6 s	
			内部硬件故障	0.6 s	
			电池温度过高	0.6 s	按压停止
			电池电量过低	0.6 s	
中优先级警报	非自锁警报信号	td=200 ms;ts=200 ms;tb=5 s	在电池电量耗尽之前大约还有10 min的剩余操作时间需要操作:更换电池或连接外部电源	0.6 s	最右侧的橙色电池指示LED灯间歇性亮起

注意:警报系统还会用机械蜂鸣器生成一个上述音调序列的独立音响警报信号(2 400±50 Hz)。

自锁警报信号:在触发事件不再存在后仍继续生成的警报信号,直至操作人员对此进行有意 的操作才会停止。

非自锁警报信号:在相关触发事件不再存在后自动停止生成的警报信号。

td:脉冲持续时间 (电源 "开启" 时间)。

ts:脉冲间隔 (电源 "关闭" 时间)。

tb:突发间隔 (电源 "关闭" 时间)。

fo:脉冲的基本频率 (基波)系统延迟=警报信号生成延迟和报警条件平均延迟的总和(从发生触发事件到生成其警报信号的时间)。

(2)音响信息信号、特征(表2-3-28)

表2-3-28　音响信息信号、特征

音响信号名称	持续时间±5 ms	描述	情况
电源 "开启" 信号	td=375 ms;ts=0	持续至自检完成	在设备电源开启时自检

续表

音响信号名称	持续时间 ±5 ms	描述	情况
电源"关闭"信号	td=500 ms；ts=0	一次"叮咚"声	设备电源关闭时吸盘移动到上部位置
警报信号	td=125 ms；ts=0；tb=250 ms	3次快速信号间歇性地重复	吸盘被放在最低起始位置的下方（患者过小）
	td=125 ms；ts=0；tb=625 ms	3次快速信号间歇性地重复	检测出挤压垫与受检患者的胸部之间出现空隙
	td=125 ms；ts=0；tb=0	重复的快速信号间歇性地反复出现，直至吸盘被松开为止	当设备锁定在"暂停"模式时，吸盘被压下
通气信号	td=490 ms；ts=100 ms	每进行30次按压便会出现一次"叮叮咚"的声音	在"启用"30∶2模式时，通气暂停前发出通气警报信号序列
高温警告	td = 1 s tb = 4 s	重复信号反复出现，直到温度降到正常范围内为止	设备内部温度升高

9.电磁环境声明

胸腔按压系统需要采取电磁兼容性（EMC）方面的特殊预防措施，并且必须根据本用户手册提供的EMC信息进行安装和使用。便携式和移动式射频通信设备会影响胸腔按压系统的操作。

警告：除胸腔按压系统制造商许可的作为内部部件替换零件的转换器和电缆外，使用规定外的配件、转换器和电缆可能导致胸腔按压系统的辐射增加或抗干扰能力降低。

警告：胸腔按压系统不应与其他设备接近或叠放使用，如果必须接近或叠放使用，则应观察验证在其使用的配置下能正常运行。

（二）MCC

1.绷带参数

（1）一次性固定绷带：接触人体侧材质为无纺布，规格分为：95 cm×18.5 cm、106 cm×18.5 cm、126 cm×18.5 cm、150 cm×18.5 cm（分别对应S、M、L、XL）。

（2）重复性固定绷带：接触人体侧材质为全棉布，规格分为S、M、L三种规格。

2.主机物理规格（表2-3-29）

表2-3-29 主机物理规格

类别	规格
大小（长×宽×高）	192 mm×163 mm×175 mm
重量	3.1 kg

3. 主机环境规格（表 2-3-30）

表 2-3-30　主机环境规格

类别	规格
工作温度	-5 ~ +45℃
存放温度	-40 ~ +70℃
相对湿度	5% ~ 93%（±3），无冷凝
大气压强	57 ~ 106 kPa
网电源	额定电压：100 ~ 240 V；电压波动：±10%；额定频率：50/60 Hz；频率波动：±1 Hz
电源要求	25.9 V（±10%）
安全分类	符合 GB 9706.1-2007 防电击类型：外部电源供电的设备，Ⅰ类设备；内部电源供电设备 防电击程度：CF 型应用部分 不能在有与空气混合的易燃麻醉气或与氧或氧化亚氮混合的易燃麻醉气情况下使用的设备连续运行

4. 按压智能终端（表 2-3-31）

表 2-3-31　按压智能终端

类别	规格
输入电压	5 V
屏幕分辨率	256×64
蓝牙无线范围	2.402 ~ 2.480 GHz
蓝牙发射功率	-23 ~ 0 dBm
蓝牙接收灵敏度	最大 -94 dBm
Wi-Fi 无线标准	802.11b/(g·n)
Wi-Fi 频率范围	2.412 ~ 2.484 GHz
Wi-Fi 发射功率	13 dBm

5. 电池物理规格（表 2-3-32）

表 2-3-32　电池物理规格

类别	规格
大小（长×宽×高）	120 mm×55 mm×150 mm
重量	小于 600 g
类型	可充电锂电池
电池电压（标称）	25.9 V

6.电池环境参数（表2-3-33）

表2-3-33 电池环境参数

环境	要求
存储环境	0~45℃，干燥环境（推荐温度20℃，湿度50%以下），（−20~0℃及45~60℃环境下，不能存放超过1个月）
充电温度	0~45℃
放电温度	−20~+60℃

7.电源适配器

大小（长×宽×高）：205 mm×105 mm×48 mm。

输入：额定电压，100~240 V；电压波动，±10%；额定频率，50/60 Hz；频率波动，±1 Hz。

输出：DC 25.9 V（±10%）。

功率：200~550 VA。

8.MCC-E设备的部件与零件（表2-3-34）

表2-3-34 MCC-E设备的部件与零件

部件名称	备注
按压智能终端	仅MCC-E2、MCC-E3、MCC-E5配备
通信数据线	仅MCC-E2、MCC-E3、MCC-E5配备
锂电池	MCC-E系列通用
电源适配器（含电源线）	MCC-E系列通用
三芯电源线	MCC-E系列通用
适配器电源输出线	MCC-E系列通用
固定绷带	标配（固定绷带（M））
	选配（固定绷带（S） 固定绷带（L） 固定绷带（XL） 固定绷带（S）（重复使用） 固定绷带（M）（重复使用） 固定绷带（L）（重复使用）
按压头护套	MCC-E系列通用

9.MCC-E 日常检查清单

每周或在每次使用过后，都要检查 MCC-E 设备是否能够正常运行。

请打印检查清单，以实施 MCC-E 全生命周期的日常检查。

质检内容包括有以下几个方面。

①主机及电池的外壳已经清洁干净的，没有污染。

②按压头护套已经更新。

③绷带没有污染，或已经更换好新固定绷带，绷带调节扣已经穿好且完好。

④电源适配器外壳及电源线表面无破损。

⑤电池已经充满电，确保可以随时使用。

⑥主机开机自检正常，执行 5 次按压，无故障。

⑦主机所有按键正常，无失效。

⑧按压智能终端外壳已经清洁干净，没有污染（MCC-E2/E3/E5 版本适用）。

⑨按压智能终端通讯线无破损，与主机连接牢固（MCC-E2/E3/E5 版本适用）。

⑩按压智能终端开机显示正常，功能按键正常（MCC-E2/E3/E5 版本适用）。

10.MCC-E

MCC-E 胸腔按压机使用时应遵循如下事项。

用户应根据随机文件提供的电磁兼容信息进行安装和使用。便携式或移动式射频通信设备可能影响本产品性能，使用时应避免强电磁干扰，如靠近手机、微波炉等。

警示：MCC-E 胸腔按压机不应与其他设备接近或叠放使用，如果必须接近或叠放使用，则应观察验证在其使用的配置下能正常运行。

警示：除 MCC-E 胸腔按压机的制造商作为内部元器件的备件出售的电缆线外，使用规定外的附件和电缆可能导致 MCC-E 胸腔按压机发射的增加或抗扰度的降低。

警示：在欠压状态下，MCC-E 系列胸腔按压机的按压深度变化不影响安全使用和复苏效果。

11.MCC-E 系列胸腔按压机的基本性能

①按压频率

MCC-E1、MCC-E2 和 MCC-E4：频率不可调，固定设置按压频率为 102 次/分。MCC-E3 和 MCC-E5：频率连续可调，可设置范围为 100 ~ 120 次/分。误差为 ±1 次/分。

②按压深度

MCC-E1、MCC-E2 和 MCC-E4：深度不可调，固定设置按压深度为 52 mm。MCC-E3 和 MCC-E5：深度连续可调，可设置范围为 30 ~ 55 mm。误差为 ±2 mm。

③按压释放比

按压频率设置为100～105次/分时，按压释放比为50%±5%。按压频率设置为106～110次/分时，按压释放比为53%±5%。按压频率设置为111～115次/分时，按压释放比为57%±5%。按压频率设置为116～120次/分时，按压释放比为60%±5%。

九、知识拓展

（一）萨勃心肺复苏器

萨勃心肺复苏器是依照美国心脏协会制定心肺复苏指南标准而设计的机械心肺复苏设备，其巧妙而严谨的设计使心脏按压与机械通气同步、准确地有效进行，极大地提高了心肺复苏的成功率，且操作方便、快捷，使单人现场急救成为现实。但临床上使用较少。

顾名思义，萨勃心肺复苏器主要用于急诊临床的由急性心肌梗塞、脑卒中、严重创伤、电击伤、溺水、挤压伤、踩踏伤、中毒等多种原因引起的呼吸、心跳骤停的患者。它的优势如下。

①快速有力的按压模式能最大程度的改善血流动力学，其能效比可达95%。

②连续可调的按压深度，可适用不同体型患者，可最大限度减少损伤并保证有效的按压深。

③每分钟100次恒定的按压频率，可确保恒定高质量的胸外按压。

④按压深度的指示，可根据每个患者胸厚，自动指示需按压深度。

⑤安装快捷、操作简单，由人工心肺复苏转换为机械复苏仅需10 s。

⑥可同时进行电除颤或监护，互不干扰。

⑦设备被污染后便于清洗消毒。

（二）WEIL MCC心肺复苏机

WEILl MCC™便携式心肺复苏机是一款集移动心肺复苏、便携式心肺复苏、3D按压心肺复苏于一体的急救心肺复苏机。

其特点在于：小巧便捷，适用于各种移动急救的医疗环境，操作便捷，但需要医院提供的氧源，有一定的操作条件和环境的局限性，所以目前临床使用较少。

按压原理：心泵理论和胸泵理论相结合，通过绑带约束作用在胸腔的力能够产生向前的血流。并不是直接作用在胸骨上，产生的血流量通过这个机制增加了胸内压；左侧心脏推动血液从肺血管床的被动渠道进入主动脉（即胸泵机制），通过胸骨和脊椎之间的胸骨挤压心脏形成血流量（即心泵机制）以实现泵血效果。WEIL MCC模拟了心脏的工作原理，在无创状态下接近开胸挤压心脏术的方法。

十、总结

（一）Q&A

1.心肺复苏机有哪些主要技术指标？

①按压频率：100次/分。

②按压深度：25～50 mm。

③按压与呼吸次数比：30：2，15：2。

④按压与放松时间比：1：1。

⑤单用呼吸：12次/分、14次/分、16次/分、18次/分。

2.心肺复苏机按压频率100次/分是什么意思？

在对患者胸部按压时，按压的快慢节奏应保持每分钟100次，一般叫按压频率为100次/分。因抢救过程中，当按压到某一次数时，须停下来给患者吹气，所以，实际上每分钟按压的次数不是100次，而是少于100次，如按压与呼吸次数比为15：2时，每分钟按压次数约70次。按压频率每分钟100次是国际指南规定的重要指标之一，心肺复苏时应严格遵守。

3.心肺复苏机的按压深度是如何规定的？

按压深度是指在进行胸外按压时，使患者胸部下陷的深度。此深度过深，容易使胸骨骨折或造成气胸血胸等症，不但救不了人，还会引来其它伤害。按压深度过浅，起不到按压效果。国际指南规定，胸骨下陷4～5 cm，《外科学》中规定胸骨下陷3～4 cm。因此XF-5设计为25～50 mm连续可调，供抢救不同体型患者时选择。

4.心肺复苏机的工作模式有哪几种？

按压与呼吸模式、连续不间断按压模式、单用呼吸模式。

5.心肺复苏机有什么特点？

①按压深度25～50 mm连续可调，可根据患者不同的体型和体质，预设不同的按压深度，既能保证按压到位，收到满意效果，又不会造成患者胸骨骨折或产生气胸、血胸等症。

②按压与呼吸次数比15：2、30：2，既符合国际指南的要求，又可供使用者选择。

③收缩期和舒张期之比为1：1，与正常人心脏的收缩与扩张基本一致，符合国际指南的要求。

④能够保持按压频率每分钟100次恒定不变。

⑤能够保持按压方向垂直不变。

⑥不需按压时，可用来单独输氧。

⑦运作的同时，可做心电监护和除颤术，互不影响。

⑧只需一人监护，节省了人力，并大大减轻了医护人员繁重的体力劳动。

⑨解决了人工口对口吹气易受致病菌感染的难题。

⑩操作简便，安全可靠。

6.心肺复苏机PK徒手CPR

CPR是采用胸外按压的方式，以心脏挤压形成暂时人工循环并诱发心脏的自主搏动，以人工呼吸代替自主呼吸，是针对心跳呼吸骤停患者的一种抢救措施。1960年Kouweuhoven首先报道了应用胸外按压压迫胸骨和脊柱间的心脏而泵血救治心性猝死者成功。此后，标准CPR在国际上一直备受推崇。但长期以来，标准CPR下的患者血流灌注并不理想。有人认为，即使接受正规训练的CPR手法，也只能提供正常血供的20%~30%，也仅能使颈动脉搏出量保持在6.67~13.3 kPa。在实际操作中，由于人工CPR操作者容易疲劳，需要2名以上操作者合作，期间不可避免地中断按压降低了复苏效果，而且容易受操作熟练程度等人为因素的影响，也使标准CPR的有效性受到影响。另外，胸外按压时还须配合人工呼吸，而常规的呼吸机控制呼吸模式很难与胸外按压协调一致。因此，《2005国际心肺复苏与心血管急救指南》强调了按压质量问题，强调用力按压，快速按压，使胸廓充分回弹和尽量减少中断按压的时间。在国际论坛上，有专家指出，恒定高质量的胸外按压不可能由人工完成，机械装置辅助的胸外按压是一种有效的办法。

临床实践表明，心肺复苏机CPR抢救成功明显高于标准CPR组，心肺复苏机比人工徒手操作具有独特的优越性。

与标准CPR相比，心肺复苏机具有以下优点。

①胸外按压频率、按压幅度均等，按压幅度可调，真正达到有效按压。按压与放松时间相等，心脏收缩期与舒张期之比可达到50∶50。按压方向与胸骨垂直，位置固定。

②通气与按压协调，每按压5次后有1.25 s的换气延迟，使心脏按压和换气自动最佳配合，而且有利于CO_2的排出，无低氧和高碳酸血症，避免呼吸性酸中毒。

③进行心电监测、心电图、电除颤等操作时不用停止按压。

④不易疲劳，可连续不间断的进行CPR，节省人力。还有报道使用心肺复苏机进行CPR发生肋骨损伤和气压伤的概率少。

多数危急重症患者在进入急诊抢救室时，需要立即行心肺复苏术。在心肺复苏中，应重视按压频率和幅度，以及按压中断的次数。有效的心肺复苏（胸外按压）能够加快血液流速，有助于维持良好的组织灌注，促进患者的自主循环恢复。

徒手心肺复苏是传统的心肺复苏方式，虽然指南中对徒手心肺复苏按压的深度和频率等都做了明确的规定，但实际操作中因为个体差异，会出现按压深度和频率与理论不相符合的情况。

心肺复苏仪根据胸泵原理，采取了机械性按压的方式对患者实施心肺复苏治疗，可以确保按压质量以及按压的持续性，能够提供标准并且有效的按压，减少或者节约人力，并且能在最大限度降低患者发生肋骨骨折与气胸等并发症的风险。

经研究表明，LUCAS胸腔按压系统与徒手心肺复苏效果对比，结果显示，LUCAS胸腔按压系统在对复苏患者组织循环恢复时间与自主心跳恢复时间等标本上均比徒手心肺复苏组短。由此表明，LUCAS胸腔按压系统的使用确实可以显著提升心肺复苏质量，因此临床医务工作者应熟练掌握LUCAS的操作技术，确保机器在抢救患者时能正确运行。

（刘化雯）

第三节 亚低温治疗仪

一、基本简介

亚低温治疗仪又称降温毯、冰毯冰帽、控温毯等，一般由主机和外设附件两部分组成。主机部分包括了制冷系统、温度控制系统和水循环控制系统。体温在28～35℃称为亚低温。低温疗法是一种以物理方法将患者的体温降低到预期水平从而达到治疗疾病目的的方法。临床深低温治疗的应用和研究由来已久，并且取得了良好的脑保护作用。国外率先开始使用亚低温（28～35℃）治疗脑缺血、脑缺氧和脑出血患者，并取得了令人瞩目的研究成果。

ZLJ-2000系列医用控温仪：ZLJ-2000系列医用控温仪（以下简称：控温毯；控温帽）为落地可移动式、全电脑控制，综合降温、复温功能于一体，不仅替代了传统的天然冰和人造冰降温法，降低了劳动强度，而且是目前抢救各种原因引发的颅压增高，防止和治疗脑水肿、脑外手术后复苏及各种疾病引起高热，昏迷、中暑等病症的辅助治疗手段之一。从而方便、快捷、有效地配合了医护人员对危重患者的临床抢救工作，在各大、中、小型医院使用中，取得了满意的临床效果。ZLJ-2000医用控温仪包括了主机和配件两部分，主机包括电源插口（保险丝）、总电源开关、拆卸后门、散热窗、温度探头接口、毯帽进出水管接口、水位显示窗、排水口、排尘窗口、加水口、操作面板。配件包括控温毯、降温冰帽以及控温帽。

二、工作原理

亚低温治疗仪内有压缩机或者半导体，可以提供动力，这两者能够提供冷源将水箱内的水制冷，然后由温度控制系统控制临床需要的水温，再通过水循环系统输出到水毯内循环，亚低温治疗仪的水毯与患者身体接触，从而利用温差控制患者的体温，营造亚低温的环境。ZLJ-2000系列医用控温仪工作原理如图2-3-43所示。

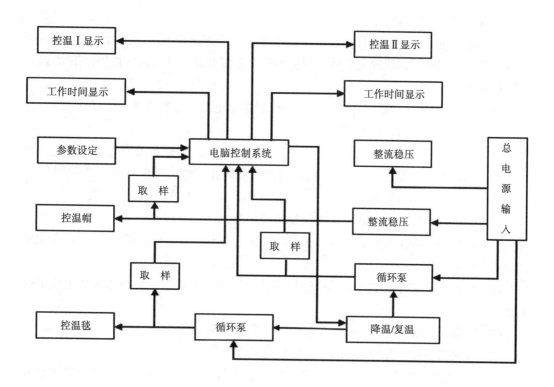

图2-3-43 ZLJ-2000系列医用控温仪工作原理

三、基本结构

（一）ZLJ-2000医用控温仪操作面板

1. ZLJ-2000医用控温仪指示灯部分

（1）运行Ⅰ指示灯：灯亮控温Ⅰ工作，仪器左侧循环开始。灯灭表示控温Ⅰ循环停止。

（2）运行Ⅱ指示灯：灯亮控温Ⅱ工作，仪器右侧循环开始。灯灭表示控温Ⅱ循环停止。

（3）机控指示灯：指示灯亮表示仪器控温方式为机控。机控时按照控温帽/控温毯温度进行设定和控制仪器。仪器设定控温Ⅰ/控温Ⅱ的温度工作。

（4）体控指示灯：指示灯亮表示仪器控温方式为体控。体控时按照体温Ⅰ/体温Ⅱ温度进行设定和控制仪器。仪器设定体温Ⅰ/体温Ⅱ的温度工作。

（5）降温指示灯：指示灯亮表示温度模式为降温，降温模式工作。

（6）复温指示灯：指示灯亮表示温度模式为复温，复温模式工作。

（7）设定指示灯：指示灯亮表示可以根据需要的温度，进行调整。

（8）报警指示灯：指示灯亮（红色）提示设备有故障或者提示报警。液晶屏运行状态栏提示报警类别，声光提示报警。当出现报警提示时一定要排除故障，故障指示灯熄灭后方可再次使用仪器。

（9）除尘指示灯：指示灯亮表示仪器需要人工清理灰尘提示。提示须将仪器的侧面标志下的小门卸下，清理灰尘后，再把小门重新安装好，并且须将按键按下10 s后，解除报警指示。

（10）电源指示灯：指示灯亮起，表示仪器接通电源，总电源开关已打开。

2. ZLJ-2000医用控温仪按键部分

（1）运行/停止键：按下此键，运行Ⅰ/Ⅱ指示灯亮，控温Ⅰ/Ⅱ开始工作，进入计时累计；再次按下此键，运行Ⅰ/Ⅱ指示灯灭系统停止工作，计时停止（Ⅰ路/Ⅱ路可以同时使用，也可以单独使用）。

（2）复位键：按下此按键，系统恢复初始状态。

（3）机控键：按下此键6~8 s，选择"机控"控温方式，仪器系统将参照控温帽/控温毯设定值工作。

（4）体控键：按下此键6~8 s，选择"体控"控温方式，系统将参照体温设定值工作。

（5）降温键：按下此键6~8 s，选择降温模式工作。

（6）复温键：按下此键6~8 s，选择复温模式工作。

（7）设定键：按下此键6~8 s，进入温度设定状态，每按动一次，可设定区域自动显示为白色方框，可通过"△""▽"键调整数值；再次按下设定键，将自动移至下一个区域，重复上述步骤即可。在设定过程中，系统具有判断能力，可以监测设定值的正确性，如果超出所设定范围，系统不予确认，设定无效。为了系统的运行安全，在设定期间其他功能键禁止使用。

（8）确认键：为了保证系统的正常运行，在参数设定正确后，必须按下确认键，各项设定值才会记录在系统内，并按照设定值运行，同时激活其他按键。

（9）静音键：按下此键，关闭语音提示。仪器在使用过程中出现报警，系统具有自动语音提示功能。须注意：按下此键只是关闭语音提示，并不表示报警已解除。所以要特别谨慎使用此功能。

（10）除尘提示键：清理灰尘后按下此键，关闭除尘提示灯。按下此键6~8 s解除除尘提示报警；但同时要清理仪器两侧小门表面的灰尘。在仪器侧面有"⚠️注意定期降尘"标志，须按日常维护保养与使用的注意事项提示操作（建议1~3个月必须清理灰尘）。

（11）"△""▽"键：按下此键，可根据需要调整所需要设定值。按下"▽"键3~5 s，可以把计时的时间清零。

3. ZLJ-2000医用控温仪液晶屏显示部分

（1）选择机控模式时，可设定控温Ⅰ（帽/毯）、控温Ⅱ（帽/毯）、水温温度，体温Ⅰ、体温Ⅱ（实际显示温度）为随机测量温度。

（2）选择体控方式时，可设定体温Ⅰ、体温Ⅱ、水温温度，控温Ⅰ、控温Ⅱ（帽/毯）实际温度为随机测量温度。

（3）使用时间：累加计时。

（4）运行状态：文字提示已选择的控温模式和温度方式及报警提示。

（5）"　🔊　"：语音提示开启。

（6）"　🔇　"：语音提示关闭。

在"　🔇　"标志出现时，表示语音提示被人为关闭，系统将不能给出语音报警提示，提示报警并没有解除，所以要特别谨慎使用此功能。解除此状态的方法为按下操作面板上的静音键，运行状会出栏会现"　🔊　"，表示静音已解除。

四、临床应用

【应用范围】

ZLJ-2000医用控温仪主要用于神经外科、神经内科、外科、呼吸科、手术室、ICU病房、肿瘤科、急诊科、儿科、感染科等科室，用于各种疾病所致的高热患者的物理降温治疗。

【产品特点】

ZLJ-2000医用控温仪产品特点。

1.全电脑自动控制，控温精确，运行数据随时查询。

2.高效的制冷系统，采用先进的压缩机和半导体二次制冷技术，降温速度快。

3.降温、复温迅速，性能稳定，可长时间连续使用。

4.液晶屏显示，全中文菜单操作，清晰直观。

5.超强的自检功能，语音及显示屏同步报警，更加的安全可靠。

6.采用进口快接装置，插拔快速，带自锁，防止液体外流喷溅。

7.整机造型美观，体积小巧、移动灵活，节省病房空间。

【禁忌证】

ZLJ-2000医用控温仪必须在有资格的医生指导下使用。

五、操作流程

【评估】

1.患者准备

（1）评估患者意识状态、合作程度、活动情况，取恰当体位。

（2）掌握患者病史，符合适应证，无禁忌证。

（3）做好患者解释沟通工作，交待治疗时的有关注意事项、治疗所需要时间，使得患者配合治疗。

2.环境准备

（1）安静，光线适宜，温湿度适宜，必要时屏风遮挡。

（2）整理床单位，清理陪伴。

（3）核对床头卡上的床号、姓名、住院号与医嘱单上的是否一致。

3.用物准备

医嘱执行单/医用PDA、控温仪（性能良好）。

4.护士准备

衣帽整洁、着装规范，六步洗手法正确洗手，佩戴口罩。

【操作步骤】

1. 开机前准备：首先检查电源线、保险丝等是否完好，将接线与大地可靠接牢，电源开关是否处于关断状态；然后将帽/毯循环水管与仪器对应正确连接，注意不要用力拉扯、折压循环水管，帽/毯的温度传感器与机器正确稳妥连接好。

2. 开机

（1）检查无误后，插入电源线（电源插座具有良好接地及相位正确的电源插座可靠连接）打开电源开关，加注循环水，同时观察机箱侧面水位标志，加注到"工作水位"即可（不可超过此标准）。

（2）选择控温方式：机控/体控，系统初始状态为机控方式。在体控模式下降温冰帽不适用（如使用降温冰帽不工作）。

（3）选择工作温度模式：降温/复温，系统初始状态为降温模式。须注意：①复温模式为选配功能，根据购买"配置"选用。②按照"合格证"技术参数指标进行验收为准。

（4）设定参数（以控温Ⅰ部分为例说明）

①首先按下设定键，控温Ⅰ显示窗口设定区域自动显示白色方框，此时可通医用控温仪的"△""▽"键进行温度调节。设定程序为自动循环式，控温Ⅰ→体温Ⅰ→控温Ⅱ→体温Ⅱ→水温。②机控模式时可直接设定：控温Ⅰ→控温Ⅱ→水温。③体控模式时可直接设定：体温Ⅰ→体温Ⅱ→水温。④当使用降温时，水温设置有五挡，分别为-5~0℃、0~5℃、5~10℃、10~16℃、16~25℃，可根据使用的需要选择。⑤当使用复温时，水温设置有三挡，分别30~36℃、36~38℃、38~40℃，可根据使用的需要选择。但禁止在无水的情况下操作，避免此情况引起对内部组件的破坏。如果在使用降温模式时分别先将控温Ⅰ/控温Ⅱ参数设定后，再进行选择循环水温，循环水温应该低于控温Ⅰ/控温Ⅱ的设定值，仪器方可正常工作。复温模式时：如使用机控模式时须分别将控温Ⅰ/控温Ⅱ启动运行，然后再进行调节复温功能键，并且须根据需要调整水温设定范围。

（5）确认：全部设定正确后必须按下"确认"键，系统方可按所设定的温度参数运行，否则将不能正常工作。

（6）设定温度确认后，按下左、右两侧相应"运行/停止"键，"运行Ⅰ/Ⅱ"指示灯亮，水循环系统开始运行工作。与此同时，计时开始累计使用时间。达到设定值系统自动停止，自动控温。

3.关机：如需暂停或结束本次治疗，可以按下相应停止键一次即可，运行指示灯灭。切断总电源及拔掉电源插头。至此，全过程结束。

4.为了保证治疗工作时间的可靠性，本机具有掉电保护功能，当控温Ⅰ/Ⅱ正在运行时，市电或本机电源故障而断电（统称为掉电）。本机会自动将相应的医用控温仪计时时间记录在存储器中。在电源正常供电后，本机会自动将掉电前的计时时间显示，可以按下相应的"运行/停止"键，系统会按照掉电前的设定温度运行，计时时间会自动累加。

ZLJ-2000系列医用控温仪操作流程如图2-3-44。

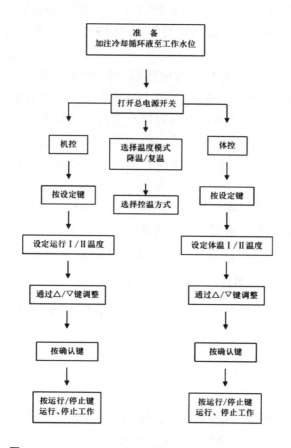

图2-3-44　ZLJ-2000系列医用控温仪操作流程方框图

【注意事项】

ZLJ-2000医用控温仪注意事项。

1.开箱并检查：仔细从包装箱中取出控温仪及附件，请保存好包装材料以备以后运输之用。仔细检查各零部件是否牢固，各接口、导线是否有脱落、松动。

2.加注循环液：从仪器注水口加注循环液，同时观察机箱侧面水位标志，加注到"工作水位"即可。

（1）加水时不要超过"工作水位"线，溢出水可能导致线路板盒进水烧毁。

（2）加注循环液：75%酒精与蒸馏水（比例为1∶3）至工作水位。即以500 ml酒精一瓶和500 ml蒸馏水三瓶融合后从注水口加注到仪器水箱中（只能使用蒸馏水，如果不使用可能导致仪器的性能下降甚至损坏）。

（3）每次使用仪器前，请仔细检查侧面水位标志线，应在工作水位线，如缺水请先按比例兑好水，加注至工作水位，才可以正常使用。

（4）仪器加水时，只能使用蒸馏水，如果不使用蒸馏水可能导致机器的性能下降甚至损坏。

（5）禁止在无水的情况下操作，请避免该情况引起对内部组件的破坏。

（6）禁止加水过多，当控温毯/帽里的水流回主机系统中，过多的加水可能导致溢出。

3.附件的连接：按照仪器标示对应连接。控温帽/毯循环水管与仪器对应正确连接，插拔水管接头时先按下按钮，接头自动弹出。温度传感器与对应插口正确连接拧紧螺母，防止传感器脱落而影响传感器测温。仪器传感器为测量和控制仪器作用，须保管好，每次使用前后请按照消毒方法进行消毒处理。仪器传感器如有测量不准确或者外皮破损无法使用时，须及时更换相同传感器，不可自行粘接使用。

4.连接电源线：首先检查电源开关是否处于关断状态；电源线、保险丝等是否完好。将电源线插入降温仪电源接口，将电源线另一端插头与具有良好接地及相位正确的电源插座可靠连接（三线插座）。本仪器背面有保护接地标识（接地提示标识"⏚"），请使用随机附件，使用前请确保已保护接地，方可使用。使用随控温仪配备的电源线，电源线要与具有良好接地及相位精确的电源插座可靠连接。不可将本仪器的三线电缆接二线插座。

六、常用参数调节

ZLJ-2000系列医用控温仪可选择机控模式、体控模式。机控模式时可直接设定：控温Ⅰ→控温Ⅱ→水温。体控模式时可直接设定：体温Ⅰ→体温Ⅱ→水温。当使用降温时，水温设置有五挡：-5～0℃、0～5℃、5～10℃、10～16℃、16～25℃，可根据使用需要选择合适的档位。当使用复温时，水温设置有三挡：30～36℃、36～38℃、38～40℃，可根据使用需要选择合适的档位。

七、常见报警及仪器故障处理

ZLJ-2000系列医用控温仪。

1. 报警方式

可通过三种方式给出提示，分别是声音报警、灯光报警和文字描述。声音报警的提示信息来自仪器的蜂鸣声和语音提示；灯光报警的提示信息来自操作面板报警指示灯亮起；文字描述的提示信息来自显示屏运行状态处的文字提示。当故障解除，报警会自动停止。

2. 报警发生时应采取的措施

（1）任何时候设备发出警报声，操作人员都应该立即查看显示情况并进行相应操作，比如加水等。如无法解决请有相关专业人员到现场进行解决，须停止仪器停止使用。

（2）出现报警信息提示，报警信息提示后，需要识别报警的原因并根据报警原因采取相应的措施。当报警状况解除后，检查报警是否消除，如无法决解除请咨询厂家维修服务部门或者当地代理经销商。如报警故障不能得到解决，请与医院设备科或本公司维修部门联系。仪器没有出现报警，但可以明显听到仪器内部有异响，此时需要把仪器停止使用，请与医院设备科或本公司维修部门联系。

3. 设备简单故障排除方法（表2-3-35）

表2-3-35 设备简单故障排除方法

故障现象	故障可能原因	解决方法
开机无反应	电源问题	更换电源线
		检查墙壁电源
	保险丝熔断	更换同规格同型号保险管
	电路故障	须维修
	按下总电源无显	更换总电源开关
液晶屏显示异常或无显示	无显示无背光	更换开关电源
	有背光无显示	更换液晶屏，数据线松动，重新插拔
	液晶屏蓝屏	按复位键重新启动，更换液晶屏
开机30 min以上水温降不到预设温	系统制冷剂泄露	重新加注制冷剂
开机后压缩机不启动或者不停止	水温传感器损坏	更换水温传感器
	保护开关损坏	更换水温保护开关

续表

故障现象	故障可能原因	解决方法
压缩机工作正常，毯面不冷	水温未降到预设温度	检查循环水泵，重新毯面铺装、检查仪器的散热，重新除尘
	水温正常，出水管无水压	快速阀及快速接头堵塞、水泵损坏，更换水泵、主板故障，更换主板
	水温正常，帽/毯不冷	检查传感器位置，重新放置
漏水	冰毯或冰帽漏水	更换冰毯或冰帽
	快速接头漏水	更换快速接头
	机器水箱漏水	现场维修
开机跳闸	内部短路	需要维修
3 min后跳闸	压缩机损坏	需要维修
面板按键不灵	接触不良或损坏	重新处理面板或者更换配件

4.报警及处理（表2-3-36）

表2-3-36　报警及处理

报警类别	报警可能原因	解决方法
缺水	水位处于低位	需要按照比例进行加水
超温	传感器超过45℃	检查传感器，如无法解决联系售后
	传感器显示85℃	传感器损坏，须更换相应传感器
	制冷灰尘堵塞	定期清理通风口灰尘
传感器	温度显示0℃	重新插拔传感器或者更换
		位置接错，重新检查
	传感器外皮损坏	更换新传感器或者返厂维修
	传感器超过45℃	检查传感器，如无法解决联系售后

八、日常维护与管理

ZLJ-2000医用控温仪日常维护及管理如下。

1.保证本仪器的网电源及接地环境安全稳定，本机背面有保护接地标识，请确保已保护接地。

2.放置本设备与四周物体间距必须大于20 cm，以利散热。

3.每次使用前，要注意观察机器左侧水标在工作水位线上，如低于下限要立即补充至"工作水位"。然后将设备预开15~20 min，待水温降至10℃左右运行系统工作。

4.温度值设定正确后，必须按下确认键，然后按运行键工作，否则设备将不能正常控温。

5.在使用体温传感器时，请将体温传感器用胶布固定。并且需要每隔20 min检查传感器固定位置情况和帽/毯与患者接触区域的皮肤完好情况。

6.只限使用本公司提供的同规格、同样式附件，不得拉拽本仪器的电源线、温度传感器、毯帽接头及软管，以免造成损坏而影响设备正常工作。

7.请勿用力拉扯或挤压、折压循环水管，以免造成漏液或阻断循环而导致不降温或烧毁制冷器，造成不必要的损失，预防可能导致的皮肤损伤。

8.使用控温帽/控温毯时，应平铺不得打折。将毯子平铺在病床，相当于患者背部的位置上，为了避免毯子被患者的排泄物污染，建议在毯子自下至上铺油布双层中单。切勿与锐器、坚硬物品接触，以防扎破控温帽/控温毯。

9.面板按键均为薄膜轻触型，使用过程中切勿用力按压，以免长时间造成机械疲劳而失灵。

10.注意防尘、防潮，尤其是定期清理冷凝器进风口侧的灰尘（建议1~3个月定期除尘），以免影响散热而导致一次制冷不能正常工作。

11.更换保险丝时，必须是同规格，切忌使用金属材料代替。

12.如瞬间出现死机、乱码现象，请按下复位键使机器恢复初始状态，然后重新运行。如不能恢复，请关断总电源3~5 min，重新开机即可。

13.用于测量患者体温的温度传感器，只有在需要测量时使用，每次使用后必须用75%医用酒精进行清洗并消毒，其测量值仅作为参考值，如果患者的体温医用控温仪反应不正常或者在规定时间没有达到规定的温度范围，请通知医生，否则可能导致患者的受伤。

14.本仪器无客户可自行维修的组件，发生故障时请勿自行拆卸，不准确的维修可能导致对控温仪系统的破坏和导致患者受伤。

15.搬运过程中切勿剧烈震动，以免破坏内部电路参数值标定或损坏其他部件，而且不可倒置，最大倾斜角为45°。

16.冬季放置不用，室内温度低于0℃以下时，务必将循环水放掉，以防结冰冻坏，造成损失。

17.所有控温设备所提供的温度控制方式对身体组织都有过热或过冷的危险，特别对于皮肤可能引起烫伤或者冻伤，及其并发症的可能发生，必须按医生指令执行。每隔20 min检查接触皮肤状态，对儿童患者、温度敏感者、血管疾病者及手术室的患者，必须更加频繁检查。

18.使用仪器时，设备将把水要么制冷要么加热直到所需的设定温度，循环经过控温帽/控温毯的水要么降低要么升高患者的体温。在此情形下，患者的体温必须密切观察。在循环液体温度和患者体温或者患者体温变化之间关系是不确定的。使用仪器的降温或者复温一定要严格观察使用状态，防止使用不当导致患者受伤。

19.在各种可能情况下需要开启一个电力设备，须将传感器从患者身上移开。射频干扰可能导致患者体温上下跳动以及仪器从制冷到制热的反复或者相反。可能会导致患者受伤。

20.在使用仪器降温或者复温时，仪器会通过循环水把人体体温降到或者升到操作人员所设定的温度范围内，但考虑到各种变化的因素，比如患者体型、重量或者状态，在循环水温度和患者体温之间并不存在直接的关系。使用循环水温度和患者体温都应该被严密地监控。

21.设备到报废期或更换的零部件的废弃处理应按医疗器械废弃物的处理方法进行处理。

22.仪器使用年限为6年，超年限使用可能导致控温仪系统的破坏和导致患者受伤。

23.运输和贮存：①环境温度范围：-35～45℃；②相对湿度范围：≤85%；③大气压力范围：500～600 hPa。

（刘鱼萍）

第四章

营养支持

营养输液仪

一、基本简介

英复特输注泵是一种专为肠内营养支持所设计的设备，是一种体积小、重量轻的床旁/便携（可配备移动装置）两用泵。英复特输注泵使用方法清晰明确，面板按键操作简单，易于使用，使用时较为安静，具有"声音+视觉"报警装置。微电脑控制，可提供准确的体积输送，可预先设定间歇性剂量或连续输注的流速；能精确控制营养液的输注速率及输注量，避免因手工调节不当出现的过快、过慢现象，防止并发症。输液泵使用交/直流电源，同时配置可充电锂电池。易护理：可在水龙头下直接冲洗。英复特营养输注泵采用潮汐式匀速输注，适应胃肠道蠕动节奏，最先进的泵技术和压力感应器，输注误差控制在±5%，使输注更精确；填充简便，只需一键（fill-set）即可将营养液填充于管内，液体自控装置具有自动保护功能。输注泵小巧便携，尺寸小：140 cm×95 cm×35 cm；重量轻：392 g。使用英复特营养输注泵匀速输注肠内营养制剂可以控制输注的剂量、速度和时间；提高肠内营养耐受性；增加肠内营养支持效果；稳定患者血糖水平。

二、工作原理

英复特营养输注泵在以往常规机械喂养泵的基础上，结合了现代电脑科技技术，在电脑的调整控制下带动直线蠕动泵来对输液管进行挤压，严格的按照设定的时间将营养液输入到人体当中，而输注流量超过设置的数值或营养液输注完毕时，则会自动发出警报且停止继续输液。这种手段的优势在于除了有传统机械喂养泵的功能之外，还具备有各种智能措施来确保整体的有效性以及安全性，在喂养过程中如果出现障碍就会立即报警并提示故障的具体原因，方便工作人员及时确认故障并排除修理，提高了整体的工作效率。临床应用输注泵可以更好地控制输注的剂量、速度和时间，提供稳定的、持续的灌注量；减少腹泻的发生；稳定患者血糖水平；改善肠内营养耐受性；保证输注剂量的完成；提高肠内营养治疗的效果；减轻医护人员的工作量。

三、基本结构

英复特营养输注泵包括主机、固定夹、充电器插座和配套使用的输注泵管组成。

(一) 主机

1) 主机前面板（图2-4-1）。

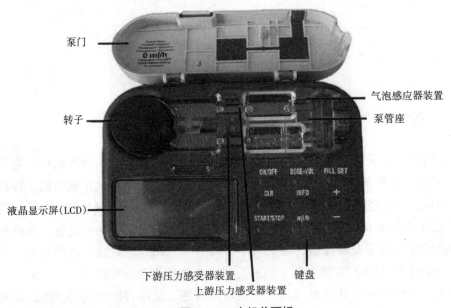

图2-4-1　主机前面板

2) 主机后视图（图2-4-2）。

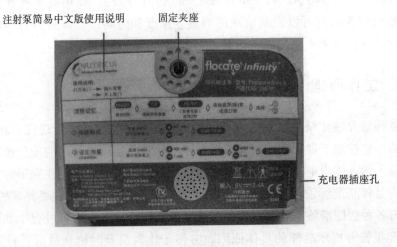

图2-4-2　后视图

3）输注泵配件（图2-4-3）。

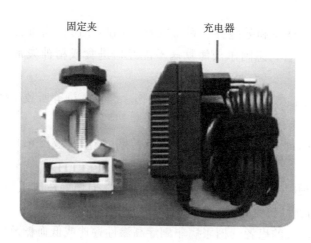

固定夹　　　　　充电器

图2-4-3　输注泵配件

（1）固定夹：可将输注泵固定在床旁使用，或任何角度 。

（2）充电器：对输注泵使用外接电源对电池充电。

4）复尔凯营养输注器说明（图2-4-4）。

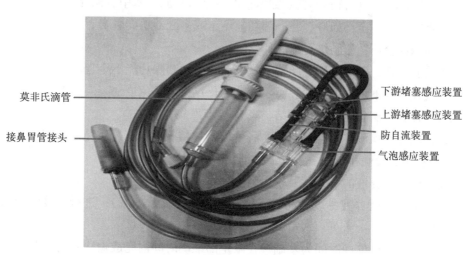

接营养液接头

莫非氏滴管　　　　　下游堵塞感应装置

上游堵塞感应装置

接鼻胃管接头　　　　防自流装置

气泡感应装置

图2-4-4　英复特配套泵管（复尔凯营养输注器）

四、临床应用

【应用范围】

　　肠内营养泵用于改善患者营养状况，供医院以可调节的方式为进食困难、缺乏进食欲望和不能很好的口服营养物质患者，或意识不清的昏迷患者等进行胃肠道输注营养液用，可应用于急诊科、烧伤科、ICU、CCU等临床科室。

【适应证】

1.意识障碍、昏迷和某些神经系统疾病：如脑外伤、脑血管疾病、脑肿瘤、脑炎等所致的昏迷患者，患阿尔茨海默病不能经口进食或精神失常、严重抑郁症、神经性厌食者等。

2.高代谢状态：如严重创伤、大面积烧伤、严重感染等所致机体高代谢、负氮平衡者。

3.对接受2~3周及以上肠内营养支持或长期（6个月或更长）采用营养输液泵进行肠内营养的患者。

4.上消化道梗阻或手术：如食管炎症、化学性损伤等造成咀嚼困难或吞咽困难、食管狭窄梗阻、食管癌、幽门梗阻、吻合口水肿狭窄、胃瘫等。

5.血糖波动较大的患者（糖尿病非酮症高渗性昏迷或低血糖反应及其他严重的代谢性并发症）。

6.危重症患者、大手术后患者在刚开始接受肠内营养时。

7.吞咽困难和失去咀嚼能力：如咽下困难、口咽部外伤及手术后、重症肌无力者。

8.消化管瘘：通常适用于低流量瘘或瘘的后期，如食管瘘、胃瘘、肠瘘、胆瘘、胰瘘等。对低位小肠瘘、结肠瘘及空肠喂养的胃十二指肠瘘效果最好。

9.术前准备和术后营养不良：如术前肠管准备期间、术中有额外营养素丢失者等。

10.器官功能不全：如肝、肾、肺功能不全或多脏器功能衰竭者。

11.短肠综合征：短肠综合征肠代偿阶段。

12.胰腺疾病：急性胰腺炎肠功能恢复后、慢性胰腺功能不全者。

13.慢性营养不足：如恶性肿瘤、放疗、化疗患者及免疫缺陷疾病者等。

14.炎性肠管疾病：如溃疡性结肠炎、克罗恩病等。

15.某些特殊疾病：急性放射病，各种脏器移植者，包括肾移植、肝移植、小肠移植、心脏移植、骨髓移植等。

16.对输入营养液的"速度"较为敏感的患者。

17.当输入的营养液黏度较高时（如高能量密度的营养液）；进行直接的十二指肠或空肠喂养时。

18.喂养强调以准确时间为基础（在限定的准确时间内完成输注）的患者。

19.肠外营养治疗不能满足要求时的补充或过渡。

【禁忌证】

1.完全性机械性肠梗阻、胃肠出血、严重腹腔感染、急腹症。

2.持续严重呕吐、顽固性腹泻、严重小肠炎、严重结肠炎。

3.短肠综合征早期。

4.高流量空肠瘘。

5.严重应激状态早期、休克状态、持续麻痹性肠梗阻。

6.胃肠功能障碍，或某些要求胃肠休息的情况。

7.急性胰腺炎初期。

8.3 个月以内婴儿、严重糖类或氨基酸代谢异常者，不宜使用营养液。

五、操作流程

【评估】

1.患者准备：检查患者鼻胃（肠）管或造口管是否通畅，有无胃潴留，清醒患者做好解释工作，取得患者配合和理解。

2.环境准备：环境安静、整洁。

3.用物准备：温开水、20 ml 注射器、加温好的营养液、营养输液泵、与输液泵匹配的肠内营养输液管路、输液架。

4.护士准备：洗手、戴口罩，核对医嘱，明确目的，了解营养液的作用。

【操作流程】

1.携用物至患者床旁，再次核对患者信息及医嘱，清醒患者做好解释工作。

2.检查患者鼻胃（肠）管或造口管是否通畅：摇高床头 35°～40°，检查胃管是否在位，用注射器回抽胃液，观察胃液的性质与量，检查病因有无胃潴留，安装固定营养泵，连接电源。

3.按压泵下部，并向上翻开，打开泵门。

4.打开营养液硬质瓶盖，营养液瓶口消毒，去掉穿刺器保护套，将穿刺器刺入瓶盖中，营养液倒挂于输液架上，将泵管防自流装置硅橡胶管嵌入输液泵定位槽内，拉伸硅橡胶管，使之围绕泵的转子，硅橡胶管一端的塑料定位器卡入泵内支架中，将输注管沿着泵上的导向部件放置，并去掉泵管接口末端接头上的防尘帽。轻轻挤压有水滴标记的位置，英复特泵管带有"液体流动自控"装置，因此该泵管没有流量调节器（滚珠夹），让营养液充满管路或者借助泵将泵管充满。

5.开机：按住"ON/OFF"键 2 s，泵开始发出声音，并开始自检，显示屏显示 8 位数的序列号。显示屏显示上次记忆清除后输注的总量，按住"CLR"键 2 s，清除历史输注量。为确保泵的正确使用，在开启泵之前，请确认泵门已关闭好。

6.按住"FILL SET"键 2 s，自动排气。

7.再次核对患者信息和营养液，连接患者鼻胃（肠）管或造口管，选择切换到暂停模式，然后进行程序设定，可设置连续输注模式或固定剂量输注模式。

8.整理用物。

9.输注结束后，关闭输注泵，取下输注泵管。

10.用温开水冲洗喂养管路，封闭喂养管口，仔细观察管路的固定情况。

11.收拾用物，输注泵放回治疗室，可充电备用。

12.洗手、做好记录。

【注意事项】

1.使用前检查输注泵是否完整，如有损坏，请勿使用。当输注泵出现技术故障或跌落时，应由具有专业资质的技术人员进行检修。

2.肠内营养输注泵是专门为肠内营养支持所设计的，不能用于其他目的（如药物输注），也不能被其他用途的输注泵所替代。由于肠内营养输注泵的设计具有专门性，因此，使用肠内营养输注泵的有关人员必须接受专门的培训。

3.保证营养液及输注用具清洁。配制好的营养液应放置手4℃以下的冰箱内暂时存放，并于24小时内用完。营养液的温度不可过高以防引起胃肠黏膜烫伤，过低易引起腹胀，腹痛腹泻。营养液温度一般控制在38°左右。

4.营养导管护理：妥善固定；防止扭曲、折叠、受压、保持清洁无菌；定时冲洗。在输注营养液过程中特别要注意保持鼻胃管的位置，不可上移，对胃排空迟缓、由鼻胃管或胃造瘘输注营养液的患者取半卧位防止反流而误吸。

5.肠内和肠外营养支持中，对营养液输注速度的控制是一个非常重要的问题。输注速度的过快或过慢，可引起患者血糖的明显波动，甚至发生糖尿病非酮症高渗性昏迷或低血糖反应，也不利于营养基础的利用。控制液量及输注速度，液量从少量开始初起量为250~500 ml/d，1周内逐渐达到全量，输注速度从20 ml/h开始，渐增加到120 ml/h。

6.在实施肠内营养时应严格掌握患者禁食时间、进食时间、营养液的浓度、速度及温度。应观察患者有无腹胀、腹痛、恶心、呕吐、腹泻等不适，如有应及时调整输注速率及温度。同时输注营养液时应遵循浓度从低到高、容量由少到多，速度由慢到快的原则，使胃肠道能更好地适应。

7.输注营养液过程中可将床头适当抬高，如患者意识存在障碍则滴注过程中将头部偏向一侧以降低出现反流误吸，要密切观察患者反应及输注泵的运行状况。预防误吸，一且出现呛咳，咳出营养液样物，发憋或呼吸急促，即可确定为误吸，鼓励患者咳嗽、咳出吸入物，必要时经气管镜清除吸入物。

8.英复特输注泵可于任何方向操作，便于患者在活动时使用。

9.必须使用英复特输注泵配套的泵管进行输注，而不应该用其他输注泵管替代，泵管须每24小时更换一次。

10.请勿在有爆炸危险的场合使用，如有易燃性的麻醉剂存在时。

11.如果输注泵较长时间未用，使用前请使用外接电源对电池进行充电，电池完全满大约需要6小时。

12.从流量传感器喷嘴断开流量测量软管时，请勿扭曲或强行拔下。否则，可能会损坏流量传感器。

13.将盖板逆时针转动约90°以解锁盖板，取下硅隔膜。

六、常用参数调节

(一) 设置模式

设置模式只能由专业人员或授权的经过培训的人员设定，没有医师、营养师、护士或其他有资质的操作人员的同意，患者或其家属不能更改本模式的设置。设置模式主要用于：设置警报级别、锁定键盘或将报警设置为剂量输注完毕后自动关掉、将液晶显示屏设置为当连接到外接电源时背景光持续打开。

1.设置警报级别：按"ON"键同时按住"＋"键，泵进入设定模式，首先设定报警级别："BEEP HIGH（＋）"或"BEEP LOW（－）"，用"＋"或"－"键可以改变报警的音量大小。

2.锁定键盘：在设置模式下，按"FILL SET"键，进入下一步设置："UNLOCK"解除锁定，"LOCK"锁定键区，在锁定状态时输注程序不能改变。使用"＋"或"－"键改变设置，在"LOCK"和"UNLOCK"之间转换。

3.输注完毕后静音：在设置模式下，按"FILL SET"键，进入下一步设置，用"＋"或"－"键可以改变设置，在"输注完毕报警"和"静音"之间转换。

（1）"BEEP WHEN DONE（＋）"：当输注完毕后泵会报警。

（2）"MUTE"（－）：当输注完毕泵不报警。

4.打开液晶显示屏背景光：按住"FILL SET"键进入下一步设置，用"＋"或"－"可以在背景光开启和关闭之间转换。液晶显示屏可以大字体显示字幕和数字，以小字体显示符号、英文；液晶显示屏带有背景光，背景光在最后一次按键10 s后关闭。背景光在充电器连接到电源10 s后开启。

（1）"LIGHT ON"（＋）：当泵接到外接电源时，液晶显示屏背景光将持续开启。

（2）"LIGHT OFF"（－）：液晶显示屏背景光会在几秒后关闭。

5.按住"ON/OFF"键，并维持2 s，可退出设置模式。设置将自动保存。

(二) 暂停模式的运用

操作过程中按下"START/STOP"键1次，可将输液泵置于"暂停"模式。此时，可听见3声蜂鸣，同时运行符号消失。设定的流速和输注总量以及已输注剂量仍被保留。"暂停"键可用于暂停输注营养泵，在暂停模式3 min后出现报警，显示屏显示"PUSH START"，再次按下"开/关"键2次（泵发出3声蜂鸣），输注泵恢复原来的设置，当输注泵处于暂停模式时。

1.可以改变输注程序。

2.可以更换输注容器。

3.可以在不关闭输注泵时给药。

4.进行泵管冲装：当泵处于暂停模式时，持续按下"FILL SET"键，可使泵管迅速充满营养液，充装速度约600 ml/h充填过程中显示屏显示"FILL SET"字样，并且发出有规律的蜂鸣。放开"FILL SET"键，液体充装停止，返回暂停模式。当泵管充满液体后，放开"FILL SET"键，泵即返回暂停模式。

5.停止报警并纠正偏差。

（三）程序设定

英复特输注泵可设置为连续式或固定剂量输注。按照泵管安装方法将泵管置入泵内，开启泵后，显示屏显示自上次记忆清除操作后的输注总量，如需要，可按"CLR"键清除输注量，显示上次的输注速度（ml/h），泵处于暂停模式，可再次设置程序。

（1）如果需要改变流速，可按住"+"或"−"键，改变至所需输注速。

（2）如果显示屏上显示的是其它的参数，则须先按"ml/h"键，然后按"+"或"−"键切换为输注速度设定，并按住"+"或"−"键快速改变至所需输注速度。

（3）输注速度设定范围为1~400 ml/h，增量为1 ml。

（4）按住"VOL=DOSE"键，显示"CONT"，确认输注量设定为0；表明此时泵处于连续运转状态。

（5）按"START/STOP"键启动泵。

（6）"RUN"周围的弧形开始旋转。

（7）运行过程中输注速度（ml/h）会显示在显示屏上。

（四）设置输注计量

1.处于待机状态，显示屏上显示上次设定的流速时：通过按"+"或"−"键设定输注量。

2.显示屏显示其他的参数时

（1）先按"ml/h"键，再按"+"或"−"键调节流速，流速范围为1~400 ml/h，增量为1 ml。

（2）按"VOL = DOSE"键，再按"+"或"−"键调节输注量，范围为1~4 000 ml，增量1 ml。

（3）按"START/STOP"键，开启泵。

3.泵在运转过程中，显示屏上会出现参数

（1）按"ml/h"键，显示流速。

（2）按"INFO"键，显示上次记忆清除操作后的输注总量。

（3）当设定的输注总量输注完毕后，显示屏显示"END OF DOSE"，泵会发出声音（或无声，取决于泵设定的状态）。

（五）运行过程中更改程序设定

1.按"START/STOP"键，使泵暂停。

2.按相应的键，改变程序设定（如 ml/h 或 VOL=DOSE），然后按"+"或"−"键调节参数。

3.再次按"START/STOP"键，泵重新开始输注。

（六）清除记忆

1.所有设定的参数和数值都可以按照下述方法逐一删除。

（1）按"START/STOP"键，使泵暂停。

（2）选择所要清除的参数。

（3）按"CLR"键清除记忆，参数或数值回复默认值，即：

①ml/h=125 ml/h；

②VOL=cont=无剂量设置，泵会持续输注，直至输注容器中的液体输完或泵停止；

③INFO=0 ml=输注总量被清除。

2.为了便于清除掌握每天的输注总量，可按照以下操作，在每天开始输注前清除输注总量记录。

（1）开启泵。

（2）泵自检后即显示输注总量。

（3）按"CLR"键，输注量清零。

（4）泵显示前一个输注速度（ml/h）。

（5）泵处于暂停模式，可设置程序。

（6）当需要设置另一个输注程序时，或泵需要被用于另一个患者时，按下"CLR"键并保持约2 s，所有的设置（流速和剂量）回复默认状态，输注量清零。

七、报警功能及仪器故障处理

（一）连接到外部报警系统

1.泵侧面有一个接口，可通过护理呼叫器连接到外部报警系统。与外部报警系统的连接可处于开启或关闭状态。

2.按照护理呼叫器说明书连接到泵。

3.外部报警系统（护理呼叫器）须另外购买。

（二）安全特征和报警功能

当故障排除表中任何一项故障出现时，泵会在显示屏上显示报警并发出声音，同时停止工作，液晶显示屏上的背景光自动开启。但在低电量报警"BATT"时，泵仍可继续工作。

（三）报警时应采取的措施

1.查看显示屏显示的报警类型。

2.按"START/STOP"键，停止报警。

3.按"START/STOP"键，重新启动泵。

4.按照故障排除表，排除报警原因。

（四）常见报警与处理

见表2-4-1。

表2-4-1　常见报警与处理

参数报警	报警原因	处理
显示NO SET	输注泵管内未安装泵管或泵管未正确安装	按"START/STOP"键，停止报警； 按说明书将泵管嵌入泵内，关上泵门； 重新启动输注泵
	压力感受器部位未清洁	清洁感受器，将泵管重新嵌入泵内，重新启动输注泵
显示PUSH STRT	输注泵处于暂停状态已超过3 min	停止报警，按"START/STOP"键继续保持暂停状态3 min
		设定泵的程序，按"START/STOP"键开始启动
显示END OF DOSE	设定的输注量已完成	按住"ON/OFF"键2 s，将泵关闭； 将设定的程序清除，并重新设定新程序；按"START/STOP"键启动
显示END OF DOSE	设定的输注量已完成	按住"ON/OFF"键2 s，将泵关闭将设定的程序清除，并重新设定新程序，按"START/STOP"键启动
显示BATT，泵继续工作	电池电量过低，泵已经不能再以高速输注高黏度的液体	将泵接上电源，充电约6小时，充电时泵可以继续使用
显示BATT，E和F闪烁	电池故障	将泵关闭，和泵服务中心或供应商联系
显示FILL SET	泵正在充装泵管	放开"FILL SET"键，泵返回暂停（等待）状态
显示OCC IN	泵检测到泵和患者之间的管道有堵塞，压力感受器区域未清洁	按"START/STOP"键，停止报警 将泵管取出，通过冲水检查泵管是否通畅；重新置入泵管并启动，清洁感受器，重新安装泵管并启动
显示OCC OUT	泵检测到泵和患者之间的管道有堵塞	按"START/STOP"键，停止报警 通过给药孔抽取输注导管（如鼻胃管）中的液体，检查输注导管是否通畅
显示OCC OUT（重复出现）	对输注器的校验未结束	按"FILL SET"2 s； 取出输注器，然后重新置入重新启动泵
显示LOCK	锁定程序，本患者只能使用当前的输注程序	当前的输注程序以被锁定，如有修改请咨询专业人员
显示ERRA-ER-RZ	自检发现电子故障	将泵关闭，确认泵门以关上，再开启泵； 如仍然出现故障，则联系泵服务中心或供应商

续表

参数报警	报警原因	处理
当泵连接到外接电源后，泵上没有插头符号显示	电源插座故障；电源插头损坏	更换插座；和专业人员联系，或联系纽迪希亚公司更换电源插头

八、日常维护与管理

1.电池的使用与保养

（1）英复特输注泵配有一个锂电池。

（2）当泵接入外接电源时，显示屏上的电池标志自动变为插头标志，同时电池电量标记不断的重复从低到高闪动。

（3）如果要检查电池的充电情况，可以将电源拔下，开启泵。E和F（E表示零电量，F表示电量充满）之间的条带数目代表电池的电量。每个条带代表满电量的1/4，如果显示屏出现两个条带，表明电池充电量为一半，在125 ml/h的输注速度下大约可运行12小时，停电时，泵会自动转换到电池供电状态。

（4）当电池容量标志的最后一个条带消失时，电池标志会闪动，提示电池电量只能供泵运行约1小时。显示屏每3 s闪动一次"Low Batt"，泵每2 s发出一次声音，提醒用户电池低电量，需要进行充电。此时应接上电源，泵继续运行，同时进行充电。

（5）电池电量下降，可能导致泵的输注速度不能超过300 ml/h，虽然此时电池仍有余电，此时泵将会报警，并显示"BATT"字样，此时应给电池充电，或已较低的速度完成输注。

（6）有规律地使用电池，耗尽电量后再完全充电，可最大地保持电池寿命。在电池出现故障时，例如：过高的温度状况下（可能过一段时间后可以恢复）或电池损坏时，E、F和电池标记会闪动。此时应将泵关闭，和供应商或维修中心联系。

2.机器的清洁

（1）清洁前必须拔去电源，以免电击危险。

（2）经常用温肥皂水、5%的漂白粉溶液或多功能消毒剂清洁泵的表面（包括感应器和转轴）。

（3）可以用温水冲洗，但不能将机器浸泡在水中。

（4）泵转轴处要始终保持清洁以便于泵的运转。

（5）充电器通畅不需要特别清洁，如果脏了，可以用干布擦拭外表面，擦拭时必须确认插头以拔下。

3.使用输注泵要轻拿轻放，专人保管，定时检查，检查产品是否完整，如有损坏，请勿使用。当输注泵出现技术故障或跌落时，应由具有专业资质的技术人员进行检修。

4.请勿在有爆炸危险的场合使用，如有易燃性的麻醉剂存在时。

5.本产品只能和英复特输注泵管配套使用，泵管每使用24小时后要更换，以保持泵的精确输注，并防止细菌滋生。用完后的泵管应按医疗器械废物管理条例处置。

6.在开始输注营养液前，应根据专业人员的建议检查输注泵的位置是否正确。

7.应对使用本产品喂养的患者进行常规监测和管理。

8.如本产品固定在床边使用，可用包装中附带的螺丝和床头固定夹进行固定，泵可固定于任何角度。

9.建议每2年将泵送至授权的服务中心检测一次。只有经过授权的专业人员才能对泵进行检修。

（高轶诸）

参考文献

[1] Galvani L . D viribus electricitatis in motu musculari ： Commentarius. Bologna ： Tip. Istituto delle Scienze， 1791.

[2] Kolliker A， Muller H . Nachweis der negativen Schwankung des iskelstroms am naturlich sich contrahirenden Muskel.

[3] Holter N J， Generelli J A. Remote recording of physiological data by radio.[J]. Rocky Mountain medical journal，1949，46（9）：747-51.

[4]李林超．基于LabVIEW多参数监护仪自动检定系统的研发[D].中国计量大学，2018.

[5] Hadzievski L，Bojovic B，Vokcevic V，et al. A novel mobile transtelephonic system with synthesized 12-lead ECG.[J]. IEEE transactions on information technology in biomedicine：a publication of the IEEE Engineering in Medicine and Biology Society，2004，8（4）：428-38.

[6] 张月峰．基于ARM平台的家用智能多参数心电监护仪的设计与实现[D].南京大学，2013.

[7] 严振才，李平，杨萍，等.便携式多参数监护仪的工作原理与维修案例分析[J].中国医学装备，2018，15（4）：134-135.

[8]潘泽森，陈宇珂，黄智冕，等.多参数监护仪质量控制与维护保养及典型实例分析[J].中国医学装备，2017，14（12）：49-52

[9] 黄秀兰.监护仪的基本原理与质量控制[J].医疗装备，2021，34（16）：123-124.

[10] 王廷成.迈瑞PM系列监护仪的工作原理及维修维护[J].医疗装备，2019，32（04）：134-135.

[11]姜伟.浅谈多参数监护仪的临床应用与故障维修[J].中国医疗设备，2015，30（01）：155+158.

[12] 王建国.心电监护仪的原理与维修[J].医疗装备，2017，30（20）：41-42.

[13] 贾鹏飞.医用多参数监护仪工作原理及维护保养探讨[J].世界最新医学信息文摘，2019，19（79）：214+218.

[14] 马瑜，付强强，楼文政，等.便携式血氧饱和度监测仪的卫生技术评估及专利分析[J].中国医疗设备，2020，35（07）：152-157.

[15] 陈丽娜，柳学梅，方少静.对ICU患者监测不同部位血氧饱和度的效果观察[J].中国城乡企业卫生，2021，36（08）：153-155.

[16] 郭晶明，张宗然.脉搏血氧饱和度仪的工作原理与维护[J].医疗卫生装备，2008（10）：102-103.

[17] 张晶，周晶，田洋洋，等.神经外科监护病房高频接触物体表面消毒频次的研究

[J].中国感染控制杂志，2019，18（04）：331-334

[18] 柴波，卢平，芦铭.新型冠状病毒肺炎疫情下医院医疗设备消毒方案研究[J].中国医学装备，2020，17（08）：188-192.

[19] 罗永伟，宫凤玲，张惠英.速干手消毒剂对医疗仪器表面消毒效果的观察[J].中国煤炭工业医学杂志，2016，19（12）：1690-1692.

[20] 刘安云，沈茹，盛鸿，等.重症监护室高频接触物体表面两种消毒方法消毒效果的比较[J].安徽预防医学杂志，2020，26（01）：19-22.

[21] 王庭槐.生理学[M].第9版.北京：人民卫生出版社，2018.

[22] 于冬梅，李冬华，郭齐雅，等.现场调查中汞柱式血压计和电子血压计的对比研究[J].卫生研究，2015，44（6）：914-917.

[23] 于潇，林君，肃义.无创血压测量技术的发展概况[J].广东医学，2012，33（15）：2356-2359.

[24] 王文，陈伟伟，吴兆苏，等.环保型电子血压计必将取代台式汞柱式血压计[J].中华高血压杂志，2013，21（7）：614-615.

[25] 李易，卢竞前.后水银柱时代，如何准确检查血压?[J].中华高血压杂志，2019，27（08）：705-707.

[26] 张肖莉.示波法电子血压计压力测试系统的设计及应用[D].清华大学，2012.

[27] 彭诗瑶.基于示波法的高精度血压测量系统设计[D].湖南大学，2014.

[28] 孙镛程.数字式电子血压计设计[J].科技创新与应用，2021，11（23）：106-107+110.

[29] 电子血压计能否最终替代台式水银血压计?[J].中华高血压杂志，2013，21（07）：610-613.

[30] 宋灵云.臂式电子血压计在体检工作中的应用探讨[J].实用临床护理学电子杂志，2020，5（06）：191-192.

[31] 潘鑫.电子血压计工作原理及其检定和使用过程中相关问题的探讨[J].智库时代，2018（28）：223+226.

[32] 苏海.电子血压计能否最终替代台式水银血压计?[J].中华高血压杂志，2013，21（07）：610-613.

[33] 中国高血压防治指南2018年修订版[J].心脑血管病防治，2019，19（01）：1-44.

[34] 肖华健.电子血压计的工作原理和检定中的相关问题研究[J].电子世界，2016（22）：138.

[35] 徐耀.电子血压计的保养及质量控制实例及探讨[J].中国医疗设备，2020，35（S1）：36-38+41.

[36] 谭莉，徐萍萍，邓平基.血压计袖带污染现状及消毒研究进展[J].中国临床护理，2018，10（01）：88-91.

[37] 张金枝，艾爱英.碘伏消毒液对血压计袖带细菌污染的控制观察[J].中国民康医学，2011，23（01）：124.

[38] 张岩平，康珍，吴强.血压计袖带细菌检测及分析[J].安徽医科大学学报，2006（04）：479-480.

[39] 秦汉，王瑞琦，卢超波.基于ARM Cortex-M0内核单片机的指夹式脉搏血氧仪设计与实现[J].电子与封装，2021，21（06）：97-102.

[40] 潜光松.国内血氧饱和度仪检测现状与存在的问题[J].计量与测试技术，2010，37（09）：19-20.

[41] 陈晓晓.脉搏血氧仪对呼吸疾病患者的使用[J].转化医学电子杂志，2015，2（11）：142-143.

[42] 牛帅，段世梅，孙轶康.脉搏血氧饱和度监测技术的临床应用现状及进展[J].中国医刊，2020，55（06）：585-586.

[43] 费杏珍，曹丽君，潘慧斌，等.脉搏血氧饱和仪对慢性阻塞性肺疾病患者进行血氧监测的价值研究[J].护士进修杂志，2020，35（13）：1164-1167.

[44] 牛帅，段世梅，孙轶康.脉搏血氧饱和度监测技术的临床应用现状及进展[J].中国医刊，2020，55（06）：585-586.

[45] 徐野，李津，陈翔，等.脉搏血氧仪行业标准简析[J].中国医疗设备，2017，32（05）：68-72.

[46] 陆以佳，刘咸璋，刘森.外科护理学[M].北京：人民卫生出版社，2001，47.

[47] 陈宁，游天.脉搏血氧饱和度测量精度的影响因素分析[J].中国医学工程，2021，29（05）：13-16.

[48]邵小平主编.实用急危重症护理技术规范[M].上海：上海科学技术出版社，2019.09.

[49]李庆印，陈永强.中华护理学会专科护士培训教材 重症专科护理[M].北京：人民卫生出版社，2018.04.

[50]孔令臣，李建忠，吴鹏，等.侧卧位通气联合振动排痰治疗ARDS患者的效果观察：一项前瞻性随机对照研究[J].中华危重病急救医学，2018，（第3期）.

[51]彭小贝，贺连香，陈嘉.急性呼吸窘迫综合征患者仰卧位、俯卧位通气联合振动排痰的疗效比较[J].护理研究，2018，（第9期）.

[52]武亮，郭琪，胡菱，等.中国呼吸重症康复治疗技术专家共识[J].中国老年保健医学，2018，（第5期）.

[53]周舟，韩小彤，宁凤玲，等.呼吸训练加振动排痰的肺康复治疗对腹部手术并发肺部感染患者的效果[J].中华危重病急救医学，2017，（第3期）.

[54]李秀萍，郑湘毅.背心式高频振动排痰与机械振动排痰对老年肺部感染患者的效果观察[J].中国呼吸与危重监护杂志，2017，（第3期）.

[55]徐军，孙峰，王亚，等.急诊气道管理共识[J].中华急诊医学杂志，2016，（第6期）.

[56]王曾礼，冯玉麟.呼吸病诊疗手册[M].北京：人民卫生出版社，2000.

[57]赵玉沛.呼吸内科诊疗常规[M].北京：人民卫生出版社，2012.

[58]陈文彬，程德云.呼吸系统疾病诊疗技术[M].北京：人民卫生出版社，2000.

[59]张维杰，彭怀晴，蓝巍.物理因子治疗技术[M].武汉：华中科技大学出版社，2012.01.

[60]吴军.物理治疗学实训指导 供康复治疗学专业用 第2版[M].北京：人民卫生出版社，2018.03.

[61]梅家才，王晓天，马保金.实用静脉曲张治疗学[M].南京：东南大学出版社，2017.12.

[62]中华人民共和国国家质量监督检验检疫总局、中国国家标准化管理委员会.医用电气设备 第2-4部分：心脏除颤器安全专用要求：GB 9706.8-2009[S].2009.

[63]齐文章，安静.飞利浦M3536A除颤监护仪的维护保养及故障维修[J].中国医疗设备，2018，33（10）：110-112，122.

[64]国家市场监督管理总局.除颤器分析仪校准规范：JJF 1860-2020[S].2020.

[65]何亚荣，郑玥，周法庭等.2020年美国心脏协会心肺复苏和心血管急救指南解读——成人基础/高级生命支持[J].华西医学，2020，35（11）.

[66]骆丁，张娜，郑源，等.自动体外除颤仪的配置现状及实施研究进展[J].中国急救医学，2021，41（2）：182-184，封3.

[67]王存亭，蔡存坤，张亮，等.戴明循环管理法在除颤仪质量控制管理中的应用[J].中国医学装备，2021，18（5）：159-163.

[68]李小丹.急诊急救中应用除颤仪对患者心搏骤停的影响[J].中国医疗器械信息，2021，27（2）：112-113，176.

[69]心脏除颤器和心脏除颤监护仪检定规程：JJG（沪）53-2015[S].2015.

[70]心脏除颤器安全管理（发布稿）：WS/T 603-2018[S].2018.

[71]廖彦昭，陈子奇，张焕基.自动体外除颤仪的研究及应用进展[J].中国心脏起搏与心电生理杂志，2018，32（1）：82-84.

[72]柯万海.对128例植入型心律转复除颤器患者关于除颤器终末期管理的调查研究[D].北京协和医学院（清华大学医学部）&中国医学科学院，2020.

[73]井卫云.除颤监护仪的预防性维护[J].中国医疗设备，2015（6）：169-170.

[74]庄雨.除颤监护仪的原理及预防性维护技术[J].医疗装备，2018，31（10）：144.

[75]周敏莹.卓尔除颤起搏监护仪的操作使用、日常维护保养及常见故障处理[J].医疗装备，2019，32（13）：130-131.

[76]李晓风.颅脑降温治疗仪的工作原理及临床应用[J].《中国医疗设备》，2010，25（5）：50-51.